NEONATOLOGIA
DISCUSSÃO DE CASOS CLÍNICOS

Editores

Patrícia Prado Durante

Werther Brunow de Carvalho

Roberta Berardi

Mário Cícero Falcão

Silvia Maria Ibidi

NEONATOLOGIA
DISCUSSÃO DE CASOS CLÍNICOS

Coeditores

Valdenise Martins Laurindo Tuma Calil

Cintia Johnston

Juliana Zoboli Del Bigio

Maria Augusta Bento Cicaroni Gibelli

São Paulo
2024

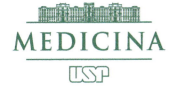
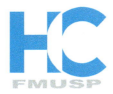
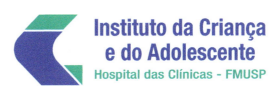

©TODOS OS DIREITOS RESERVADOS À EDITORA DOS EDITORES LTDA.
©2024 - São Paulo
Produção editorial: *Villa*
Capa: *Villa*
Imagens de capa e de abertura de capítulo: *Acervo autoria*
Revisão Científica e Tecnica: *Dra. Cintia Johnston @cintiajohnston.oficial*

Dados Internacionais de Catalogação na Publicação (CIP)
(Câmara Brasileira do Livro, SP, Brasil)

Neonatologia : discussão de casos clínicos / editores Patrícia Prado Durante...
[et al.]. ; coeditores Valdenise Martins Laurindo Tuma Calil...[et al.]. -- 1. ed.
-- São Paulo : Editora dos Editores, 2024.

Vários autores.
Outros editores: Werther Brunow de Carvalho, Roberta Berardi, Mário Cícero Falcão, Silvia Maria Ibidi. Outros coeditores: Cintia Johnston, Juliana Zoboli Del Bigio, Maria Augusta Bento Cicaroni Gibelli.

Bibliografia.
ISBN 978-85-85162-94-8

1. Neonatologia 2. Pediatria I. Durante, Patrícia Prado. II. Carvalho, Werther Brunow de. III. Berardi, Roberta. IV. Falcão, Mário Cícero. V. Ibidi, Silvia Maria. VI. Calil, Valdenise Martins Laurindo Tuma. VII. Johnston, Cintia. VIII. Del Bigio, Juliana Zoboli. IX. Gibelli, Maria Augusta Bento Cicaroni.

23-173813

CDD-618.9201
NLM-WS-420

Índices para catálogo sistemático:

1. Neonatologia : Pediatria : Medicina 618.9201

Aline Graziele Benitez - Bibliotecária - CRB-1/3129

RESERVADOS TODOS OS DIREITOS DE CONTEÚDO DESTA PRODUÇÃO.
NENHUMA PARTE DESTA OBRA PODERÁ SER REPRODUZIDA ATRAVÉS DE QUALQUER MÉTODO, NEM SER DISTRIBUÍDA E/OU ARMAZENADA EM SEU TODO OU EM PARTES POR MEIOS ELETRÔNICOS SEM PERMISSÃO EXPRESSA DA EDITORA DOS EDITORES LTDA, DE ACORDO COM A LEI Nº 9610, DE 19/02/1998.

Este livro foi criteriosamente selecionado e aprovado por um Editor científico da área em que se inclui. A *Editora dos Editores* assume o compromisso de delegar a decisão da publicação de seus livros a professores e formadores de opinião com notório saber em suas respectivas áreas de atuação profissional e acadêmica, sem a interferência de seus controladores e gestores, cujo objetivo é lhe entregar o melhor conteúdo para sua formação e atualização profissional.

Desejamos-lhe uma boa leitura!

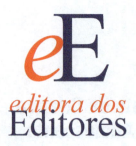

EDITORA DOS EDITORES
Rua Marquês de Itu, 408 — sala 104 — São Paulo/SP
CEP 01223-000
Rua Visconde de Pirajá, 547 — sala 1.121 — Rio de Janeiro/RJ
CEP 22410-900

+55 11 2538-3117
contato@editoradoseditores.com.br
www.editoradoseditores.com.br

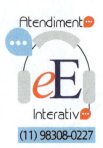

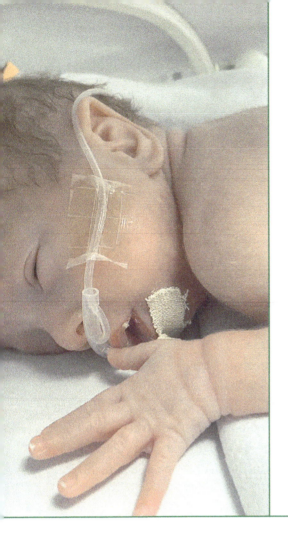

Sobre os editores

Patrícia Prado Durante

Médica Pediatra com especialização em Neonatologia pela Sociedade Brasileira de Pediatria; Médica Assistente do Centro de Terapia Intensiva Neonatal I do Instituto da Criança e do Adolescente – Hospital das Clínicas – Faculdade de Medicina – Universidade de São Paulo.

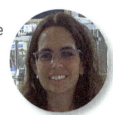

Werther Brunow de Carvalho

Professor Titular Terapia Intensiva – Neonatologia do Instituto da Criança – Hospital das Clínicas da Faculdade de Medicina da Universidade de São Paulo. Graduado em Medicina, Faculdade de Ciências Médicas de Santos (1977). Título de Especialista em Terapia Intensiva e Neonatologia, em Nutrição Parenteral e Enteral. Chefe da UTI do Hospital Santa Catarina.

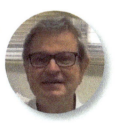

Roberta Berardi

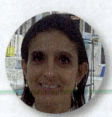

Médica Pediatra com especialização em Neonatologia pela Sociedade Brasileira de Pediatria; Médica Assistente do Centro de Terapia Intensiva Neonatal I do Instituto da Criança e do Adolescente – Hospital das Clínicas – Faculdade de Medicina – Universidade de São Paulo.

Mário Cícero Falcão

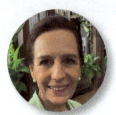

Doutor em Pediatria pela Faculdade de Medicina da Universidade de São Paulo (FMUSP); Professor Colaborador do Departamento de Pediatria da FMUSP; Especialista em Pediatria com área de atuação em Nutrologia Pediátrica pela Sociedade Brasileira de Pediatria (SBP); Especialista em Nutrição Parenteral e Enteral pela Sociedade Brasileira de Nutrição Parenteral e Enteral (BRASPEN); Médico da Unidade de Terapia Intensiva Neonatal do Instituto da Criança e do Adolescente do Hospital das Clínicas da Faculdade de Medicina da Universidade de São Paulo (HCFMUSP); Editor Associado do BRASPEN Journal; Editor Executivo da Revista Paulista de Pediatria; Membro do Departamento de Nutrologia da Sociedade de Pediatria de São Paulo (SPSP); Membro do Departamento de Suporte Nutricional da Sociedade de Pediatria de São Paulo (SPSP); Coordenador da Equipe Multidisciplinar de Terapia Nutricional do Hospital Santa Catarina - São Paulo.

Silvia Maria Ibidi

Médica Chefe da Seção de Neonatologia da Divisão de Clínica Pediátrica do Hospital Universitário da USP; Vice coordenadora de Neonatologia da Disciplina Integrada em Pediatria do quinto ano de Graduação da FMUSP, Coordenadora da Comissão de Graduação do HU-USP.

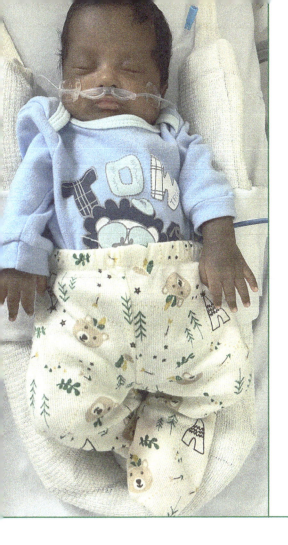

Sobre os coeditores

Valdenise Martins Laurindo Tuma Calil

Médica Pediatra com especialização em Neonatologia, Terapia Intensiva Pediátrica e Nutrologia Pediátrica pela Sociedade Brasileira de Pediatria; Mestre e Doutora em Pediatria pela Faculdade de Medicina da Universidade de São Paulo; Coordenadora Médica do Centro de Terapia Intensiva Neonatal I do Instituto da Criança e do Adolescente – Hospital das Clínicas – Faculdade de Medicina – Universidade de São Paulo; Coordenadora Médica do Banco de Leite Humano do Centro de Terapia Intensiva Neonatal I do Instituto da Criança e do Adolescente – Hospital das Clínicas – Faculdade de Medicina – Universidade de São Paulo; Membro e ex-presidente do Departamento de Aleitamento Materno da Sociedade de Pediatria de São Paulo.

Cintia Johnston

Fisioterapeuta Intensivista. Título de Especialista em Fisioterapia em Terapia Intensiva em Neonatologia e Pediatria, ASSOBRAFIR-COFFITO. Mestre em Neurocirurgia e Neurociências, FAMED-PUCRS. Doutora em Pediatria e Saúde da Criança, FAMED-PUCRS. Pós-doutora em Pneumologia, EPM UNIFESP. Presidente do Departamento de Fisioterapia em Terapia Intensiva (DEFITI) da Associação Brasileira de Medicina Intensiva (AMIB). Coordenadora Nacional da Pós-graduação Multiprofissional em Terapia Intensiva, IBCMED – AMIB. Membro da Diretoria Executiva da Sociedade Latinoamericana de Cuidados Intensivos Pediátricos (SLACIP). Vocal da SLACIP na *World Federation of Pediatric Intensive and Critical Care* (*WFPICCS*). Membro Titular do Comitê de Pesquisas Clínicas da WFPICCS. Membro Fundador do Departamento de Fisioterapia e Kinesiologia da SLACIP. Professora Orientadora do Programa de Pós-graduação em Pediatria do Departamento de Pediatria, FMUSP.

Juliana Zoboli Del Bigio

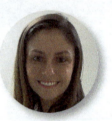

Médica Pediatra com especialização em neonatologia pela Sociedade Brasileira de Pediatria; Mestre em Ciências da Saúde pelo Departamento de Pediatria - Faculdade de Medicina - Universidade de São Paulo; Médica Encarregada do Centro de Terapia Intensiva Neonatal II e Ambulatório Integrado de Neonatologia - Instituto da Criança e do Adolescente - Hospital das Clínicas - Faculdade de Medicina - Universidade de São Paulo.

Maria Augusta Bento Cicaroni Gibelli

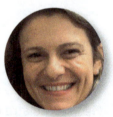

Diretora Médica da Maternidade São Luiz Star; Neonatologista; Especialização em Cuidados Paliativos pelo Instituto de Ensino e Pesquisa do Hospital Sírio Libanês; Formação em Gestão Hospitalar pela Fundação Getúlio Vargas; Especialização em Educação em Saúde pela Universidade de São Paulo; Mestre e Doutora em Ciências da Saúde pela Faculdade de Medicina da Universidade de São Paulo.

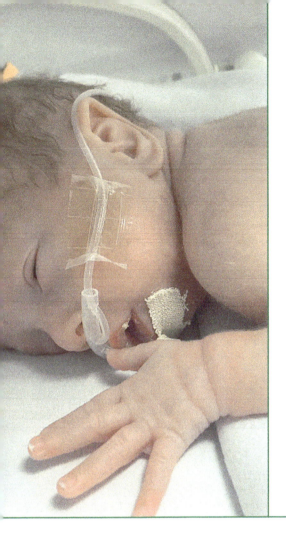

Sobre os autores

Amanda Rufino Lotto
Médica Pediatra com especialização em Neonatologia pelo Instituto da Criança e do Adolescente - Hospital das Clínicas - Faculdade de Medicina - Universidade de São Paulo.

Amanda Maiolini Porto
Médica Pediatra com especialização em Neonatologia pelo Instituto da Criança e do Adolescente - Hospital das Clínicas - Faculdade de Medicina - Universidade de São Paulo.

Ana Cristina Pithon Curi
Médica residente de Pediatria Geral do Instituto da Criança e do Adolescente - Hospital das Clínicas - Faculdade de Medicina - Universidade de São Paulo.

Ana Paula Andrade Telles
Médica Pediatra com especialização em Neonatologia pela Sociedade Brasileira de Pediatria; Médica Assistente do Centro Neonatal II do Instituto da Criança e do Adolescente - Hospital das Clínicas - Faculdade de Medicina - Universidade de São Paulo.

Andressa Monesi
Médica Pediatra com especialização em Neonatologia pelo Instituto da Criança e do Adolescente – Hospital das Clínicas – Faculdade de Medicina – Universidade de São Paulo.

Ângela Midori Matuhara
Enfermeira Chefe do Centro Neonatal II do Instituto da Criança e do Adolescente do Hospital das Clínicas – Hospital das Clínicas – Faculdade de Medicina – Universidade de São Paulo; Mestre em Ciências da Saúde pela Universidade Federal do Estado de São Paulo (UNIFESP); Doutoranda em Ciências da Saúde pela Faculdade de Medicina da Universidade de São Paulo.

Bárbara Barros Pereira Lobo
Médica Pediatra com especialização em Neonatologia pela Sociedade Brasileira de Pediatria; Mestrado pela Universidade Estadual de Campinas (Unicamp); Médica assistente da Neonatologia da Divisão de Clínica Pediátrica do Hospital Universitário da Universidade de São Paulo.

Bianca Nogueira Nunes
Médica Pediatra com especialização em Neonatologia pelo Instituto da Criança e do Adolescente – Hospital das Clínicas – Faculdade de Medicina – Universidade de São Paulo.

Caroline Carone
Médica Pediatra com especialização em Neonatologia pela Sociedade Brasileira de Pediatria; Médica Assistente do Centro de Terapia Intensiva Neonatal I do Instituto da Criança e do Adolescente – Hospital das Clínicas – Faculdade de Medicina – Universidade de São Paulo.

Carolina Carraro Braga
Médica Pediatra com especialização em Neonatologia pela Sociedade Brasileira de Pediatria; Médica assistente da Neonatologia da Divisão de Clínica Pediátrica do Hospital Universitário da Universidade de São Paulo.

Carolina Ferreira Simões
Médica Pediatra com especialização em Neonatologia pela Sociedade Brasileira de Pediatria; Médica Assistente do Centro de Terapia Intensiva Neonatal I do Instituto da Criança e do Adolescente – Hospital das Clínicas – Faculdade de Medicina – Universidade de São Paulo.

Caroline Saldanha
Médica Pediatra com especialização em Neonatologia pelo Instituto da Criança e do Adolescente – Hospital das Clínicas – Faculdade de Medicina – Universidade de São Paulo

Cíntia Johnston
Fisioterapeuta Intensivista. Título de Especialista em Fisioterapia em Terapia Intensiva em Neonatologia e Pediatria, ASSOBRAFIR-COFFITO. Mestre em Neurocirurgia e Neurociências, FAMED-PUCRS. Doutora em Pediatria e Saúde da Criança, FAMED-PUCRS. Pós-doutora em Pneumologia, EPM-UNIFESP.
Presidente do Departamento de Fisioterapia em Terapia Intensiva (DEFITI) da Associação Brasileira de Medicina Intensiva (AMIB). Coordenadora Nacional da Pós-graduação Multiprofissional em Terapia Intensiva, IBCMED – AMIB.

Membro da Diretoria Executiva da Sociedade Latinoamericana de Cuidados Intensivos Pediátricos (SLACIP). Vocal da SLACIP na World Federation of Pediatric Intensive and Critical Care (WFPICCS). Membro Titular do Comitê de Pesquisas Clínicas da WFPICCS. Membro Fundador do Departamento de Fisioterapia e Kinesiologia da SLACIP.

Professora Orientadora do Programa de Pós-graduação em Pediatria e Saúde da Criança do Departamento de Pediatria, FMUSP.

Clara d'Affonseca Canário

Médica Pediatra com especialização em Neonatologia pelo Instituto da Criança e do Adolescente – Hospital das Clínicas – Faculdade de Medicina – Universidade de São Paulo

Cristiane Haga

Especialista em Pediatria com área de atuação em Neonatologia pela Sociedade Brasileira de Pediatria e em Nutrição Parenteral e Enteral pela Sociedade Brasileira de Nutrição Parenteral e Enteral (BRASPEN). Pós-graduada em Nutrologia (Latu Sensu) pela Associação Brasileira de Nutrologia (ABRAN). Médica assistente do Centro de Terapia Intensiva Neonatal II do Instituto da Criança e do Adolescente – Hospital das Clínicas – Faculdade de Medicina – Universidade de São Paulo.

Daniela Amstalden Canton

Médica Pediatra com especialização em Neonatologia pelo Instituto da Criança e do Adolescente – Hospital das Clínicas – Faculdade de Medicina – Universidade de São Paulo.

Daniela Matos Fiorenzano

Doutora em Ciências da Saúde pela Faculdade de Medicina da Universidade de São Paulo; Médica Assistente do Centro de Terapia Intensiva Neonatal I do Instituto da Criança e do Adolescente – Hospital das Clínicas – Faculdade de Medicina – Universidade de São Paulo.; Médica Coordenadora da Unidade de Terapia Intensiva Neonatal da Maternidade São Luiz Star, São Paulo-SP.

Denise Gomes Miyazato

Médica Pediatra com especialização em Neonatologia pela Sociedade Brasileira de Pediatria; Médica assistente da Neonatologia da Divisão de Clínica Pediátrica do Hospital Universitário da Universidade de São Paulo.

Euler João Kernbichler

Médico Pediatra com especialização em Neonatologia pela Sociedade Brasileira de Pediatria; Médico assistente da Neonatologia da Divisão de Clínica Pediátrica do Hospital Universitário da Universidade de São Paulo.

Fabíola Roberta Marim Bianchini

Médica Pediatra com especialização em Neonatologia pela Sociedade Brasileira de Pediatria; Médica Assistente e Coordenadora médica substituta do Banco de Leite Humano do Centro Neonatal I do Instituto da Criança e do Adolescente – Hospital das Clínicas – Faculdade de Medicina – Universidade de São Paulo.

Flora Zancaner Aranha Pereira

Médica Pediatra com especialização em Neonatologia pelo Instituto da Criança e do Adolescente – Hospital das Clínicas – Faculdade de Medicina – Universidade de São Paulo

Francine Harb Corrêa

Médica Residente de Neonatologia do Instituto da Criança e do Adolescente – Hospital das Clínicas – Faculdade de Medicina – Universidade de São Paulo.

Gabriela Alves Loyo

Médica Pediatra com especialização em Neonatologia pelo Instituto da Criança e do Adolescente – Hospital das Clínicas – Faculdade de Medicina – Universidade de São Paulo.

Giselle Garcia Origo Okada

Médica Pediatra com especialização em Neonatologia pela Sociedade Brasileira de Pediatria; Médica assistente da Neonatologia da Divisão de Clínica Pediátrica do Hospital Universitário da Universidade de São Paulo; Coordenadora do Núcleo de Vigilância em IST da Divisão de Vigilância Epidemiológica da Coordenadoria de Vigilância em Saúde -COVISA-SMS -São Paulo.

Gláucia Yuri Shimizu

Fisioterapeuta do Centro de Terapia Intensiva Neonatal II do Instituto da Criança e do Adolescente – Hospital das Clínicas – Faculdade de Medicina – Universidade de São Paulo; Mestre em Ciências da Saúde pela Faculdade de Medicina da Universidade de São Paulo.

Hamilton Cabral de Menezes Filho

Médico assistente do Serviço de Endocrinologia do Instituto da Criança e do Adolescente – Hospital das Clínicas – Faculdade de Medicina – Universidade de São Paulo; Mestre em Ciências da Saúde pela Faculdade de Medicina da Universidade de São Paulo.

Islã Ventura

Médico Residente de Neonatologia do Instituto da Criança e do Adolescente – Hospital das Clínicas – Faculdade de Medicina – Universidade de São Paulo.

Jessica Souza Santos

Médica Pediatra com especialização em Neonatologista pela Sociedade Brasileira de Pediatria; Médica Assistente do Centro de Terapia Intensiva Neonatal I do Instituto da Criança e do Adolescente – Hospital das Clínicas – Faculdade de Medicina – Universidade de São Paulo.

Juliana Septímio Amaral

Médica residente de Neonatologia do Instituto da Criança e do Adolescente – Hospital das Clínicas – Faculdade de Medicina – Universidade de São Paulo.

Juliana Zoboli Del Bigio

Médica Pediatra com especialização em neonatologia pela Sociedade Brasileira de Pediatria; Mestre em Ciências da Saúde pelo Departamento de Pediatria – Faculdade de Medicina – Universidade de São Paulo; Médica Encarregada do Centro de Terapia Intensiva Neonatal II e Ambulatório Integrado de Neonatologia – Instituto da Criança e do Adolescente – Hospital das Clínicas – Faculdade de Medicina – Universidade de São Paulo.

SOBRE OS AUTORES

Karina Hellen Salafia

Médica Pediatra com especialização em Neonatologia pelo Instituto da Criança e do Adolescente – Hospital das Clínicas – Faculdade de Medicina – Universidade de São Paulo.

Laura Emília Monteiro Bigelli Cardoso

Médica Pediatra com especialização em neonatologista pela Sociedade Brasileira de Pediatria; Mestre em Ciências Médicas pela Universidade de São Paulo; Médica Encarregada de Setor Técnico do Centro de Terapia Intensiva Neonatal I do Instituto da Criança e do Adolescente – Hospital das Clínicas – Faculdade de Medicina – Universidade de São Paulo.

Leticia da Silva Bellotto

Médica Residente de Neonatologia do Instituto da Criança e do Adolescente – Hospital das Clínicas – Faculdade de Medicina – Universidade de São Paulo.

Lygia Queiroz Esper

Médica Pediatra com especialização em Endocrinologia Pediátrica pelo Instituto da Criança e do Adolescente – Hospital das Clínicas – Faculdade de Medicina – Universidade de São Paulo.

Lúcia Cândida Soares de Paula

Fisioterapeuta Chefe do Centro Neonatal II do Instituto da Criança e do Adolescente do Hospital das Clínicas – Hospital das Clínicas – Faculdade de Medicina – Universidade de São Paulo; Mestre em Ciências da Saúde pela Faculdade de Medicina da Universidade de São Paulo.

Maria Augusta Bento Cicaroni Gibelli

Diretora Médica da Maternidade São Luiz Star; Neonatologista; Especialização em Cuidados Paliativos pelo Instituto de Ensino e Pesquisa do Hospital Sírio Libanês; Formação em Gestão Hospitalar pela Fundação Getúlio Vargas; Especialização em Educação em Saúde pela Universidade de São Paulo; Mestre e Doutora em Ciências da Saúde pela Faculdade de Medicina da Universidade de São Paulo.

Maria Eduarda Rios

Médica Pediatra com especialização em Neonatologia pelo Instituto da Criança e do Adolescente – Hospital das Clínicas – Faculdade de Medicina – Universidade de São Paulo.

Mariana Rocha Figueiredo

Médica Residente de Neonatologia do Instituto da Criança e do Adolescente – Hospital das Clínicas – Faculdade de Medicina – Universidade de São Paulo.

Mário Cícero Falcão

Doutor em Pediatria pela Faculdade de Medicina da Universidade de São Paulo (FMUSP); Professor Colaborador do Departamento de Pediatria da FMUSP; Especialista em Pediatria com área de atuação em Nutrologia Pediátrica pela Sociedade Brasileira de Pediatria (SBP); Especialista em Nutrição Parenteral e Enteral pela Sociedade Brasileira de Nutrição Parenteral e Enteral (BRASPEN); Médico da Unidade de Terapia Intensiva Neonatal do Instituto da Criança e do Adolescente do Hospital das Clínicas da Faculdade de Medicina da Universidade de São Paulo (HCFMUSP); Editor Associado do BRASPEN Journal; Editor Executivo da Revista Paulista de Pediatria; Membro do Departamento de

Nutrologia da Sociedade de Pediatria de São Paulo (SPSP); Membro do Departamento de Suporte Nutricional da Sociedade de Pediatria de São Paulo (SPSP); Coordenador da Equipe Multidisciplinar de Terapia Nutricional do Hospital Santa Catarina - São Paulo.

Marcela Ludwig Macedo da Aguiar

Médica Pediatra com especialização em Neonatologia pelo Instituto da Criança e do Adolescente - Hospital das Clínicas - Faculdade de Medicina - Universidade de São Paulo.

Michele da Silva Jordan Faleiros

Médica Pediatra com especialização em Neonatologia pela Sociedade Brasileira de Pediatria; Médica Assistente da Neonatologia da Divisão de Clínica Pediátrica do Hospital Universitário da USP; Responsável técnica pelo Banco de Leite Humano do Hospital Universitário da Universidade de São Paulo

Patricia Prado Durante

Médica Pediatra com especialização em Neonatologia pela Sociedade Brasileira de Pediatria; Médica Assistente do Centro de Terapia Intensiva Neonatal I do Instituto da Criança e do Adolescente - Hospital das Clínicas - Faculdade de Medicina - Universidade de São Paulo.

Rafael Gonçalves Comparini

Médico Pediatra com especialização em Neonatologia pela Sociedade Brasileira de Pediatria; Médico assistente do Centro de Terapia Intensiva Neonatal II do Instituto da Criança e do Adolescente - Hospital das Clínicas - Faculdade de Medicina - Universidade de São Paulo.

Roberta Berardi

Médica Pediatra com especialização em Neonatologia pela Sociedade Brasileira de Pediatria; Médica Assistente do Centro de Terapia Intensiva Neonatal I do Instituto da Criança e do Adolescente - Hospital das Clínicas - Faculdade de Medicina - Universidade de São Paulo

Roberta de Oliveira Andrade

Médica Pediatra com especialização em Endocrinologia Pediátrica pelo Instituto da Criança e do Adolescente - Hospital das Clínicas - Faculdade de Medicina - Universidade de São Paulo.

Romy Schmidt Brock Zacharias

Mestre e Doutora em Ciências da Saúde pela Faculdade de Medicina da Universidade de São Paulo; Médica Assistente do Centro Neonatal I do Instituto da Criança e do Adolescente - Hospital das Clínicas - Faculdade de Medicina - Universidade de São Paulo; Médica Coordenadora da Unidade de Terapia Intensiva Neonatal do Hospital Israelita Albert Einstein, São Paulo-SP.

Silvia Maria Ibidi

Médica Chefe da Seção de Neonatologia da Divisão de Clínica Pediátrica do Hospital Universitário da USP; Vice coordenadora de Neonatologia da Disciplina Integrada em Pediatria do quinto ano de Graduação da FMUSP, Coordenadora da Comissão de Graduação do HU-USP.

SOBRE OS AUTORES

Stela Alves Melo

Fisioterapeuta do Centro de Terapia Intensiva Neonatal II do Instituto da Criança e do Adolescente - Hospital das Clínicas - Faculdade de Medicina - Universidade de São Paulo.

Stéphanie Marchiori Sant'Anna Leal de Oliveira

Médica Pediatra com especialização em Neonatologia pela Sociedade Brasileira de Pediatria; Segundo-tenente Oficial Médica do Exército Brasileiro no Hospital Militar de Área de Brasília (HMAB).

Tamy Ezaki Castro

Médica Residente de Neonatologia do Instituto da Criança e do Adolescente - Hospital das Clínicas - Faculdade de Medicina - Universidade de São Paulo

Valdenise Martins Laurindo Tuma Calil

Médica Pediatra com especialização em Neonatologia, Terapia Intensiva Pediátrica e Nutrologia Pediátrica pela Sociedade Brasileira de Pediatria; Mestre e Doutora em Pediatria pela Faculdade de Medicina da Universidade de São Paulo; Coordenadora Médica do Centro de Terapia Intensiva Neonatal I do Instituto da Criança e do Adolescente - Hospital das Clínicas - Faculdade de Medicina - Universidade de São Paulo; Coordenadora Médica do Banco de Leite Humano do Centro de Terapia Intensiva Neonatal I do Instituto da Criança e do Adolescente - Hospital das Clínicas - Faculdade de Medicina - Universidade de São Paulo; Membro e ex-presidente do Departamento de Aleitamento Materno da Sociedade de Pediatria de São Paulo.

Vanessa Lisbethe Bezerra Maropo

Médica Pediatra com especialização em Neonatologia pelo Instituto da Criança e do Adolescente - Hospital das Clínicas - Faculdade de Medicina - Universidade de São Paulo.

Vitória Marino Dobarrio de Paiva

Médica Residente de Neonatologia do Instituto da Criança e do Adolescente - Hospital das Clínicas - Faculdade de Medicina - Universidade de São Paulo.

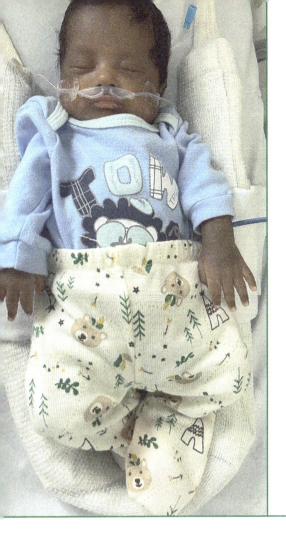

Dedicatória

Dedicamos esta obra às famílias e a seus recém-nascidos que gentilmente permitiram o relato das suas histórias, contribuindo, mesmo em momento de dor, com a esperança de poder ensinar por meio de seus exemplos.

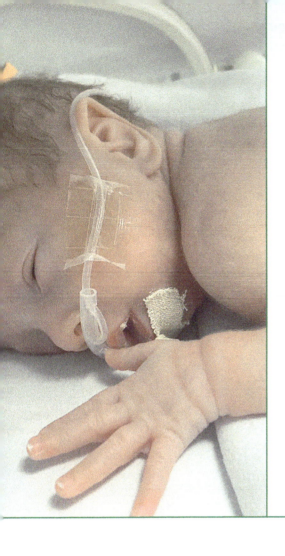

Prefácio

É com orgulho imenso que atendendo ao convite do Prof Werther Brunow de Carvalho para prefaciar este livro. A atuação da Clínica Obstétrica do Hospital das Clínicas da Faculdade de Medicina da Universidade de São Paulo (HC-FMUSP) é amplamente integrada à Neonatalogia com o objetivo de assegurar o melhor cuidado anteparto, intraparto e neonatal influenciando positivamente toda a vida destas crianças.

Esta publicação apresenta à comunidade médica e de profissionais de Saúde a experiência adquirida ao longo dos anos no cuidado de recém-nascidos internados nos Centros de Terapia Intensiva Neonatal I e II e do Instituto da Criança do HC-FMUSP e na Unidade de Tratamento Intensivo Neonatal do Hospital Universitário da Universidade de São Paulo.

Os casos clínicos aqui apresentados trazem situações que desafiam neonatalogistas e que, ao serem publicados, poderão contribuir para a melhor qualificação de diversos serviços em nosso país. Fica assim claro o compromisso de todos os envolvidos neste livro com os objetivos do desenvolvimento sustentável, cuja meta é a redução da mortalidade neonatal (ODS 3.2.2).

Como testemunha da evolução do cuidado neonatal, da competência e do cuidado humanizado que toda esta equipe dedica a cada um desses recém-nascidos, tenho certeza da importância deste livro para nossa instituição e para todos os envolvidos nos cuidados neonatais.

Rossana Pulcineli Vieira Francisco
Profa. Associada da Disicplina de Obstetrícia da FMUSP

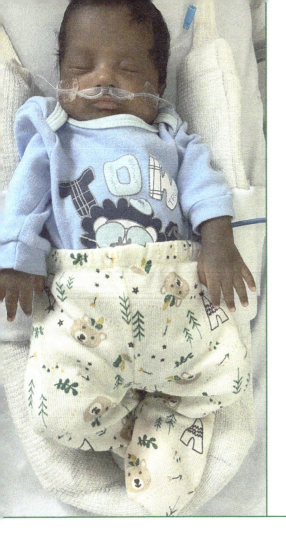

Sumário

1 | Anafilaxia da Lactação, 1
Tamy Ezaki Castro | Fabíola Roberta Marim Bianchini

2 | Tetralogia de Fallot, 7
Carolina Ferreira Simões | Romy Schmidt Brock Zacharias

3 | Tetralogia de Fallot com Agenesia Valvopulmonar, 15
Stéphanie Marchiori Sant'Anna Leal de Oliveira | Daniela Matos Fiorenzano

4 | Pâncreas Anular, 27
Amanda Rubino Lotto | Juliana Zobolli

5 | Síndrome de Stuve-Wiedemann, 35
Jéssica Souza Santos | Daniela Matos Fiorenzano

6 | Doença Metabólica Óssea da Prematuridade, 43
Patrícia Prado Durante

7 | Hemofilia Congênita, 55
Carolina Carraro Braga | Sílvia Maria Ibidi

8 | Hipoparatireoidismo Congênito em Filho de Mãe com Carcinoma de Paratireoide, 65
Vitória Marino Dobarrio de Paiva | Cristiane Haga | Lígia Queiroz Esper | Roberta de Oliveira Andrade
Hamilton Cabral Menezes Filho | Mário Cícero Falcão

9 | Miastenia Gravis Neonatal Transitória, 73
Roberta Berardi | Ana Cristina Pithon Curi

10 | Sequência de OEIS (Onfalocele, Extrofia de Cloaca, Imperfuração Anal e Malformação Espinal), 81
Patrícia Prado Durante

11 | Pentalogia de Cantrell, 91
Flora Zancaner Aranha Pereira

12 | Trombocitopenia Neonatal, 103
Daniela Amstalden Canton | Daniela Matos Fiorenzano

13 | Aneurisma de Veia de Galeno, 111
Daniela Matos Fiorenzano

14 | Atresia de Coanas, 121
Clara d'Affonseca Canário | Patrícia Prado Durante

15 | Doença de Von Willebrand, 131
Carolina Carraro Braga | Daniela Matos Fiorenzano

16 | Encefalocele Occipital, 141
Mariana Rocha Figueiredo | Laura Emília Monteiro Bigelli Cardoso

17 | Perfuração Gástrica em Recém-Nascido Prematuro, 153
Patrícia Prado Durante

18 | Hérnia Diafragmática Congênita – Seguimento Ambulatorial, 165

Marcela Ludwig Macedo da Aguiar | Ana Paula Andrade Telles
Rafael Gonçalves Comparini | Juliana Zoboli de Bigio | Mário Cícero Falcão

19 | Síndrome de Berdon, 175

Patrícia Prado Durante

20 | Hidropsia Fetal Não Imune – Galactosialidose, 185

Vanessa Lisbethe Bezerra Maropo | Patrícia Prado Durante | Roberta Berardi

21 | Isoimunização Rh, 195

Andressa Monesi | Patrícia Prado Durante

22 | Trombo em Aorta Abdominal, 207

Carolina Carraro Braga | Patrícia Prado Durante

23 | Válvula de Uretra Posterior, 217

Relatora Gabriela Loyo | Laura Emília Cardoso Bigelli

24 | Hiperplasia Adrenal Congênita, 227

Caroline Saldanha | Juliana Zobolli

25 | Fibrossarcoma Neonatal, 241

Juliana Zobolli

26 | Hidropsia Fetal, 257

Roberta Berardi

27 | Sequência de Banda Amniótica, 273

Karina Hellen Salafia | Patrícia Prado Durante

28 | Síndrome de Transfusão Feto Fetal, 283

Bianca Nogueira Nunes | Fabíola Roberta Marim Bianchini

29 | Síndrome de Prune Belly, 295

Patrícia Prado Durante

30 | Abordagem Clínica e Cirúrgica de Gastrosquise Complexa, 307

Maria Eduarda Rios | Lúcia Cândida Soares de Paula | Glaucia Yuri Shimizu | Stela Alves Melo
Juliana Zoboli Del Vígio | Mário Cícero Falcão

31 | Síndrome do Desconforto Respiratório Neonatal, 321

Roberta Berardi

32 | Síndrome do Intestino Curto, 335

Caroline Carone | Lúcia Cândida Soares de Paula | Gláucia Yuri Shimizu | Stela Alves Melo
Ângela Midori Matuhara | Mário Cícero Falcão

33 | Anomalias Anorretais, 351

Francine Harb Corrêa | Juliana Zoboli Del Bigio | Mário Cícero Falcão

34 | Síndrome Mieloproliferativa Transitória Associada à Trissomia do 21, 359

Islã Ventura | Mário Cícero Falcão

35 | Associação VACTERL, 369

Juliana Septímio Amaral | Amanda Maiolini Porto | Mário Cícero Falcão

36 | Malformações Pulmonares Congênitas das Vias Aéreas, 381

Letícia da Silva Bellotto | Mário Cícero Falcão | Juliana Zoboli Del Bigio

37 | Infecção por Rinovírus em Recém-Nascidos, 391

Bárbara Barros Pereira Lobo | Denise Gomes Miyazato | Silvia Maria Ibidi

38 | Síndrome de Regressão Caudal, 403

Carolina Carraro Braga | Giselle Garcia Origo Okada | Euler João Kernbichler
Michele da Silva Jordan Faleiros | Sílvia Maria Ibidi

39 | Citomegalovírus Congênito, 411

Gabriela Loyo | Patrícia Prado Durante

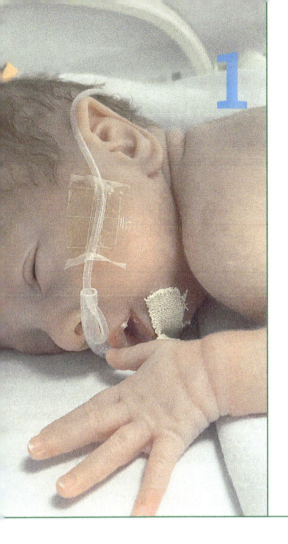

1 Anafilaxia da Lactação

Tamy Ezaki Castro
Fabíola Roberta Marim Bianchini

APRESENTAÇÃO DO CASO CLÍNICO

Mãe com 29 anos, parda, relata escolaridade de segundo grau completo, operadora de caixa, natural da Bahia e residente em São Paulo. Tercigesta e dois partos anteriores, tipagem sanguínea AB Rh+, Coombs indireto negativo. História prévia de anafilaxia secundária à lactação. Durante o primeiro trimestre da gestação atual, apresentou VDRL (*Venereal Disease Research Laboratory*) positivo com título de 1:8, e pela possibilidade de reação cruzada foi realizado teste de FTA ABS (*Fluorescent Treponemal Antibody Absorption Screening*) com resultado negativo, confirmando a hipótese. Fez uso de ácido fólico, sulfato ferroso, loratadina e prednisona durante a gestação. Negou tabagismo, etilismo e uso de drogas ilícitas.

Antecedentes obstétricos

- Primeira gestação em 2012, parto cesariana por pós-datismo, sem trabalho de parto. No terceiro dia pós-parto, iniciou com quadro clínico de prurido em garganta, dispneia e urticária, relatando buscar por atendimento médico, no qual recebeu corticosteroide intravenoso (IV). Após uma semana, novo quadro de urticária e dispneia, recebendo novamente corticosteroide IV. Apresentou episódios semelhantes no decorrer do tempo, necessitando de adrenalina intramuscular em um deles. O término dos sintomas coincidiu com a suspensão do aleitamento materno, por volta dos quatro meses após o parto.

- Teve a segunda gestação em 2017 via parto cesariana por falha de indução. Durante o procedimento recebeu raquianestesia e apresentou quadro de urticária na face e edema generalizado, com melhora no período de quatro horas, sem necessidade de administração de medicações. No terceiro dia após o parto, apresentou dispneia, urticária e síncope, sendo levada à emergência, onde foram administradas de forma intramuscular a prometazina e adrenalina. Evoluiu com parada cardiorrespiratória (PCR) com duração de quatro minutos, após a qual foi encaminhada para a Unidade de Terapia Intensiva (UTI). Durante a internação houve relato de novo episódio de anafilaxia enquanto era realizada a ordenha mamária, com necessidade de administração de adrenalina intramuscular. Após a alta, foi encaminhada para seguimento com equipe da Imunologia, realizando testes cutâneos para ocitocina e diclofenaco, dosagem de imunoglobulina E (IgE) para látex e teste de provocação oral ao ácido acetilsalicílico, com resultados negativos.

1. **Considerando o histórico materno apresentado, é correto afirmar que a paciente:**

   b) Apresenta quadro clínico recorrente de anafilaxia relacionada ao uso de medicações anti-inflamatórias.

   c) Apresenta quadro recorrente de anafilaxia relacionada ao uso de antissépticos utilizados durante procedimentos cirúrgicos.

   d) Apresenta quadro recorrente de anafilaxia relacionada ao uso de anestésicos.

   e) Apresenta quadro recorrente de anafilaxia relacionada a lactação.

Como antecedentes pessoais, relatou quadro clinico de asma e de rinite alérgica durante a infância, com manutenção da sintomatologia até a idade adulta, urticária após ingestão de inhame e mamão e, uso de prometazina.

Realizou pré-natal no Hospital das Clínicas da Faculdade de Medicina da Universidade de São Paulo (FMUSP) desde o primeiro trimestre e seguimento com a equipe da Imunologia. Durante a gestação atual realizou novamente teste cutâneo para ocitocina, com resultado negativo. Foi orientada pela equipe de Imunologia a realização de parto cesariana "látex *free*", com administração de loratadina a cada 12 horas no terceiro trimestre; prednisona 30 mg antes do parto (seis horas e uma hora antes); e manutenção a cada 12 horas, por três dias após o parto.

Resultados das sorologias

- Primeiro trimestre: vírus da imunodeficiência humana (HIV) não reagente, VDRL título 1:8, toxoplasmose suscetível, rubéola imune, hepatite B imune, hepatite C não reagente;
- Segundo trimestre: FTA ABS não reagente;
- Terceiro trimestre: HIV e VDRL não reagentes, toxoplasmose suscetível.
- Testes rápidos: HIV e sífilis não reagentes.
- Pesquisa de *Streptococcus agalactiae* do grupo B: negativa.

---

2. De acordo com o histórico materno, na gestação atual, qual seria a melhor conduta?
   a) Administrar anti-histamínico e ou corticosteroide profilático no final da gestação e após o parto e contraindicar aleitamento materno para prevenir anafilaxia da lactação.
   b) Administrar adrenalina IV imediatamente antes do parto.
   c) Incentivar aleitamento materno na primeira hora de vida do recém-nascido.
   d) Contraindicar parto cesariana.

Dados do Nascimento

Recém-nascido (RN) do sexo masculino, idade gestacional (IG) de 39 semanas, nascido de parto cesariana, sob raquianestesia com bupivacaína e dexmedetomidina, por iteratividade. Bolsa rota no ato. Apresentação cefálica. Nasceu com choro forte e tônus adequado, realizado clampeamento do cordão com um minuto de vida e recebido com luvas "látex *free*", levado a berço aquecido, posicionado, secado, auscultado frequência cardíaca (FC) > 100 bpm, mantendo respiração regular. Sem necessidade de manobras de reanimação.

- Escore de Apgar 9/9/10;
- Peso de nascimento (PN) 3.238 g (Fenton percentil 39);
- Estatura 49,5 cm (Fenton percentil 37);
- Perímetro cefálico (PC) 35 cm (Fenton percentil 63);
- Perímetro torácico (PT) 35,5 cm e perímetro abdominal (PA) 32 cm;
- Tipagem sanguínea A Rh+, Coombs direto negativo.

Evolução durante internação hospitalar

A puérpera foi submetida à laqueadura tubária bilateral após o parto cesariana. O binômio mãe-filho foi encaminhado para o setor de Alojamento Conjunto. O RN não foi levado ao seio materno e recebeu fórmula láctea infantil inicialmente, com boa aceitação. Indicada a inibição da lactação com enfaixamento mamário e administração de cabergolina via oral (VO). Recebeu também prednisona, conforme orientação da equipe da imunologia.

No terceiro dia após o parto, puérpera apresentou *rash* em face direita com discreto edema local. A equipe da imunologia foi contactada e orientou a administração de difenidramina 50 mg IV e loratadina 10 mg a cada seis horas. Entretanto, antes de receber as medicações, a paciente apresentou remissão dos sintomas. A mãe e o RN receberam alta hospitalar no terceiro dia após o parto, sem intercorrências.

DISCUSSÃO

A anafilaxia na lactação é uma condição clinica rara e potencialmente fatal, com poucos relatos descritos na literatura até o momento (oito relatos de casos), com diversos aspectos em comum com este caso que relatamos.

O primeiro caso foi descrito em 1991, porém o mecanismo subjacente à anafilaxia ainda não é completamente esclarecido. Sugere-se relação com a queda abrupta da progesterona no pós-parto imediato, com posterior predominância de estrogênio e aumento nos níveis de prolactina, ocasionando perda de estabilidade e consequente degranulação dos mastócitos, com liberação exacerbada de histamina e outros mediadores inflamatórios envolvidos na reação anafilática. Ocorre também elevação de triptase sérica, como pode ser observado a seguir:

Gestação – maior número de mastócitos
↓
Níveis elevados de progesterona – estabilização dos mastócitos
↓
Parto – queda da progesterona, aumento de prolactina
↓
Instabilidade dos mastócitos com degranulação e liberação de histamina
↓
Elevação de triptase sérica
(sugere ativação de mastócitos durante reação anafilática)

Outros fatores como ocitocina, hormônio adrenocorticotrófico, hormônio liberador de corticotrofinas e aumento do número de mastócitos mamários e uterinos anteparto também parecem estar relacionados ao quadro de anafilaxia.

O tratamento de resgate do quadro agudo é realizado com uso de anti-histamínicos, glicocorticoides e adrenalina. A profilaxia com uso de anti-histamínicos orais antes da amamentação foi descrita como uma estratégia bem-sucedida, porém o que pode ser considerada uma medida curativa é a interrupção da amamentação.

Saiba mais

O diagnóstico do quadro é essencialmente clínico e pode variar de sintomas cutâneos (urticária, angioedema, prurido, rubor), sintomas respiratórios (congestão nasal, dispneia, sibilos/estridor), sintomas gastrointestinais (náusea, vômitos, diarreia) a sintomas cardiovasculares (taquicardia, hipotensão, síncope, choque), sempre com relação temporal à lactação.

Para mais informações sobre o diagnóstico dessa condição, acesse

☑ Respostas das atividades

Atividade 1

Resposta D. O histórico materno fala a favor de quadro de anafilaxia recorrente no pós-parto imediato, associado a lactação. No primeiro episódio houve remissão dos sintomas após a suspensão do aleitamento materno com quatro meses após o parto. O segundo episódio ocorreu durante ordenha mamária, o que confirma a hipótese mencionada. Descartando, assim, as demais alternativas.

Atividade 2

Resposta A. Para prevenir a anafilaxia da lactação são necessários o uso de anti-histamínico e ou de corticosteroide profilático no final da gestação e a manutenção nos primeiros dias após o parto e suspensão do aleitamento materno, oferecendo para a mãe um inibidor da lactação. O uso de adrenalina IV previamente ao parto não impede que a gestante desenvolva o quadro clínico de anafilaxia, uma vez que este é induzido pelo estímulo ao aleitamento materno. Conhecendo-se o diagnóstico da paciente, o aleitamento materno deverá ser contraindicado desde o pós-parto imediato. Não há nenhuma relação entre o tipo de parto e a ocorrência da anafilaxia induzida pela lactação.

Referências

1. Durgakeri P, Jones B. A rare case of lactation anaphylaxis. Australas Med J. 2015;8(3):103-105.

2. McKinney KK, Scranton SE. A case report of breastfeeding anaphylaxis: successful prophylaxis with oral antihistamines. Allergy. 2011;66(3):435-436.

3. Mullins RJ, Russell A, McGrath GJ, et al. Breastfeeding anaphylaxis. *Lancet*. 1991;338(8777):1279-1280.

4. Pescatore R, Mekkaoui S, Duffell B, et al. A case of lactation anaphylaxis. Cureus. 2019;11(8): e5497.

5. Shank JJ, Olney SC, Lin FL, *et al*. Recurrent postpartum anaphylaxis with breast-feeding. Obstet Gynecol 2009; 114:415.

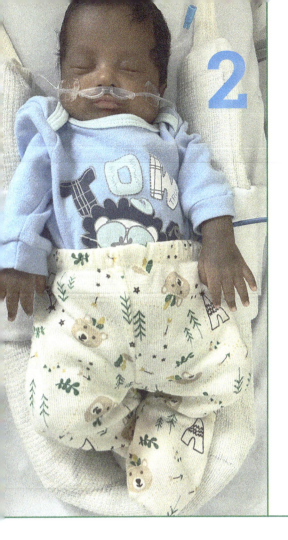

Tetralogia de Fallot

Carolina Ferreira Simões
Romy Schmidt Brock Zacharias

APRESENTAÇÃO DO CASO CLÍNICO

Recém-nascido (RN) do sexo masculino, segundo gemelar, nascido em 31 de março de 2021, com idade gestacional de 35 semanas e cinco dias, peso 2.056 g (Fenton percentil 8), comprimento 43 cm (Fenton percentil 6) e perímetro cefálico 31,5 cm (Fenton percentil 26). Classificado como recém-nascido prematuro (RNPT) tardio, pequeno para a idade gestacional (PIG), baixo peso. Mãe com 32 anos, primigesta, realizou oito consultas de pré-natal com início no primeiro trimestre. Sem histórico de doenças prévias, tendo negado uso de drogas ou álcool durante a gestação. Em ecocardiograma doppler fetal, do segundo gemelar, identificado cardiopatia congênita cianogênica, sugestiva de tetralogia de Fallot, sendo a paciente encaminhada ao Serviço de Obstetrícia do Hospital das

Clínicas da Faculdade de Medicina da Universidade de São Paulo (HC-FMUSP) para seguimento.

Foi indicado parto cesariana por gemelaridade monocoriônica e diamniótica. Bolsa rota no ato com líquido claro. Ao nascimento, observado choro fraco e tônus irregular com clampeamento imediato do cordão umbilical. Após passos iniciais de recepção, o RN necessitou de manobras de reanimação neonatal com três ciclos de ventilação com pressão positiva com máscara facial e sistema com peça T, devido apresentar bradicardia. Escore de Apgar 6/9. Evoluiu com desconforto respiratório, sendo acoplado em ventilação mecânica não invasiva no modo ventilatório pressão positiva contínua em vias aéreas (CPAP) e encaminhado ao Centro de Terapia Intensiva Neonatal 1 (CTIN1).

No primeiro dia de vida, o RNPT tardio apresentou resolução do desconforto respiratório, permanecendo desde então em ar ambiente. Introduzidas nutrição enteral e venóclise. Foi realizada radiografia de tórax (Figura 2.1).

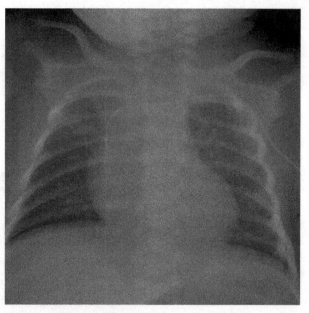

Figura 2.1. Radiografia de tórax anteroposterior: observe o "coração em bota".
Fonte: Acervo do Serviço de Radiologia do HC-FMUSP.

A radiografia de tórax apresenta-se um pouco rodada, na qual é possível observar o cateter central, discreto infiltrado pulmonar perihilar bilateral. Área cardíaca pouco aumentada em "formato de bota", sugerindo aumento de câmaras cardíacas direitas.

Na sequência foi realizado um ecocardiograma doppler com confirmação do diagnóstico pré-natal. Visualizados cavalgamento da aorta sobre o septo interventricular em até 50%, hipertrofia de ventrículo direito (VD), valva pulmonar hipoplásica estenótica (anel valvar 3,5 mm com Z escore de -4,3 mm) e comunicação interventricular. Observados hipoplasia importante do tronco da artéria pulmonar 3,1 mm (Z escore de -5,3 mm) e também de seus ramos.

1. **Com base nos achados ecocardiográficos, a conduta clínica mais adequada para este RN seria:**
   a) Iniciar diurético de alça para tratar congestão pulmonar.
   b) Iniciar inotrópico, devido ao diagnóstico de insuficiência cardíaca.
   c) Iniciar prostaglandina E1 para manutenção do canal arterial pérvio.
   d) Conduta expectante.

Iniciada infusão intravenosa (IV) contínua de alprostadil (prostaglandina E1) na dosagem de 0,01 mcg/kg/min com o intuito de manter canal arterial patente, permitindo fluxo sanguíneo pulmonar.

Realizadas ultrassonografias transfontanelar e de abdome para investigação de outras malformações associadas, ambas normais. Cariótipo 46, XY.

Permitiu progressão da dieta, tendo atingido dieta plena no 10º dia de vida. Indicado fórmula hidrolisada devido ao sangramento nas fezes, com posterior melhora. Permaneceu sob fototerapia entre o quinto e sétimo dias devido a icterícia neonatal.

Realizado ecocardiograma doppler de controle na segunda semana de vida, sendo observado estenose infundibular. Discutido com a equipe de cardiologia pediátrica e indicada a introdução de propranolol.

Na evolução ecocardiográfica, observado fluxo anterógrado pelo tronco da artéria pulmonar e discutida a possibilidade de suspensão da prostaglandina E1, uma vez que esse fluxo, teoricamente, seria suficiente para manter o fluxo sanguíneo pulmonar. Iniciado o desmame da medicação no 15º dia de vida, sem sucesso. Paciente apresentou piora da oxigenação com necessidade de suporte ventilatório não invasivo (VNI) e retorno da medicação na dose habitual de 0,01 mcg/Kg/min, com melhora clínica progressiva. Aumentada a dose do propranolol para 2 mg/kg/dia no 22º dia de vida.

RN foi transferido para o Instituto do Coração (Incor) em 29 de abril de 2021, com 29 dias de vida. Após dois dias, foi submetido à colocação de *stent* na via de saída do VD.

O RN necessitou de reintegração em três de março de 2021, com quatro meses e três dias de vida, por crises de hipóxia. Transferido para CTIN1, onde permaneceu em uso de milrinona e esmolol.

Em 11 de novembro de 2021, com quatro meses e 11 dias de vida, o RN foi submetido a correção da tetralogia de Fallot com retirada do *stent*, ampliação da valva pulmonar, ventriculosseptoplastia e manutenção da comunicação interatrial, com fluxo bidirecional. Suspenso milrinona e extubado no quinto dia do pós-operatório, permanecendo em ar ambiente desde então. Recebeu alta hospitalar com quatro meses e 25 dias de vida para seguimento ambulatorial.

DISCUSSÃO

A tetralogia de Fallot (T4F) é a cardiopatia congênita cianogênica mais prevalente no mundo, ocorrendo em três a cada 10 mil recém-nascidos vivos, com ocorrência semelhante em ambos os sexos. Pode estar relacionada ao diabetes gestacional descontrolado, à fenilcetonúria e ao uso materno de ácido retinóico durante a gestação. Algumas anomalias cromossômicas como as trissomias dos cromossomos 13, 18 e 21 também podem estar associadas. Estudos recentes demonstraram forte associação dessa doença com a Síndrome de DiGeorge e com as microdeleções na região q11 do cromossomo 22.

As características da T4F estão descritas na Figura 2.2.

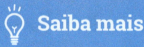

Saiba mais

Para saber mais sobre as características da Tetralogia de Fallot, acesse o link a seguir.

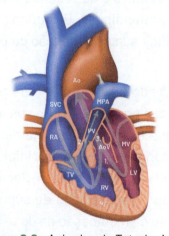

Achados na Tetralogia de Fallot:
1. Defeito do septo interventricular com desalinhamento;
2. Cavalgamento da Aorta sobre o septo interventricular em até 50%;
3. Obstrução da via de saída do Ventrículo direito em vários graus;
4. Hipertrofia ventricular direita.

Figura 2.2. Achados da Tetralogia de Fallot.
Fonte: https://www.cdc.gov/ncbddd/heartdefects/tetralogyoffallot.html.

Do ponto de vista fisiopatológico, o defeito se dá durante o desenvolvimento fetal, quando ocorre o desvio anterior e cefálico do septo infundibular, resultando em um defeito do septo interventricular e obstrução na via de saída do ventrículo direito (VSVD). Ocorre o desvio da aorta para a direita, "cavalgando" o septo interventricular (SIV). A hipertrofia do septo infundibular e a obstrução ao fluxo na VSVD irão gerar graus variados de hipoplasia da valva pulmonar e aumento e hipertrofia do ventrículo direito. Esse quadro é o da T4F clássica, descrita por Etienne-Louis Fallot, médico francês, em 1888. Outras variantes podem existir, como a dupla via de saída de VD tipo Fallot, quando a aorta cavalga o SIV em mais de 50% para a direita; ou, ainda, variações quanto ao aspecto da valva pulmonar, compreendendo um espectro de alterações desde estenose e hipoplasia leve até atresia ou agenesia da valva pulmonar. Neste capítulo, abordaremos apenas a forma clássica, pois é a mais frequente encontrada na prática clínica.

O diagnóstico pré-natal pode ser realizado antes de 12 semanas de gestação pela suspeita observada na ultrassonografia morfológica e, confirmado pelo ecocardiograma doppler, que identifica as quatro alterações supracitadas. Outros exames são usualmente realizados, como radiografia de tórax com achado de "coração em forma de bota" e o eletrocardiograma com desvio do eixo para a direita e alterações decorrentes de hipertrofia de VD.

A apresentação clínica da T4F é dependente do grau de obstrução da via de saída do VD, podendo ser classificada em: dependente do canal arterial ou em não dependente do canal arterial.

> O diagnóstico pré-natal é essencial pois o planejamento dos cuidados perinatais adequado pode ser crucial no tratamento desses pacientes, como nascimento em hospital terciário que atenda doenças cardíacas, início precoce de prostaglandina E1 intravenosa contínua após o nascimento, até avaliação ecocardiográfica da malformação.

Os pacientes sem diagnóstico pré-natal e com obstrução severa do fluxo sanguíneo, apresentam-se sintomáticos logo ao nascimento, com crises de cianose intensa, também denominadas "hipercianose", decorrentes do bloqueio completo o3u quase completo do fluxo sanguíneo pulmonar.

Aqueles com obstrução leve e moderada podem ser assintomáticos inicialmente, com episódios de cianose menos frequentes e mais brandos. As crises podem se iniciar nos primeiros meses de vida e, geralmente, estão associadas à fatores desencadeantes como agitação ou desidratação.

O manejo da doença deve incluir: nascimento em serviço de referência para cardiopatias congênitas cianogênicas, início imediato de prostaglandina E1, ecocardiograma doppler pós-natal, eletrocardiograma, radiografia de tórax e avaliação da equipe de cardiologia pediátrica para direcionar o tratamento clínico e/ou cirúrgico, que é dependente do grau de obstrução da via de saída do ventrículo direito.

Os recém-nascidos, com obstrução severa da via de saída do VD, têm indicação de prostaglandina E1 intravenosa contínua para manutenção da patência do canal arterial, garantindo o fluxo sanguíneo pulmonar até que ocorra a abordagem cirúrgica.

A correção cirúrgica, quando indicada, pode ser definitiva, quando realizada a correção completa das alterações cardíaca; ou pode ser feita em dois tempos, quando inicialmente é colocado um *stent* no canal arterial ou realizado um *shunt* aortopulmonar (cirurgia de Blalock Taussig) e, posteriormente, faz-se a correção definitiva.

O momento da cirurgia depende da gravidade do caso, geralmente é realizado entre três e seis meses, até oito meses de idade, podendo ser necessário o reparo imediato em recém-nascidos com maior comprometimento do fluxo sanguíneo pulmonar.

A cirurgia definitiva é feita com a correção do desvio septal, fechamento do septo ventricular com retalho e ampliação da via de saída do VD. Importante salientar a necessidade do adequado manejo do paciente com cardiopatia congênita cianogênica em hospital referenciado, desde o pré-natal até o nascimento, e do acompanhamento pós-parto para que o tratamento seja precoce e a investigação seja feita em período de tempo hábil que não comprometa a evolução favorável do paciente, tanto do ponto de vista clínico como do cirúrgico.

☑ Respostas das atividades

Atividade 1

Resposta C. Iniciar prostaglandina E1 para manutenção do canal arterial pérvio, devido ao diagnóstico ecocardiográfico de Tetralogia de Fallot com valva pulmonar hipoplásica e estenótica e hipoplasia do tronco da artéria pulmonar, com Z escore <-2.

Referências

1. Apitz C, Webb GD, Redington AN. Tetralogy of Fallot. Lancet. 2009;374(9699):1462-1471.
2. Bailliard F, Anderson RH. Tetralogy of Fallot. Orphanet J Rare Dis 4, 2 (2009).
3. Downing TE, Kim YY. Tetralogy of Fallot: general principles of management. Cardiol Clin. 2015;33(4):531-541.
4. Karl TR, Stocker C. Tetralogy of Fallot and its variants. Pediatr Crit Care Med. 2016;17(8 Suppl 1): S330-S336.
5. Morgenthau A, Frishman WH. Genetic origins of Tetralogy of Fallot. *Cardiol Rev*. 2018;26(2):86-92.

3 Tetralogia de Fallot com Agenesia Valvopulmonar

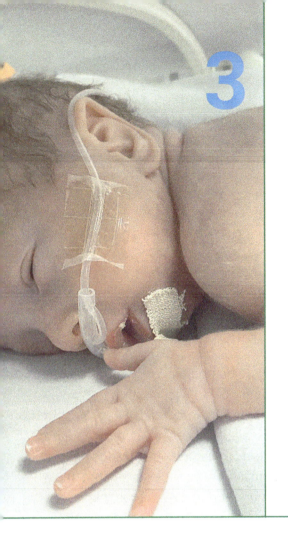

Stéphanie Marchiori Sant'Anna Leal de Oliveira
Daniela Matos Fiorenzano

APRESENTAÇÃO DO CASO

Recém-nascido (RN) do sexo masculino, idade gestacional (IG) de 37 semanas e cinco dias, filho de mãe secundigesta, de 28 anos de idade, sem comorbidades prévias à gestação e sem relato de uso de drogas lícitas ou ilícitas. Iniciou pré-natal de baixo risco em serviço externo, com sorologias negativas para vírus da imunodeficiência humana (HIV), sífilis, hepatite B, hepatite C, suscetível à toxoplasmose, imune à rubéola e ao citomegalovírus e tipagem sanguínea A Rh-positivo.

Em seguimento pré-natal, apresentou infecções de sistema urinário de repetição e hipotireoidismo subclínico. Fez uso de nitrofurantoína e levotiroxina na gestação, sulfato ferroso, ácido fólico e polivitamínico. Ecografia obstétrica evidenciou polidrâmnio e malformações fetais (osso nasal hipoplásico, agenesia de porção inferior do cerebelo, artéria subclávia direita aberrante e Tetralogia de Fallot com agenesia valvopulmonar).

Realizado ecocardiograma fetal com achados de anel da valva pulmonar pequeno (5 mm/Z escore -0,7), com insuficiência e estenose pulmonar importantes e gradiente máximo de 22 mmHg, dilatação aneurismática do tronco pulmonar medindo 17 mm/Z escore +6,8, artéria pulmonar direita de 3,5 mm/Z escore +0,88 e artéria pulmonar esquerda de 3,5mm/Z escore -1,21.

Encaminhada para seguimento de pré-natal no Hospital das Clínicas da Faculdade de Medicina da Universidade de São Paulo (HC-FMUSP) no terceito trimestre, tendo realizado cinco consultas neste Serviço.

Pesquisa de *Streptococcus agalactiae* positiva, realizado profilaxia adequada durante o trabalho de parto. Nascido de parto fórceps, bolsa rota de 12 horas, apresentação cefálica. Nasceu sem choro, hipotônico e em apneia. Realizado clampeamento imediato do cordão umbilical, levado ao berço aquecido e realizados passos iniciais, incluindo aspiração de vias aéreas superiores com saída de secreção hialina em pequena quantidade. Avaliadas respiração e frequência cardíaca, sem necessidade de manobras de reanimação. Evoluiu com choro e melhora do tônus.

Monitorado, mantinha frequência cardíaca superior a 100 batimentos por minuto (bpm) e apresentava saturação de pulso de oxigênio (SpO2) adequada considerando-se o diagnóstico pré-natal de cardiopatia cianogênica. Com 10 minutos de vida, evoluiu com desconforto respiratório (tiragem subdiafragmática) e queda da SpO2 até 70%. Acoplado à pressão positiva contínua nas vias aéreas (CPAP) com fração inspirada de oxigênio (FiO_2) de 21% e pressão expiratória positiva final (PEEP) de 6 cmH_2O, com melhora do padrão respiratório e recuperação da SpO2. Escore de Apgar 7/8/9.

A antropometria ao nascimento, peso 2.860 g (Fenton percentil 17), comprimento 47 cm (Fenton percentil 10) e perímetro cefálico de 35 cm (Fenton percentil 80), sendo classificado como recém-nascido termo, adequado para idade gestacional.

Encaminhado ao Centro de Terapia Intensiva Neonatal 1 (CTIN-1) logo após o nascimento para monitoração e cuidados contínuos.

À admissão no CTIN-1 do Instituto da Criança e do Adolescente do HC-FMUSP, encontrava-se em CPAP, mantendo algum grau de desconforto respiratório. Passado cateter venoso umbilical e iniciado prostaglandina E1 na dose de 0,01 mcg/kg/min.

Realizada a radiografia de tórax e abdome (Figura 3.1) após a passagem do acesso venoso umbilical que evidenciou aumento de área cardíaca, cateter venoso em posição central e bem posicionado, sem opacidades pulmonares, com boa expansão e aeração pulmonar e boa distribuição gasosa abdominal. Coletada a gasometria após a passagem do cateter venoso que demonstrou acidose respiratória com hiperlactatemia (Tabela 3.1). Mantido jejum, passada a sonda orogástrica que permaneceu aberta, monitorado e realizados cuidados de rotina ao recém-nascido (vitamina K, vacina contra Hepatite B).

Tabela 3.1. Exames laboratoriais

Gasometria Venosa: pH 7,27; $PaCO_2$ 45 mmHg; PaO_2 33 mmHg; bicarbonato de sódio 21 mmol/L; lactato 31 mg/dL; potássio 3,5 mEq/L; sódio 136 mEq/L; cálcio iônico 4,8 mg/dL; cloro 110 mEq/L; base excess -5,9mmol/L.

Fonte: Desenvolvida pela autoria.

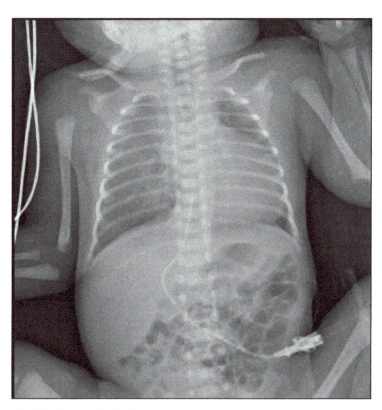

Figura 3.1. Radiografia de tórax e abdome.
Fonte: Acervo do Serviço de Radiologia do HC-FMUSP.

Realizado ecocardiograma transtorácico, evidenciando: comunicação interatrial (CIA) na região da fossa oval, medindo cerca de 2 mm, com fluxo direcionado do átrio esquerdo para o átrio direito; comunicação interventricular (CIV) do tipo mau alinhamento subaórtico, medindo cerca de 5,5 mm, com fluxo bidirecionado, átrio direito (AD) com dilatação moderada, ventrículo direito (VD) com dilatação importante, hipertrofia discreta e disfunção sistólica discreta, TAPSE de 9 mm (normal), desvio anterior do septo infundibular, agenesia da valva pulmonar com hipoplasia do anel medindo 4,4 mm/Z escore

-3,3, brotos embrionários causando obstrução ao fluxo e insuficiência de grau importante, dilatação aneurismática do tronco da artéria pulmonar, ausência de fluxo visualizado pelo canal arterial.

Conclusão

Tetralogia *de Fallot com agenesia da valva pulmonar e dupla lesão pulmonar com insuficiência importante, além de comunicação interatrial e origem anômala de artéria pulmonar esquerda (APE).*

---

1. **Considerando-se o diagnóstico da Tetralogia de Fallot, qual alternativa descreve os achados ecocardiográficos característicos dessa cardiopatia?**

    a) Comunicação interatrial, estenose de valva pulmonar, hipertrofia biventricular e canal arterial pérvio.

    b) Comunicação interventricular, hipertrofia de ventrículo direito, estenose de valva pulmonar e dextroposição da aorta.

    c) Conexão ventrículo arterial discordante, comunicação interatrial do tipo forame oval, canal arterial pérvio.

    d) Atresia de valva tricúspide, dilatação de átrio direito.

Coletados exames laboratoriais (Tabela 3.2) e solicitada a avaliação da cardiologia pediátrica do Instituto do Coração para seguimento conjunto. Por plaquetopenia confirmada, recebeu um concentrado de plaquetas 15 mL/kg. Realizadas a ultrassonografia transfontanela e a de abdome total para rastreio de outras malformações, ambos os exames sem alterações.

Tabela 3.2. Exames laboratoriais

Hemograma 1: hemoglobina 15,9 g/dL; hematócrito 46,3%; leucócitos 12.610/mm³ (68,6% segmentados; 15,4% monócitos; 15,1% linfócitos; 0,75% basófilos; 0,2% eosinófilos); plaquetas 15 mil/mm³
Hemograma 2: hemoglobina 16,8 g/dL; hematócrito 50,5%; leucócitos 14.070/mm³ (72,14% segmentados; 11,6% linfócitos; 14,9% monócitos; 0,5% basófilos; 0,6% eosinófilos); plaquetas 50 mil/mm³
Eletrólitos e função renal: cálcio total 7,5 mg/dL; cloro 99 mEq/L; potássio 5,2 mEq/L (hemólise); magnésio 1,63 mg/dL; sódio 134 mEq/L; fósforo 4,6 mg/dL; ureia 16 mg/dL; creatinina 0,72 mg/dL; cálcio iônico 4,08 mg/dL
Gasometria arterial: pH 7,35; PaO$_2$ 65,3 mmHg; PaCO$_2$ 38 mmHg; bicarbonato de sódio 20,4 mmol/L; SaO$_2$ 95%; base excess -4,2 mmol/L; glicemia 70 mg/dL; lactato 30 mg/dL

Fonte: Desenvolvida pela autoria.

Realizada angiotomografia de tórax (Figuras 3.2 a 3.9) para complementar investigação diagnóstica:

- Comunicação interatrial (CIA) *ostium secundum* de 7 mm,
- Comunicação interventricular (CIV) do tipo mau alinhamento de 7 mm,
- Átrio direito (AD) aumentado,
- Ventrículo direito (VD) aumentado e hipertrófico,
- Estenose acentuada no plano valvar pulmonar,
- Valva pulmonar mal caracterizada ao método,
- Artéria pulmonar esquerda (APE) se originando da aorta ascendente,
- Artéria pulmonar direita (APD) se originando normalmente do ventrículo direito,
- Artéria pulmonar direita dilatada em grau importante, artéria subclávia direita aberrante (ASCD).

Achados adicionais: compressão do brônquio fonte direito pelo aneurisma da artéria pulmonar direita, atelectasia subtotal do lobo pulmonar superior direito, hiperinsuflação do lobo inferior podendo ser decorrente de mecanismo valvar (compressão vascular).

Impressão diagnóstica/ interpretação: Tetralogia de Fallot com CIA, CIV, estenose acentuada no plano valvopulmonar, valva pulmonar mal caracterizada ao método e aneurisma de artéria pulmonar direita com sinais suspeitos de compressão brônquica.

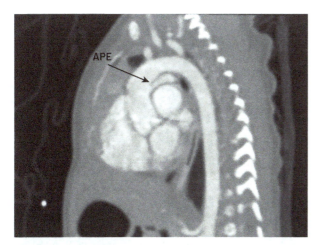

Figura 3.2. Angiotomografia de tórax (APE: artéria pulmonar esquerda).

Fonte: *Acervo do Serviço de Radiologia do HC-FMUSP.*

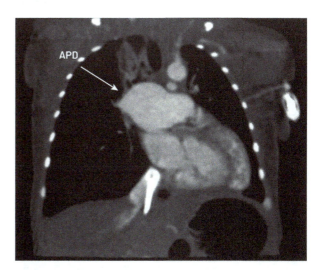

Figura 3.3. Angiotomografia de tórax (APD: artéria pulmonar direita),

Fonte: *Acervo do Serviço de Radiologia do HC-FMUSP.*

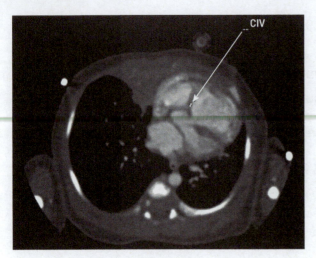

Figura 3.4. Angiotomografia de tórax (CIV: comunicação interventricular).
Fonte: *Acervo do Serviço de Radiologia do HC-FMUSP.*

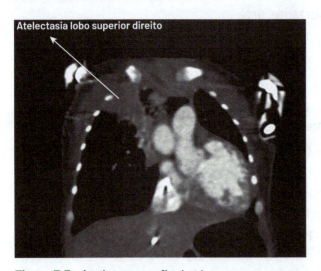

Figura 3.5. Angiotomografia de tórax.
Fonte: *Acervo do Serviço de Radiologia do HC-FMUSP.*

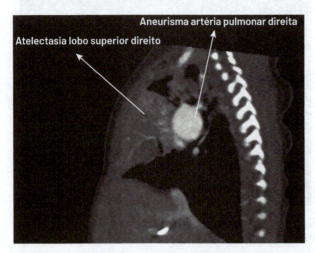

Figura 3.6. Angiotomografia de tórax.
Fonte: *Acervo do Serviço de Radiologia do HC-FMUSP.*

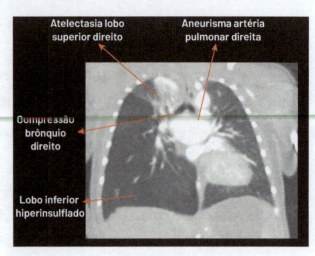

Figura 3.7. Angiotomografia de tórax.
Fonte: *Acervo do Serviço de Radiologia do HC-FMUSP.*

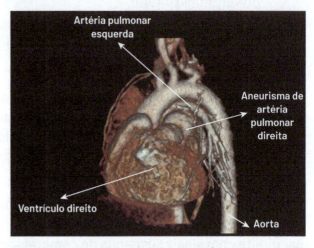

Figura 3.8. Angiotomografia de tórax (reconstrução 3D).
Fonte: *Acervo do Serviço de Radiologia do HC-FMUSP.*

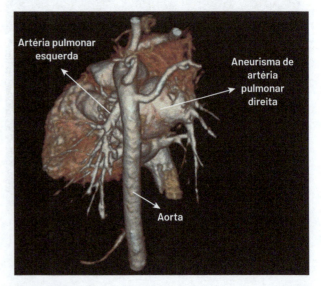

Figura 3.9. Angiotomografia de tórax (reconstrução 3D).
Fonte: *Acervo do Serviço de Radiologia do HC-FMUSP.*

2. Considerando-se os achados da angiotomografia e do ecocardiograma, qual a conduta mais adequada?

a) Suspender prostaglandina E1.

b) Manter prostaglandina E1 na dosagem de 0,01 mcg/kg/min.

c) Tratamento da insuficiência cardíaca com inotrópico.

d) Iniciar uso de vasodilatador sistêmico.

Após a realização da angiotomografia, *frente ao diagnóstico de tetralogia de Fallot com agenesia de valva pulmonar*, suspensa a prostaglandina E1 conforme orientação da Cardiologia Pediátrica. Recoletados exames laboratoriais (Tabela 3.3), com resolução da plaquetopenia encontrada em exame do dia anterior e incluída a coleta de cariótipo.

Após jejum inicial, iniciada a dieta enteral mínima (leite materno ordenhado/fórmula láctea de termo) com três dias de vida. Evoluiu com resíduos gástricos leitosos, mantendo padrão abdominal inocente. Assim, progredida a dieta até alcançar a dieta enteral plena.

Com quatro dias de vida foi modificado o suporte ventilatório para oxigenoterapia nasal de alto fluxo (ONAF) devido ao RN apresentar melhoria do padrão respiratório. Evoluiu com icterícia, sem incompatibilidade sanguínea maternofetal (ambas tipagens sanguíneas A Rh-positivo), iniciada a fototerapia considerando valor de bilirrubina transcutânea encontrado (12 mg/dL). Com seis dias de vida foram coletados exames laboratoriais (Tabela 3.4), incluindo bilirrubina total e frações, e suspensa a fototerapia.

Com 10 dias de vida, o RN evoluiu com piora do padrão respiratório, sendo acoplado novamente em CPAP, manteve dispneia e quedas de SpO2, sendo, então, submetio a intubação traqueal no 11º dia e a ventilação mecânica invasiva (VMI).

Com 13 dias de vida, o RN evoluiu com vômitos, distensão abdominal e piora do aspecto da secreção traqueal. Mantido jejum com soro de manutenção por três dias. Realizada a radiografia de tórax e abdome (Figura 3.10) e mantida a observação clínica.

Tabela 3.3. Exames laboratoriais

Hemograma: hemoglobina 14,9 mg/dL; hematócrito 44,7%; leucócitos 10.260/mm³ (64,7% segmentados; 0,7% eosinófilos; 0,3% basófilos; 18,4% linfócitos; 15,9% monócitos); plaquetas 256 mil/mm³
Gasometria venosa: pH 7,34; bicarbonato de sódio 26 mmol/L; base excess 0,7 mmol/L; cálcio iônico 4,99 mg/dL; glicemia 100 mg/dL; lactato 13 mg/dL
Cariótipo: 46,XY

Fonte: Desenvolvida pela autoria.

Tabela 3.4. Exames laboratoriais

Ureia 3 mg/dL; creatinina 0,4 mg/dL; sódio 137 mEq/L; potássio 5 mEq/L; cálcio total 8 mg/dL; magnésio 1,83 mg/dL; fósforo 5,3 mg/dL; cloro 105 mq/L; bilirrubina toral 9,55 mg/dL; bilirrubina direta 0,31 mg/dL; bilirrubina indireta 9,24 mg/dL

Fonte: Desenvolvida pela autoria.

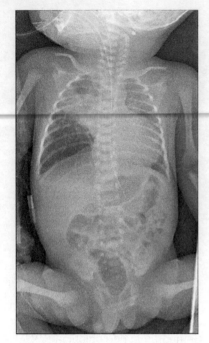

Figura 3.10. Radiografia de tórax e abdome.

Fonte: *Acervo do Serviço de Radiologia do HC-FMUSP.*

Coletados exames laboratoriais (Tabela 3.5) e optado por iniciar antibioticoterapia (vancomicina 15 mg/kg/dose 8/8h e amicacina 12 mg/kg/dose 24/24h) pela hipótese de sepse neonatal tardia.

Tabela 3.5. Exames laboratoriais

Hemograma: hemoglobina 13 mg/dL; hematócrito 37,4%; leucócitos 15.580/mm³ (65,5% neutrófilos; 3,4% eosinófilos; 0,4% basófilos; 12,5% linfócitos; 19,2% monócitos); plaquetas 216 mil/mm³
Proteína C-reativa: 62,7 mg/dL
Hemocultura aeróbia periférica: *Staphylococcus epidermidis* (contaminação)
sódio 137 mEq/L; cálcio total 6,4 mg/dL; fósforo 7,4 mg/dL; ureia 4 mg/dL; creatinina 0,38 mg/dL
Gasometria arterial: pH 7,40; PaO_2 46,9 mmHg; $PaCO_2$ 44,9 mmHg; bicarbonato de sódio 27,7 mmol/L; base excess 3 mmol/L; SaO_2 89%; lactato 14 mg/dL; cálcio iônico 3,51 mg/dL; glicemia 97 mg/dL

Fonte: Desenvolvida pela autoria.

Completada a investigação de sepse neonatal tardia com a coleta de urina tipo 1, urocultura e líquido cefalorraquidiano (LCR) (Tabela 3.6). Descartadas infecção do sistema urinário e meningite. Por hipocalcemia, recebeu reposição enteral de cálcio. Repetida a radiografia de tórax (Figura 3.11), com opacidade em hemitórax direito em melhora em relação à imagem anterior.

Tabela 3.6. Exames laboratoriais

Urina tipo 1: pH 6,5; densidade 1.010; nitrito negativo; 9 leucócitos/campo; 2 hemácias/campo, sem outros achados no sedimento ou caracteres físicos e bioquímicos
Urocultura aeróbia: negativa
LCR quimiocitológico: límpido e incolor; 3 células/mm³ (50% linfócitos; 30% monócitos; 1% neutrófilos); 2 hemácias/mm³; glicose 58 mg/dL; proteínas totais 35 mg/dL
LCR cultura aeróbia: negativa

Fonte: Desenvolvida pela autoria.

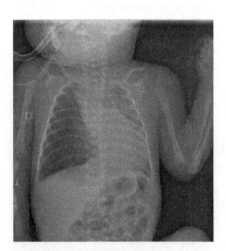

Figura 3.11. Radiografia de tórax anteroposterior.

Fonte: *Acervo do Serviço de Radiologia do HC-FMUSP.*

Com 15 dias de vida, após melhora clínica, reintroduzida a dieta enteral, com boa aceitação.

Realizados novos exames laboratoriais de controle no 15º dia (Tabela 3.7) e 19º dia (Tabela 3.8), com melhora progressiva dos parâmetros laboratoriais.

Tabela 3.7. Exames laboratoriais

Gasometria arterial: pH 7,42; PaO$_2$ 59,4 mmHg; PaCO$_2$ 42,9 mmHg; bicarbonato de sódio 27,4 mmol/L; base excess 3,1; SaO$_2$ 94,1%; lactato 21 mg/dL; glicemia 107 mg/dL; cálcio iônico 3,88 mg/dL
Eletrólitos e função renal: cloro 99 mEq/L; fósforo 6,6 mg/dL; magnésio 1,57 mg/dL; cálcio total 6,9 mg/dL; potássio 4,2 mEq/L; sódio 136 mEq/L; ureia 4 mg/dL; creatinina 0,38 mg/dL
Proteína C-reativa: 27,1 mg/dL Hemocultura aeróbia periférica: final negativa
Nível sérico de vancomicina: 10,7 g/L (adequado)

Tabela 3.8. Exames laboratoriais

Hemograma: hemoglobina 10,5 g/dL; hematócrito 31,7%; leucócitos 17.610/mm^3 (72,6% neutrófilos; 6% eosinófilos; 0,7% basófilos 11,4%; linfócitos; 9,3% monócitos); plaquetas 236mil/mm^3
Proteína C-reativa: 10,5 mg/dL
Hemocultura aeróbia periférica: final negativa
Eletrólitos e função renal: cloro 99 mEq/L; fósforo 6,2 mg/dL; cálcio total 8,30 mg/dL; magnésio 1,7 mg/dL; potássio 4,6 mEq/L; sódio 136 mEq/L; ureia 4 mg/dL; creatinina 0,48 mg/dL

Fonte: Desenvolvida pela autoria.

3. **Qual das alternativas a seguir apresenta a conduta mais adequada, considerando-se os últimos resultados de exames e a apresentação do paciente?**

   a) Ampliar espectro da antibioticoterapia.

   b) Recoletar exames e cultura de sangue, urina e LCR.

   c) Transfusão de concentrado de hemácias.

   d) Completar esquema antibiótico vigente.

Mantido tratamento para sepse neonatal tardia por sete dias.

Paciente manteve-se estável hemodinamicamente, sem necessidade de medicações vasoativas, com boa aceitação da dieta enteral plena, sem antibióticos desde o término do tratamento da sepse neonatal tardia. Mantido em ventilação mecânica convencional, conforme discussão com a cardiologia, aguardando transferência para o Instituto do Coração para abordagem cirúrgica da cardiopatia.

DISCUSSÃO

A Tetralogia de Fallot é uma cardiopatia congênita encontrada com frequência na prática clínica, tendo seu manejo relativamente bem estabelecido. Entretanto, em alguns casos, pode vir acompanhada de anomalias associadas que tornam desafiadoras sua abordagem diagnóstica e terapêutica clínica e cirúrgica.

A origem anômala de uma artéria pulmonar emergindo da artéria aorta é uma anormalidade estrutural cardíaca rara, correspondendo a cerca de 0,1% das cardiopatias congênitas.

Pouco reportada na literatura, sua primeira descrição foi realizada por Fraentzel, em 1868, e, desde então, poucos relatos e informações foram disponibilizados na literatura. Até 1973, havia 20 casos descritos na literatura, e três foram abordados cirurgicamente. O primeiro relato de sucesso cirúrgico é de Armer, em 1961.

Em 1989, foram descritos dois casos associados com a Tetralogia de Fallot. Outras anormalidades associadas descritas são persistência do canal arterial, defeito de septo interventricular, coarctação de aorta, interrupção de arco aórtico, janela aortopulmonar e artérias subclávias aberrantes. Até o presente momento, cerca de 300 casos foram relatados, cuja grande maioria com enfoque na correção cirúrgica.

A origem anômala do ramo direito pulmonar é muito mais frequente do que a origem ectópica da artéria pulmonar esquerda, sendo cerca de quatro a oito vezes mais comum. Pode se apresentar de forma isolada ou associada especialmente à persistência do canal arterial, que pode ser vista em até 64% dos casos.

Apesar de menos frequente, a origem anômala do ramo esquerdo pulmonar é descrita em algumas associações, como com arco aórtico à direita, artéria subclávia esquerda anômala e com a Tetralogia de Fallot, nesse caso com associação em até 50% dos pacientes. Também foram descritos casos de associação com Síndrome de Di George.

Do ponto de vista morfológico, pode ser classificada em origem anômala proximal ou distal. Em cerca de 85% dos casos, a origem é proximal, com a artéria anômala emergindo da parede posterior ou posterolateral da aorta ascendente, 5 a 30 mm acima da junção ventriculoarterial e 1 a 3 cm próximo à valva aórtica. Na forma distal, a artéria pulmonar se origina da aorta ascendente imediatamente proximal à origem da artéria inominada. Seu tamanho costuma ser semelhante ao da artéria pulmonar normoposicionada, sendo as diferenças de calibre mais comuns quando há associação com a Tetralogia de Fallot.

Diversas teorias fisiopatológicas foram descritas, sendo mais aceita a que propõe uma falha no fechamento do forame aorticopulmonar, refletindo o crescimento inadequado do septo aorticopulmonar a partir da parede dorsal do saco aórtico. Essa teoria é mais aceita quando o ramo pulmonar direito é o envolvido, visto a associação entre a origem anômala da artéria pulmonar direita e a janela aortopulmonar.

Os mecanismos propostos para a origem anômala do ramo esquerdo incluem a ausência do sexto arco faríngeo, que resulta em uma persistência da comunicação da artéria pulmonar esquerda em desenvolvimento com o saco aórtico, ou a persistência do quinto arco faríngeo esquerdo que normalmente sofre regressão. Sabe-se que o desenvolvimento adequado dos arcos faríngeos e da septação aorticopulmonar depende das células da crista neural. Portanto, fatores que interferem na diferenciação e na migração dessas células podem ter um papel na gênese dessa anomalia vascular.

O diagnóstico dessa condição deve ser feito precocemente, visando evitar um hiperfluxo pulmonar importante que pode resultar em hipertensão pulmonar grave, piorando o prognóstico do paciente e, para o planejamento cirúrgico apropriado. Exames iniciais como radiografia de tórax e eletrocardiograma devem ser realizados, mas a confirmação diagnóstica depende de exames que permitem melhor detalhamento anatômico, como ecocardiograma (especialmente através das janelas paraesternal e supraesternal, com acurácia de até 90%), angiotomografia, angiorressonância, angiografia ou cateterismo cardíaco.

> Somado ao risco de desenvolvimento de doença vascular pulmonar grave e de rápida evolução, outra potencial complicação dessa condição é isquemia coronariana secundária ao roubo de fluxo pela artéria pulmonar anômala, especialmente se também houver persistência do canal arterial. Sem tratamento, espera-se uma evolução a curto ou médio prazo para insuficiência cardíaca, com uma sobrevida em um ano em torno de 30% e com até 30% dos óbitos ocorrendo no primeiro trimestre de vida.

A partir do exposto, nota-se a importância do adequado manejo diagnóstico e terapêutico dessa condição, visando uma abordagem precoce que terá grande impacto no prognóstico dessa cardiopatia.

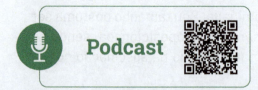

Podcast

☑ Respostas das atividades

Atividades 1

Resposta: B. A Tetralogia de Fallot *clássica é caracterizada por* presença de comunicação interventricular, hipertrofia de ventrículo direito, estenose de valva pulmonar e dextroposição da aorta. No caso em questão, a Tetralogia de Fallot apresenta associação com agenesia de valva pulmonar com hipoplasia do anel valvar, causando obstrução ao fluxo e insuficiência de grau importante, origem anômala de artéria pulmonar esquerda (APE), alterações consideradas variantes da Tetralogia de Fallot clássica.

Atividade 2

Resposta: A. Suspender prostaglandina E1, pois a artéria pulmonar esquerda é ramo direto da aorta ascendente e o fluxo sanguíneo pela artéria pulmonar direita é garantido, apesar da estenose do plano valvopulmonar e da agenesia da valva pulmonar. Não tendo sido visualizado fluxo em topografia de canal arterial.

Atividade 3

Resposta: D. Deve-se completar esquema antibiótico vigente por sete dias, pois a hemocultura foi negativa e houve queda da proteína C-reativa (PCR), associados à melhora do quadro clínico.

Referências

1. Alhawri K, Alakhfash A, Alqwaee A, et al. Anomalous right pulmonary artery from aorta, surgical approach case report and literature review. J Card Surg. 2021;36(8):2890-2900.
2. Calder AL, Brandt PW, Barratt-Boyes BG, et al. Variant of tetralogy of fallot with absent pulmonary valve leaflets and origin of one pulmonary artery from the ascending aorta. Am J Cardiol. 1980;46(1):106-16.
3. Dong S, Yan J, Xu H, et al. The surgical treatment of anomalous origin of one pulmonary artery from the ascending aorta. J Cardiothorac Surg. 2019:27;14(1):82.
4. Fong LV, Anderson RH, Siewers RD, et al. Anomalous origin of one pulmonary artery from the ascending aorta: a review of echocardiographic, catheter, and morphological features. Br Heart J. 1989;62(5):389-95.
5. Gropler MRF, Dalal AS, Bierhals AJ, et al. Anomalous origin of left pulmonary artery from the aorta: a rare entity in congenital heart disease. Ann Thorac Surg. 2019;107(3):e181-e182.
6. Kutsche LM, Van Mierop LH. Anomalous origin of a pulmonary artery from the ascending aorta: associated anomalies and pathogenesis. Am J Cardiol. 1988:1;61(10):850-6.

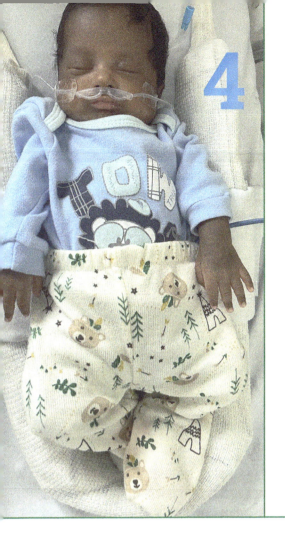

4 Pâncreas Anular

Amanda Rubino Lotto
Juliana Zobolli

APRESENTAÇÃO DO CASO CLÍNICO

Mãe 26 anos, tercigesta, dois partos prévios, pré-natal em Unidade Básica de Saúde (UBS), portadora de hipertensão arterial crônica em uso de metildopa durante a gestação. Teste rápido para vírus da imunodeficiência humana (HIV) e sífilis não reagentes.

Recém-nascido (RN) do sexo feminino, idade gestacional (IG) de 38 semanas e cinco dias, peso de nascimento 2.570 g (Fenton percentil 8), estatura 43 cm (Fenton percentil < 1) e perímetro cefálico 33,5 cm (Fenton percentil 36), nascido de parto cesariana por iteratividade no Hospital e Maternidade Interlagos em 23 de agosto de 2019. Não necessitou de manobras de reanimação em sala de parto. Escore de Apgar 6/9. Ao exame físico sumário em sala de parto, aventada a hipótese diagnóstica de Síndrome de Down devido aos achados fenotípicos característicos. Encaminhada ao alojamento conjunto com coleta prévia de cariótipo.

Com 32 horas de vida, a RN apresentou episódio de hematêmese, sendo transferida para a Unidade de Terapia Intensiva Neonatal (UTIN) Mantida em jejum com sonda orogástrica (SOG) aberta, iniciado soro de manutenção e repetida a dose de vitamina K.

Coletados hemograma completo, coagulograma, proteína C-reativa e eletrólitos para investigação diagnóstica. Exames sem alterações (Tabela 4.1).

Evoluiu com distensão abdominal e resíduo gástrico bilioso volumoso. Radiografia de abdome com imagem sugestiva de obstrução intestinal.

Pela necessidade de exames complementares para elucidação diagnóstica e avaliação de equipe de cirurgia infantil, a RN foi encaminhada para serviço de saúde terciário.

Admitida no Centro de Terapia Intensiva Neonatal 2 (CTIN-2) do Instituto da Criança e do Adolescente do Hospital das Clínicas da Faculdade de Medicina da Universidade de São Paulo (HC-FMUSP) com quatro dias de vida.

Feitas as seguintes hipóteses diagnósticas:

- Recém-nascida termo (RNT), pequena para a idade gestacional (PIG) desproporcionada
- Filha de mãe com hipertensão arterial crônica
- Síndrome de Down?
- Hematêmese prévia resolvida
- Obstrução intestinal? (distensão abdominal, resíduos biliosos e radiografia de abdome sugestivo)

1. **Considerando a paciente com fenótipo sugestivo de trissomia do cromossomo 21, qual a hipótese diagnóstica mais provável para o quadro de abdome obstrutivo?**

   b) Volvo intestinal.
   c) Atresia duodenal.
   d) Estenose hipertrófica de piloro.
   e) Pâncreas anular.

PÂNCREAS ANULAR

Evolução

À admissão no CTIN-2, foi mantida em jejum com a SOG aberta, iniciada a nutrição parenteral. Necessitou de ressuscitação volêmica e de medicação vasoativa (dopamina) por quadro de hipoatividade, oligúria e lentificação da perfusão periférica. Passado cateter venoso central de inserção periférica (PICC).

Repetidos os exames laboratoriais e radiografia de abdome (Figuras 4.1 e 4.2).

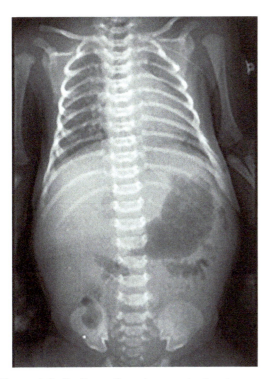

Figura 4.1. Radiografia anteroposterior de tórax e abdome.
Fonte: Acervo do Serviço de Radiologia do HC-FMUSP.

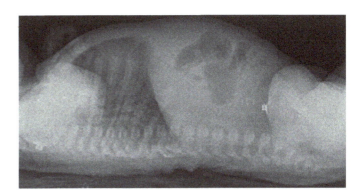

Figura 4.2. Radiografia de tórax e abdome, raios horizontais.
Fonte: Acervo do Serviço de Radiologia do HC-FMUSP.

---

2. Os achados radiológicos que sugerem obstrução intestinal alta são:
   a) Distensão difusa de alças intestinais e "edema" de parede.
   b) Sinal de dupla bolha.
   c) Pneumatose intestinal e pneumoperitônio.
   d) Distensão gástrica.

Na radiografia, notaram-se o sinal da dupla bolha, sugestivo de obstrução intestinal alta, sonda gástrica bem locada e PICC em posição central. Radiografia com raios horizontais confirmou o achado de dupla bolha.

Apresentou hipocalemia em decorrência dos vômitos e resíduo gástrico volumoso, sendo corrigida com reposição intravenosa.

Com 10 dias de vida, após estabilização clínica, a paciente foi submetida à laparotomia exploradora. Feito o diagnóstico intraoperatório de pâncreas anular. Realizada a duodeno-duodenoanastomose. Extubada na recuperação anestésica, permanecendo em ar ambiente desde então.

Nas primeiras 24 horas após o procedimento cirúrgico, apresentou instabilidade hemodinâmica necessitando de medicação vasoativa (dobutamina). Mantida a antibioticoterapia profilática por 72 horas com vancomicina e meropenem.

Durante a internação, foram realizados exames para investigação de outras malformações (Tabela 4.1).

Tabela 4.1. Resultados de exames de Imagem

EXAMES	5º DIA DE VIDA	6º DIA DE VIDA	14º DIA DE VIDA
Ultrassonografia de crânio	Normal		
Ultrassonografia de abdome	Normal		Normal
Ecocardiograma		CIA (FO) 3,1 mm, PCA 2mm – fluxo Ao-TP. Discreta protrusão do tecido ductal para a luz da aorta descendente, sem obstrução	FOP, aorta de calibre normal, sem imagens sugestivas de vegetações
Ultrassonografia de rins e vias urinárias			Sem imagem sugestiva de micetoma
Fundo de olho			Sem alteração sugestiva de infecção fúngica
Cariótipo	47,XX +21		

CIA: comunicação interatrial; FO: forame oval; PCA: persistência do canal arterial; Ao: aorta; TP: tronco pulmonar; FOP: forame oval pérvio.
Fonte: Desenvolvida pela autoria.

Após 48 horas do procedimento, colhidos exames laboratoriais de controle e triagem infecciosa, com crescimento de *Candida albicans* em hemocultura central e periférica. Trocado catéter venoso central e introduzido anfotericina B. Recebeu antifúngico por 14 dias.

Permaneceu em jejum até o 8º dia pós-operatório. Atingida a dieta enteral plena no 13º dia após o procedimento.

PÂNCREAS ANULAR

Resultados de exames séricos, gasometrias e culturas descritos nas Tabelas 4.2 a 4.4.

Tabela 4.2. Resultados exames séricos

EXAMES	4º DIA DE VIDA	10º DIA DE VIDA	14º DIA DE VIDA
Hemoglobina g/dL	18,7	15,7	15,4
Hematócrito %	51,7	42,8	42,2
Leucócitos/mm3 Índice neutrofílico	7.160 0,14	8.220 0,04	7.030 0,06
Plaquetas/mm^3	161.000	136.000	268.000
PCR mg/dL	23,15		32,03
Sódio mEq/L	133	148	137
Potássio mEq/L	3,6	2,1	5,4
Ureia mg/dL	48	11	28
Creatinina mg/dl	0,18	0,23	0,2
Cálcio total mg/dL	8,7	9	
Magnésio mg/dL		2	
Fibrinogênio mg/dL	313		
TP seg AP % INR	11, 100 1		
TTPA seg R	34,1 1,22		
T4livre ng/dL	1,74		
TSH UI/mL	2,7		

PCR: proteína C-reativa; TP: tempo de protrombina; AP: atividade de protrombina; INR: International Normalized Ratio; TTPA: tempo de tromboplastina parcial ativada; R: relação; T4: hormônio tiroxina; TSH: hormônio tireoestimulante.
Fonte: Desenvolvida pela autoria.

Tabela 4.3. Resultados gasometrias

GASOMETRIA/DIA	4º DIA DE VIDA	10º DIA DE VIDA
pH	7,48	7,43
PaO$_2$ mmHg	79,9	63,3
PaCO$_2$ mmHg	38,4	44,3
Bicarbonato mmol/L	29,1	28
Base excess mmol/L	5	4,6
SaO2 %	97,1	95,5
Lactato mg/dL	33	15

Fonte: Desenvolvida pela autoria.

Tabela 4.4. Resultados culturas

CULTURAS	4º DIA DE VIDA	14º DIA DE VIDA
Hemocultura	*Candida albicans*	negativa
Ponta de catéter central	negativa	
Urocultura	negativa	

Fonte: Desenvolvida pela autoria.

Após tratamento da sepse neonatal tardia, com nutrição enteral plena, em ar ambiente e ganho ponderal satisfatório, a paciente recebe alta hospitalar sendo encaminhada para acompanhamento ambulatorial pelas equipes de Neonatologia, Cirurgia Pediátrica e Genética.

DISCUSSÃO

O pâncreas anular é uma anomalia congênita rara, cuja incidência estimada é de 1: 10.000 - 20.000 nascidos vivos. É responsável por aproximadamente 1% das obstruções intestinais no período neonatal e, destas, 40% são situações de urgência cirúrgica.

Frequentemente é associado a polidrâmnio no terceiro trimestre de gestação e a anomalias congênitas, como Síndrome de Down, atresia de esôfago e duodeno, ânus imperfurado e divertículo de Meckel.

O pâncreas se forma entre as quinta e oitava semanas de gestação, resultando da fusão de uma porção dorsal, que dará origem ao corpo e cauda; e de uma porção ventral, que dará origem à cabeça do órgão.

> O pâncreas anular resulta da rotação da porção ventral do pâncreas sobre o duodeno, resultando em formação de uma banda ou anel de tecido pancreático que circunda a porção descendente (segunda porção) do duodeno, causando graus variáveis de obstrução intestinal extrínseca.

A idade de aparecimento dos sintomas e a apresentação clínica dependem da severidade da obstrução duodenal. Em 78% dos casos, ocorrem sintomas no período neonatal. A apresentação clínica típica é a obstrução intestinal alta, muitas vezes indistinguível dos quadros de atresia duodenal. Caracteriza-se por intolerância alimentar com vômito, resíduo gástrico e distensão abdominal, como observado na paciente descrita.

Durante o período fetal, o achado ultrassonográfico do "sinal da dupla bolha" é sugestivo de obstrução intestinal, mas não necessariamente de pâncreas anular. Quando associado à presença de uma banda hiperecogênica circundante ao duodeno, aumenta a especificidade do diagnóstico. É frequente o achado ultrassonográfico de polidrâmnio. No caso em questão, não houve suspeita durante o pré-natal.

No período neonatal, a radiografia simples de abdome é o melhor exame para o diagnóstico de obstrução de trato gastrointestinal. O achado radiológico sugestivo, porém, não definitivo de pâncreas anular é a clássica imagem da "dupla bolha" com ar em estômago e duodeno, como visto nessa paciente. Outros exames de imagem como a tomografia de abdome e a colangiopancreatografia são desnecessários no período neonatal.

O diagnóstico definitivo é realizado quando se detecta o tecido pancreático envolvendo a porção descendente do duodeno durante o procedimento cirúrgico. O diagnóstico diferencial inclui estenose hipertrófica de piloro, atresia intestinal e má rotação intestinal.

O tratamento de escolha, nos casos sintomáticos, é a cirurgia. O objetivo é aliviar a obstrução duodenal ou gástrica por intermédio de um *by-pass* pela região anular. A ressecção do anel pancreático e a realização de duodenoplastia devem ser evitadas pelo risco de complicações, como pancreatite aguda, fístula pancreática e alívio incompleto dos sintomas obstrutivos.

No período neonatal, é sempre realizada a duodeno-duodenoanastomose para alívio da obstrução duodenal, seja ela completa, seja parcial, como descrito na apresentação do caso.

Como a patologia pode estar associada a outras anomalias congênitas (cardiopatias, síndromes genéticas como a trissomia do 21, sequência de VACTERL), são necessários a investigação diagnóstica e o acompanhamento multiprofissional com a finalidade de reduzir a morbimortalidade perinatal.

☑ Respostas das atividades

Atividade 1

Resposta D. A trissomia do cromossomo 21 pode estar associada a manifestações como cardiopatias congênitas, deficiência auditiva, malformações do sistema gastrointestinal, alterações oculares e hematológicas, entre outras. O acometimento gastrointestinal mais frequente é o abdome agudo obstrutivo, em especial a obstrução duodenal pelo pâncreas anular. O diagnóstico é feito pela radiografia simples do abdome, em que se observa o sinal da dupla bolha. O volvo intestinal e a atresia duodenal são anomalias congênitas comuns do intestino delgado, com sintomas de início abrupto. Fazem parte do diagnóstico diferencial de todo quadro abdominal obstrutivo, não são considerados como primeira hipótese para essa RN porque ela é portadora da trissomia do 21. A estenose hipertrófica do piloro (EHP) é caracterizada por uma hipertrofia progressiva da musculatura pilórica, causando estreitamento e alongamento persistentes do canal pilórico. Raramente, o surgimento dos sintomas ocorre ao nascimento, o diagnóstico clínico é feito com base em história de vômitos não biliosos, "em jato", a partir das terceira ou quarta semanas de vida, associado ao exame físico, de hiperperistalse gástrica, distensão do andar superior do abdome e "tumor" pilórico palpável, também denominado "oliva pilórica".

Atividade 2

Resposta B. O sinal de dupla bolha é o sinal radiológico característico das obstruções intestinais altas, especificamente de duodeno. Representa a imagem gástrica distendida e a porção proximal do duodeno aumentada de volume, que antecede a obstrução.

A distensão difusa de alças intestinais acompanhada de edema da parede das alças não é característica de quadros obstrutivos, podendo estar presente em várias situações clínicas que ocorrem no período neonatal, como quadros infecciosos e enterocolite necrosante.

Nos quadros clínicos que cursam com abdome agudo por perfuração gástrica ou de alças intestinais, temos a imagem radiológica de pneumatose e/ou pneumoperitônio. O achado de distensão gástrica isoladamente não sugere obstrução intestinal alta.

Referências

5. Merrill JR, Raffensperger JG. Pâncreas anular pediátrico: experiência de vinte anos. Journal of Pediatric Surgery. 1976; 11(6): 921-925.
6. Mustafawi AR, Hassan ME. Congenital duodenal obstruction in children: a decade's experience. Eur J Pediatr Surg: 2008; 18:93.
7. Poki HO, Holland AJ, Pitkin J. Double bubble, double trouble. Pediatric Surgery Int. 2005;21:428.
8. Zaprudnov AM, Kharitonova LA, Grigoriev KI, et al. Pediatric hastroenterology: origins, problems and prospects of the research 2015;(1):4-12.

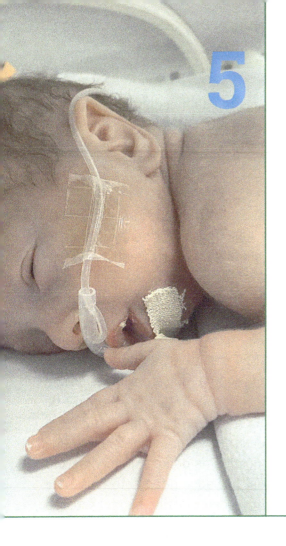

5 Síndrome de Stuve-Wiedemann

Jéssica Souza Santos
Daniela Matos Fiorenzano

APRESENTAÇÃO DO CASO CLÍNICO

Recém-nascido (RN), cuja mãe, de 32 anos de idade, tem história de três gestações e dois partos, relata ser previamente hígida, sem complicações durante a gestação atual, sorologias do pré-natal negativas. Paciente filho de pais consanguíneos (primos de primeiro grau) e neto de avós também consanguíneos. Tem dois irmãos mais velhos hígidos.

A mãe iniciou pré-natal no Serviço de Obstetrícia do Hospital das Clínicas da Faculdade de Medicina da Universidade de São Paulo (HC-FMUSP) no sexto mês de gestação. Encaminhada do pré-natal de baixo risco devido a alterações encontradas em ultrassonografia morfológica do segundo trimestre (feto com suspeita de displasia esquelética não letal).

RN pré-termo (RNPT) tardio necessitou de manobras de reanimação em sala de parto. Realizado um ciclo de ventilação com pressão positiva (VPP), sendo acoplado em ventilação não invasiva (VNI) com pressão positiva contínua de vias aéreas (CPAP) com máscara facial e sistema com peça T.

Evoluiu com quadro clínico de desconforto respiratório e com dificuldade de desmame do suporte ventilatório. Aos quatro meses de idade gestacional (IG) corrigida, ainda em suporte ventilatório (inicialmente, ventilação mecânica invasiva; depois, em oxigenoterapia nasal de alto fluxo; e, por fim, cateter nasal de oxigênio a 0,1 L/min), iniciou quadro de distermia, inicialmente associado à sepse neonatal tardia por Klebisiella e Serratia. Após o término do tratamento desas apresentação clínica, o RNPT manteve-se com distermias (hipertermia recorrente), associadas com taquicardia, hipertensão, sudorese, hipertonia e períodos e agitação. Aventada a hipótese de imunodeficiência, colhidos exames de triagem imunológica (hemograma, dosagem de imunoglobulinas, resposta vacinal, DHR - exame de alta sensibilidade para o diagnóstico da doença granulomatosa crônica), com resultados normais. Iniciado tratamento com βeta bloqueador (propranolol), clonidina e gabapentina após discussão com o grupo da dor, havendo controle das crises álgicas.

Durante o período de internação, o RNPT tardio apresentou dificuldade na deglutição e intolerância alimentar, mantendo nutrição enteral via sonda orogástrica exclusiva. Feito o diagnóstico de alergia a proteína do leite de vaca após episódios de enterorragia, sendo trocada a fórmula infantil de partida por fórmula extensamente hidrolisada.

1. **Frente ao quadro de disautonomia (distermia, taquicardia, hipertensão, hipertonia, agitação e sudorese), observe as afirmativas a seguir e, então, assinale a alternativa correta.**

   I) Medidas não farmacológicas, tais como: controle da temperatura, diminuição dos estímulos ambientais, manutenção do ciclo sono-vigília regular, exercícios passivos de amplitude de movimento, massagem e terapia de toque.

   II) Medidas farmacológicas com β2-bloqueador (propranolol), clonidina e gabapentina.

   III) Medidas farmacológicas com benzodiazepínicos e opioides.

   IV) Medidas farmacológica com baclofeno e dantrolene.

   a) Alternativas I e II corretas
   b) Alternativas I, II, III corretas
   c) Alternativas I e III corretas
   d) Alternativas I, II, III e IV corretas

Clinicamente, o paciente apresentava arqueamento de membros superiores e inferiores desde a admissão na Unidade de Terapia Intensiva Neonatal (UTIN)(Figura 5.1), o qual aumentou progressivamente (Figura 5.2), assim como macrocrania, camptodactilia em dedos de mãos bilateral e deformidade na articulação de punhos e tornozelo.

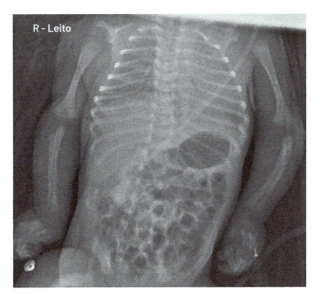

Figura 5.1. Radiografia com leve arqueamento de membros e rarefação óssea.
Data do exame: fevereiro/2021.
Fonte: Acervo do Serviço de Radiologia do HC-FMUSP.

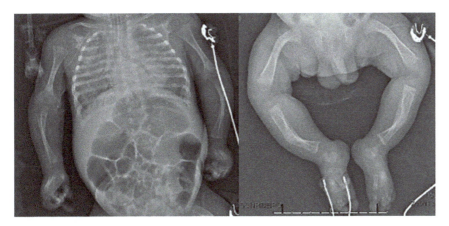

Figura 5.2. Radiografia demonstrando aumento do arqueamento de membros superiores e inferiores do recém-nascido, rarefação óssea mais evidente, presença de linhas hipotransparentes em ossos longos, irregularidade metafisária.
Data do exame: maio/2021.
Fonte: Acervo do serviço de radiologia do HC-FMUSP.

Mediante a evolução clínica atípica, em conjunto com os achados clínicos, laboratoriais (cálcio, fósforo e paratormônio normais) e radiológicos foi descartada a hipótese primária de displasia esquelética, com avaliação também pela equipe de endocrinologia. A equipe de genética solicitou um exoma, o qual demonstrou resultado positivo para Síndrome de Stuve Wiedmann (deleção em homozigose no gene LIFR).

2. Como diagnóstico diferencial, podemos citar:

a) Síndrome de Schwartz Jampel.

b) Displasia campomélica, displasia cifomélica.

c) Osteogênese imperfecta.

d) Todas as anteriores.

Existe un fenotipo característico nos supervivientes:
- síndrome de Schwartz-Jampel
- displasia campomélica
- displasia cifomélica
- osteogénesis imperfecta
- síndrome de Schwartz-Jampel
- displasia campomélica
- displasia cifomélica
- osteogénesis imperfecta

O paciente recebeu alta do Centro de Terapia Intensiva Neonatal (CTIN) com seis meses de IG corrigida, recebendo dieta via sonda orogástrica, com cateter nasal convencional de oxigênio a 0,1 L/min e com as medicações para disautonomia (propranolol, clonidina e gabapentina).

Seguiu acompanhamento multiprofissional ambulatorial com geneticista, pediatra, neurologista, fisiatra, fisioterapeuta, fonoaudiólogo e pneumologista.

DISCUSSÃO

A Síndrome de Stuve Wiedemann foi descrita pela primeira vez em 1971, é caracterizada por displasia esquelética (**osteocondrodisplasia**) com osteoporose importante e contraturas articulares, alterações autonômicas (hipertermia recorrente) e infecções respiratórias de repetição, resultante de deleção gênica. É uma síndrome rara, com prevalência estimada menor que 1:1.000.000 nascidos vivos. Pode ser encontrada em vários grupos étnicos e em várias regiões do mundo, sendo mais frequente nos Emirados Árabes.

A maioria dos casos clínicos descritos na literatura ocorreu no período neonatal, faixa etária de maior taxa de mortalidade. Entretanto, atualmente, a sobrevida pode ocorrer até o início da adolescência.

Trata-se de doença genética, autossômica recessiva, geralmente causada pela alteração do cromossomo 5p13.1, o qual codifica a proteína LIFR (*leukemia inhibitory fator receptor*). Essa mutação causa instabilidade no mRNA e leva a uma menor produção dessa proteína. A sinalização da proteína LIFR geralmente segue a via JAK/ STAT3 (receptor de superfície celular do tipo janusquinase e duas proteínas de transdutor de sinal e ativador de transcrição) e é iniciada por citocinas do tipo interleucina 6 (IL-6). Pode controlar vários processos celulares, incluindo crescimento, divisão e maturação celular; formação de tecido ósseo; tem papel neuromodulador nas vias respiratórias e fator neurotrófico; assim como ter efeito na sobrevivência e na manutenção de neurônios motores da medula e tronco encefálico.

> Nem todos os indivíduos relatados com Síndrome de Stuve Wiedemann apresentam mutação da LIFR. Até o momento, não foram identificados todos os genes causadores dessa síndrome.

Os primeiros sinais e sintomas podem ser encontrados ainda no período fetal, observados no final dos 2º e 3º trimestres e podem incluir oligoâmnio, restrição de crescimento intrauterino e arqueamento de fêmur.

Clinicamente, os pacientes podem apresentar osteopenia com fraturas ou calos ósseos, encurtamento de ossos longos, principalmente fêmur e tíbia, que são marcadores das anormalidades esqueléticas, deformidades articulares nos cotovelos e joelhos (braços e pernas arqueados), micrognatia, escoliose progressiva, flexão permanente dos dedos das mãos e pés.

Saiba mais

Embora a patogênese dos sinais e dos sintomas da Síndrome de Stuve Wiedemann ainda seja discutível, acredita-se que a alteração do LIFR tem efeito direto na diferenciação e/ou na função dos osteoblastos, bem como na atividade dos osteoclastos, diminuindo a formação e a mineralização ósseas. Ademais o gene 5p13.1 induz a expressão do gene da acetilcolinesterase, o que poderia justificar os sintomas de disautonomia.

Para mais informações sobre os sinais e os sintomas dessa condição, acesse

A disfunção do sistema nervoso autônomo é característica, podendo gerar dificuldades respiratórias, infecções respiratórias frequentes, disfagia, hipertermia, sudorese excessiva mesmo quando normotérmico, redução da sensibilidade à dor, ausência de reflexos corneanos e patelares. O desenvolvimento físico e motor são atrasados, mas o desenvolvimento intelectual é preservado. A hipertermia e os problemas respiratórios são os principais responsáveis pela piora clínica e pela morbimortalidade. Os episódios de hipertermia representam grande risco para morte súbita.

As desordens da deglutição, provavelmente resultam da discinesia faringoesofágica decorrente de um controle autonômico anormal. O qual pode estar associado a episódios de broncoaspiração. Normalmente, há melhora entre segundo e terceiro ano de vida. Muitas vezes, faz-se necessário o uso de sondas ou de gastrostomia para prevenção de aspiração e para a nutrição adequada.

Não há tratamento específico. O manejo é relacionado com as manifestações clínicas apresentadas pelo paciente.

A disautonomia pode ser controlada com medidas não farmacológicas e farmacológicas. Entre as medidas não farmacológicas, incluem-se: controle da temperatura da sala e roupas apropriadas para controle da temperatura corpórea; diminuição dos estímulos ambientais, limitando as conversas na sala e o número de visitantes; manutenção do ciclo sono-vigília regular; exercícios passivos de amplitude de movimento; massagem; e terapia de toque. O uso de talas de descanso ou de outros dispositivos de posicionamento é uma medida preventiva potencial.

As medidas farmacológicas incluem: betabloqueador (propranolol); clonidina; bromocriptina; gabapentina; benzodiazepínicos; opiáceos; e medicamentos para hipertonia, como baclofeno e dantrolene.

O diagnóstico é baseado nos achados clínicos e radiológicos após o nascimento. As imagens radiológicas características incluem: ossos longos arqueados; densidade óssea diminuída; eventualmente alguma fratura; escoliose; deformidades articulares. Os testes genéticos ajudam a identificar a mutação específica e a confirmar o diagnóstico. O aconselhamento genético é indicado para todo indivíduo afetado.

 Podcast

Respostas das atividades

Atividade 1

Resposta D. A disautonomia pode ser controlada com medidas não farmacológicas e farmacológicas. As medidas não farmacológicas estão listadas no item I. Das medidas farmacológicas, podemos citar: β-bloqueador (propranolol) para controle da hipertensão e taquicardia, pois é um antagonistas dos receptores beta-adrenérgicos não seletivos; a clonidina é um agonista adrenérgico de ação direta do receptor adrenérgico α_2, também exercendo um efeito anti-hipertensivo, além de efeito em dor neuropática e em hiper-hidrose; a gabapentina é um análogo da GABA, tem ação anticonvulsivante e na dor neuropática; os benzodiazepínicos são psicotrópicos com ação ansiolítica, hipnótica, anticonvulsivante e relaxante muscular, que podem ajudar no controle disautonômico; os opioides são medicamentos com efeitos analgésicos e sedativos potentes; o baclofeno é um relaxante muscular de ação central, derivado da GABA, reduz e alivia a rigidez e/ou espasmos musculares; dantrolene é um relaxante muscular que abole o acoplamento excitação-contração nas células musculares, receptor de rianodina e eficaz no tratamento da hipertermia maligna.

Atividade 2

Resposta D. Frente a um quadro de osteocondrodisplasia, são inúmeros os diagnósticos diferenciais; entre eles, todos os supracitados. A Síndrome de Schwartz Jampel é uma desordem autossômica recessiva, caracterizada pela baixa estatura, aparência facial típica, múltiplas anormalidades esqueléticas e miotonia com atividade muscular contínua. A displasia campomélica também é uma displasia óssea, de transmissão autossômica dominante, rara, caracterizada por curvatura congênita dos ossos tubulares longos, especialmente das extremidades inferiores, escápulas hipoplásicas, asas ilíacas estreitas e pedículos torácicos não mineralizados. Frequentemente letal no primeiro ano de vida decorrente da insuficiência respiratória (tórax pequeno e hipoplasia traqueobrônquica). A displasia cifomélica é uma displasia óssea de herança autossômica recessiva, caracterizada por ossos longos encurtados, com acentuado arqueamento de fêmur, asas ilíacas estreitas com tetos acetabulares horizontais, platispondilia e tórax estreito, resultando em baixa estatura desproporcional. A osteogênese imperfecta é caracterizada por deficiência na produção de colágeno, o que determina fragilidade óssea de vários graus. No caso da Síndrome de Stuve Wiedemann, ocorre anomalias esqueléticas, há sintomas disautonômicos e alterações radiológicas características, o que chama a atenção para o diagnóstico, que é confirmado pelo exame genético.

Referências

1. Burton JM, Morozova OM. Calming the Storm: Dysautonomia for the Pediatrician. Current Problems in Pediatric and Adolescent Health Care, 2017: 47(7), 145-150.

2. Mikelonis D, Jorcyk CL, Tawara K, et al. Síndrome de Stüve-Wiedemann: LIFR e citocinas associadas no curso clínico e etiologia. Orphanet Journal of Rare Diseases, 2014: 9:34.

3. Null leukemia inhibitory factor receptor (LIFR) mutations in Stuve-Wiedemann/Schwartz-Jampel type 2 syndrome. Am J Hum Genet, 2004: 74: 298-30.

4. Yeşil G, Lebre AS, Santos SD, et al. Stuve-Wiedemann syndrome: is it underrecognized? Am J Med Genet A. 2014;164 A(9):2200-5.

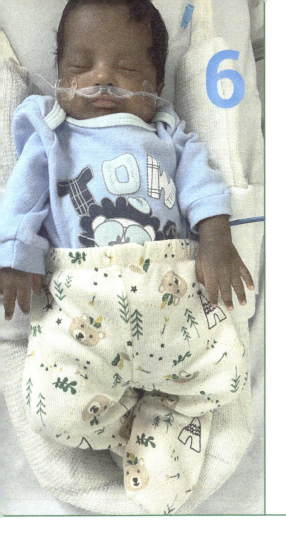

6 Doença Metabólica Óssea da Prematuridade

Patrícia Prado Durante

APRESENTAÇÃO DO CASO

Mãe, 49 anos, tercigesta, dois partos anteriores (há dois e 19 anos). Tipagem sanguínea (TS) A Rh-positivo. Portadora de hipotireoidismo pré-gestacional com anti-TPO e antitireoglobulina negativos, em uso de levotiroxina; diabetes *mellitus* tipo 2 com uso de metformina e, posteriormente, insulina NPH.

Realizou pré-natal no Hospital das Clínicas da Faculdade de Medicina da Universidade de São Paulo (HC-FMUSP) desde o quinto mês de gestação em decorrência de malformação fetal identificada em ultrassonografia (USG) morfológica e ecocardiograma fetal: defeito de septo átrio ventricular total balanceado e osso nasal hipoplásico. Recebeu duas doses de betametasona, 2 e 3 dias antes do parto.

Sorologias negativas para sífilis (RSS), vírus da imunodeficiência humana (HIV), hepatite C e hepatite B; imune para toxoplasmose e rubéola.

Indicada cesárea por alteração da vitalidade fetal.

Gasometria de cordão umbilical com pH 7,116 e base excess -14,2 mmOsml/L, demonstrando sofrimento perinatal.

Recém-nascido, sexo masculino, nasceu prematuro, no dia em 15 de outubro de 2019, com idade gestacional (IG) de 29 semanas e 2 dias.

- Peso de nascimento (PN) 630 g (Fenton percentil 2).
- Estatura 31 cm (Fenton percentil 2).
- Perímetro cefálico (PC) 23,5 cm (Fenton percentil 3).

Classificado como recém-nascido muito prematuro, pequeno para a idade gestacional (PIG) proporcionado, extremo baixo peso.

Nasceu hipotônico e com respiração irregular, necessitando de dois ciclos de ventilação com pressão positiva com máscara e sistema com peça T:

- Pressão positiva expiratória final (PEEP) de 6 cmH$_2$O
- Pressão inspiratória (Pinsp) de 18 cmH$_2$O
- Fração inspirada de oxigênio (FiO$_2$) de 30 a 100%

Não apresentou melhora, sendo realizada intubação orotraqueal em sala de parto com cânula 2,5 cm, fixada em 7 cm no lábio superior. Escore de Apgar 5/7/7.

Ao exame físico inicial, apresentava desconforto respiratório com tiragens da musculatura respiratória intercostal e subdiafragmática, hipotonia e fácies sindrômica. Tipagem sanguínea A Rh-negativo, Coombs direto negativo.

À admissão no Centro de Terapia Intensiva Neonatal 1 (CTIN – 1) do Instituto da Criança e do Adolescente do HC-FMUSP, encontrava-se:

- Intubado
- Ventilação assistida controlada (AC)
- Frequência respiratória (FR) de 40 ciclos/minuto
- Fração inspirada de oxigênio (FiO$_2$) de 60%
- Pressão expiratória final positiva (PEEP) de 6 cH$_2$O
- Pressão inspiratória (Pinsp) de 18 cmH$_2$O

DOENÇA METABÓLICA ÓSSEA DA PREMATURIDADE

- Tempo inspiratório (Tinsp) de 0,40 segundos
- Pressão médias de vias aéreas (MAP) de 9 cmH$_2$O
- Escore de risco: SNAPPE II 60
- Taxa de mortalidade de 32%

1. **Considerando-se os dados apresentados, qual das alternativas a seguir apresenta possível fator de risco para a doença metabólica óssea (DMO) da prematuridade?**

    a) Prematuridade – idade gestacional <32 semanas e peso < 1.500g.

    b) Hipotireoidismo materno.

    c) Asfixia perinatal – escore Apgar 5/7/7.

    d) Diabetes *mellitus* materno.

Evolução

Evoluiu com Síndrome do Desconforto Respiratório (SDR) recebendo uma dose de surfactante com uma hora de vida, permitindo desmame lento dos parâmetros ventilatórios.

Radiografia de tórax com cânula traqueal no limite da carina, campos pulmonares com infiltrado retículo granular difuso, com broncogramas aéreos, área cardíaca no limite da normalidade e cateteres arterial e venoso na linha do diafragma (Figura 6.1).

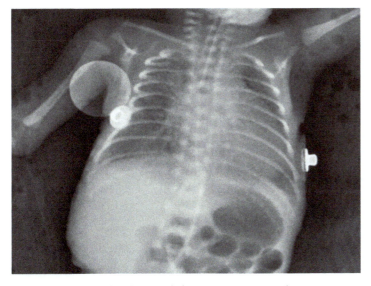

Figura 6.1. Radiografia de tórax e abdome anteroposterior.

Fonte: Acervo do Serviço de Radiologia do HC-FMUSP.

Realizou ecocardiograma doppler no primeiro dia de vida que confirmou cardiopatia congênita:

- Defeito do septo atrioventricular forma total, balanceada, tipo A de Rastelli.
- Canal arterial 4 mm.
- Hipertensão pulmonar de grau importante, com pressão sistólica de artéria pulmonar (PSAP) de 52 mmHg e hipoplasia de arco aórtico.

A hipoplasia de arco aórtico foi descartada posteriormente.

Com dois dias de vida, apresentou perfuração gástrica espontânea, sendo submetido à laparotomia exploradora e à sutura gástrica, permanecendo em jejum. Radiografia de abdome anteroposterior com pneumoperitônio, confirmada pela radiografia com raios horizontais (Figuras 6.2 e 6.3).

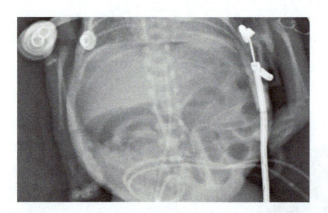

Figuras 6.2. Radiografia de abdome anteroposterior.
Fonte: Acervo do Serviço de Radiologia do HC-FMUSP.

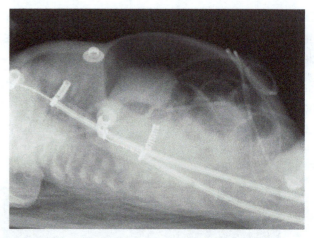

Figuras 6.3. Radiografia de abdome com raios horizontais.
Fonte: Acervo do Serviço de Radiologia do HC-FMUSP.

5. **Com base nas radiografias apresentadas, é possível identificar:**
   a) Pneumotórax.
   b) Pneumoperitônio.
   c) Nível hidroaéreo em alças intestinais.
   d) Cateter venoso umbilical mal locado.

Evoluiu com sepse tardia e necessidade de transfusão de concentrado de hemácias e plaquetas. Não permitiu introdução precoce de dieta em decorrência de íleo prolongado.

Cariótipo banda G diagnosticou trissomia do cromossomo 21 (síndrome de Down), 47,XY,+21.

Permaneceu intubado, sob ventilação mecânica invasiva durante toda a internação, por descompensação cardíaca com hiperfluxo de sangue pulmonar devido a um defeito no septo átrio ventricular total balanceado. Recebeu diurético de alça, sedação, analgesia e nutrição parenteral prolongada.

USG transfontanela no sexto dia de vida demonstrou hemorragia da matriz germinativa grau IV, à esquerda, com pequena dimensão (0,9 cm) do componente parenquimatoso. Ventrículo lateral esquerdo moderadamente aumentado, preenchido por coágulos, principalmente na sua porção anterior.

Com oito dias de vida o paciente foi diagnosticado com hipotireoidismo (Tabela 6.1). Em decorrência da impossibilidade do uso de levotiroxina enteral pelo pós-operatório de sutura gástrica, iniciou-se administração via retal (12,5 mcg/dia) com 16 dias de vida. Houve melhora lenta e progressiva do hormônio tireoestimulante (TSH) e tiroxina livre (T4L), inclusive melhora do íleo. Dessa maneira, foi possível iniciar dieta enteral.

Tabela 6.1. Resultados dos exames TSH e T4L

IDADE/EXAME	TSH µLU/ML	T4L NG/DL
8º dia	34,55	0,83
15º dia	74,4	0,66
28º dia	42,18	1,16
1 mês e 4 dias	15,41	1,28
1 mês e 14 dias	6,17	0,68

Fonte: Desenvolvida pela autoria.

---

3. **Sobre os achados de exames na DMO do prematuro, marque (V) verdadeiro ou (F) falso e, em seguida, assinale a alternativa correta.**

    (   ) Hipofosfatemia, calcemia normal ou pouco diminuída, fosfatase alcalina aumentada.

    (   ) Rarefação óssea, alargamento epifisário e reação periostal.

    (   ) Hipofosfatúria, hipercalciúria e aumento da relação cálcio/creatinina urinária.

    (   ) Hiperfosfatemia, hipocalcemia e fosfatase alcalina elevada.

    a) V – V – F – F

    b) F – V – F – V

    c) V – V – V – F

    d) F – F – V – V

Exames séricos mostravam fosfato baixo desde o nascimento, com fosfatase alcalina em ascensão desde um mês de vida, configurando DMO do prematuro (Tabela 6.2).

A radiografia anteroposterior de tórax e abdome, incluindo ossos longos, realizada com um mês e quatro dias de vida, mostrava rarefação óssea, alargamento epifisário e reação periostal, sinais sugestivos de DMO (Figuras 6.4 e 6.5).

Tabela 6.2. Resultados de exames séricos de cálcio, fósforo, magnésio e fosfatase alcalina

IDADE/EXAMES	CÁLCIO TOTAL MG/DL	FÓSFORO MG/DL	MAGNÉSIO MG/DL	FOSFATASE ALCALINA U/L
8º dia	9,3	3,5	1,61	131
15º dia	9,1	2,7	1,52	---
23º dia	9,1	2,9	1,46	---
28º dia	6,5	3,6	0,96	---
1 mês	9,2	3,6	2,09	499
1 mês e 4 dias	7,9	3,5	1,52	---
1 mês e 6 dias	9,3	2,8	1,37	721
1 m e 14 dias	10,2	3,8	2,16	
1 m e 17 dias				551

Fonte: Desenvolvida pela autoria.

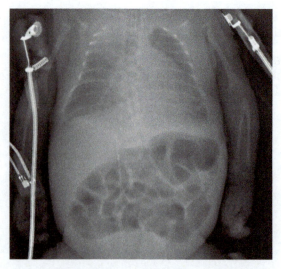

Figura 6.4. Radiografia anteroposterior de tórax e abdome.

Fonte: Acervo do Serviço de Radiologia do HC-FMUSP.

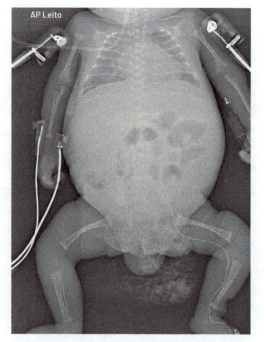

Figura 6.5. Radiografia anteroposterior de tórax e abdome, incluindo ossos longos.

Fonte: Acervo do Serviço de Radiologia do HC-FMUSP.

DOENÇA METABÓLICA ÓSSEA DA PREMATURIDADE

O caso em questão apresentava DMO grau II.

Com um mês e 10 dias de vida, no exame diário do paciente foi observada posição antálgica do membro inferior direito, com desvio de coxa e abaulamento local. Radiografia anteroposterior do membro mostrou fratura de fêmur em galho verde. Radiografia de perfil com desvio ósseo, configurando DMO grau III (Figuras 6.6 a 6.8).

---

4. **Assinale a alternativa que melhor descreve os critérios avaliados para cálculo do escore de KOO, utilizado para a classificação da DMO da prematuridade.**

   a) Exames séricos, associados à idade gestacional.

   b) Níveis de fosfatemia e calcemia, associados ao peso de nascimento.

   c) Tempo de uso de nutrição parenteral, associado a achados radiológicos.

   d) Achados puramente radiológicos.

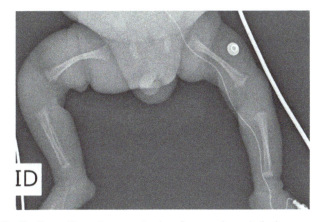

Figura 6.6. Radiografia anteroposterior de membros inferiores.

Fonte: Acervo do Serviço de Radiologia do HC-FMUSP.

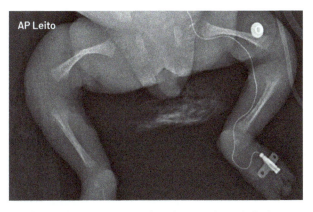

Figura 6.7. Radiografia anteroposterior de membros inferiores.

Fonte: Acervo do Serviço de Radiologia do HC-FMUSP.

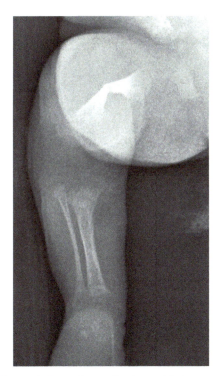

Figura 6.8. Radiografia de perfil de membro inferior direito.

Fonte: Acervo do Serviço de Radiologia do HC-FMUSP.

A partir de iniciada a nutrição enteral, o paciente recebeu colostroterapia por sete dias, permaneceu em jejum por um mês e cinco dias, sendo dois dias de nutrição enteral mínima (NEM). Com um mês e 11 dias de vida foi reiniciada a NEM com progressão lenta. Fez uso de nutrição parenteral (NPP) por 36 dias.

Recebeu furosemida (1 mg/kg/dia a cada seis horas) desde 11 dias, após progressão da dieta, iniciado solução hidroclorotiazida espironolactona (2 mg/kg/dia). Entretanto, manteve a necessidade de diurético de alça devido à congestão pulmonar persistente.

---

5. **Frente ao diagnóstico de DMO, qual a conduta a ser adotada?**
   a) Dobrar o aporte de cálcio e fósforo da nutrição parenteral.
   b) Suspender a nutrição parenteral, pois é esta uma causa importante de piora da doença.
   c) Iniciar pamidronato de cálcio para fortalecimento ósseo e tratamento da doença.
   d) Se paciente com dieta enteral, aumentar aporte de cálcio e fósforo atingindo cerca de 200 a 220 mg/kg/dia de cálcio e 120 mg/kg/dia de fósforo.

Recebeu sedoanalgesia com fentanil desde o segundo dia de vida, após progressão da dieta, transicionado para metadona. Permaneceu intubado durante toda a internação, recebeu ventilação de alta frequência por sete dias, entre 23 e 30 dias de vida. No restante do tempo foi submetido a ventilação assistida controlado (AC) ou mandatória intermitente sincronizada (SIMV) a pressão, cujos parâmetros foram:

- FR 30 ciclos/minuto
- Pinsp 18,5 $_{cmH2O}$
- Tinsp 0,38 segundos
- FiO_2 30%
- PEEP 7 cmH_2O
- MAP de 9 cmH_2O

Frente a todas as intercorrências apresentadas, o recém-nascido evoluiu com baixo ganho ponderal e de crescimento no período, mostrando a dificuldade, no paciente grave, de se atingir o crescimento esperado, em especial quando somadas as morbidades, tais como a DMO (Figura 6.9).

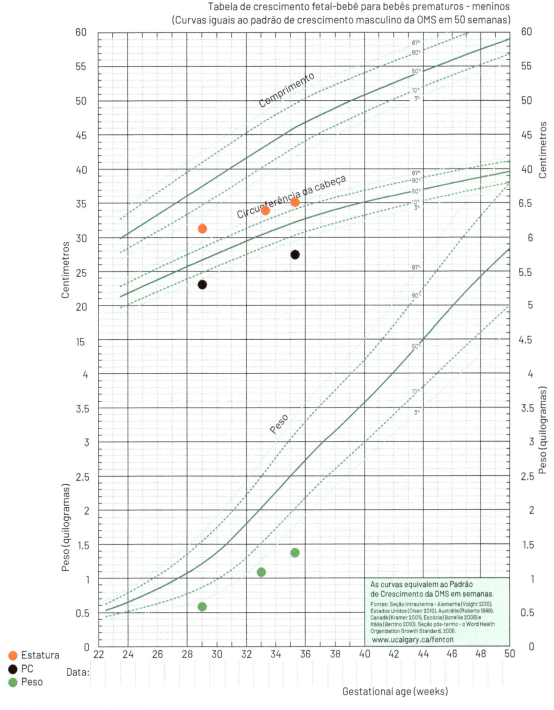

Figura 6.9. Curva de crescimento Fenton.

Fonte: Adaptada de Fenton T, et al. A systematic review and meta-analysis to revise the Fenton growth chart for preterm infants. BMC Pediatrics 2013, 13:59.

Permaneceu em segmento com equipe multiprofissional (cirurgia pediátrica, geneticista, cardiologista, endocrinologista, ortopedista, fisioterapeuta, farmacêutica, nutricionista, assistente social e psicólogo).

DISCUSSÃO

A incidência de DMO é inversamente proporcional à idade gestacional e ao peso ao nascimento, podendo ser presumida em 50% para neonatos com peso inferior a 1.000 g ao nascer e de 30% em recém-nascidos com menos de 1.500 g.

Frente à evolução clínica desse paciente, podem ser observados vários fatores de risco para DMO, entre eles: prematuridade; restrição de crescimento intraútero; extremo baixo peso; jejum prolongado. NPP por tempo prolongado; uso de furosemida; corticosteroide; sedoanalgesia; e uso de ventilação mecânica invasiva por tempo prolongado.

O prematuro, se nascer antes do terceiro trimestre da gestação, perde a maior incorporação de cálcio e de fósforo ósseo, apresentando reserva óssea baixa desses minerais. Ele também apresenta morbidades que dificultam a ingesta e ou a oferta de quantidade adequada de minerais, necessita de uso de medicações que expoliam esses minerais e uso de analgosedação e ventilação mecânica invasiva que interferem na incorporação mineral pois diminui o trabalho muscular.

Atualmente, o uso de NPP precoce com oferta de proteína de 3,5 mg/kg/dia é uma prática frequente, que ocasiona a diminuição do fósforo sérico por aumentar os níveis de insulina, propiciando a entrada de fósforo para o espaço intracelular; neste contexto, o anabolismo aumenta as demandas celulares de fósforo, fatores que diminuem as concentrações plasmáticas desse eletrólito.

A consequência da diminuição do fósforo sérico é a produção de 1,25 hidroxivitamina D, o que ocasiona aumento da absorção intestinal e maior mobilização óssea de cálcio e fósforo, resultando em aumento da calcemia.

O aumento da calcemia inibe a liberação do paratormônio, diminuindo a excreção renal de fósforo e aumentando a perda renal de cálcio. Essas alterações podem ser verificadas precocemente, por exame de urina, demonstrando calciuria > 4 mg/kg/dia, fosfatúria < 1 mg/lg/dia e relação de Ca/Cr < 0,6, o que define o risco para DMO. Frente a esses resultados, deve-se adequar a oferta mineral, na medida do possível, minimizando-se os riscos das alterações ósseas que podem determinar fratura óssea espontânea.

DOENÇA METABÓLICA ÓSSEA DA PREMATURIDADE

A incidência exata da DMO é desconhecida por não haver consenso na sua definição, mas estima-se que afete cerca de 55% dos RN com peso de nascimento ≤ 1.000 g e cerca de 23% daqueles < 1.500 g. É mais frequente em neonatos com menos de 28 semanas de idade gestacional.

A preocupação nos cuidados do prematuro é ofertar suporte nutricional adequado, visando atingir o crescimento intraútero considerando-se a idade gestacional e o suporte ventilatório menos agressivo, diminuindo-se risco de complicações e de displasia broncopulmonar (DBP); manter o equilíbrio hidroeletrolítico e o acidobásico e suporte hemodinâmico, preservando a função orgânica global, sem que esses suportes tragam consequências adversas ao recém-nascido ao longo da sua vida.

Esse manuseio pode difícil de ser atingido, dependendo do estado clínico do RN e de sua idade gestacional, em especial quando há doenças associadas que aumentam a morbidade desses pacientes. Nesse caso, a perfuração gástrica espontânea, a cardiopatia com hiperfluxo de sangue pulmonar e o hipotireoidismo foram fatores importantes para a ocorrência da DMO e de fratura espontânea.

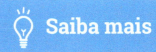

Saiba mais

Por se tratar de uma doença silenciosa, com manifestações, muitas vezes, tardias, o rastreio da DMO está recomendado a recém-nascidos, a partir da 4ª semana de vida, que apresentem os fatores de risco aqui descritos anteriormente. Deve também ser repetido, de maneira seriada, enquanto os fatores de risco persistirem.

Para saber mais sobre os fatores de risco, bem como sobre o rastreio dessa condição, acesse:

✓ Respostas das atividades

Atividade 1

Resposta A. Como fatores de risco iniciais para DMO do prematuro, podemos citar a prematuridade, idade gestacional < 32 semanas e peso < 1.500 g, sendo mais prevalente e mais grave nos com < 30 semanas e com peso < 1.000 g. Outros fatores se somam no decorrer do tempo, como veremos a seguir. O hipotireoidismo e o diabetes *mellitus* materno, assim como o escore de Apgar apresentado, não configuram risco para a DMO.

Atividade 2

Resposta B. As imagens mostram pneumoperitônio, tanto na imagem de frente como na de perfil, com raios horizontais, indicando perfuração do trato gastrointestinal. Na radiografia, não identificamos pneumotórax ou nível hidroaéreo em alças intestinais. O cateter venoso umbilical está bem posicionado.

 Podcast

Atividade 3

Resposta C. A DMO se caracteriza por apresentar hipofosfatemia, calcemia normal ou pouco diminuída e fosfatase alcalina aumentada. A fisiopatologia se inicia com oferta baixa de cálcio e de fósforo. A diminuição do fósforo estimula a produção de 1,25 hidroxivitamina D, com aumento da absorção intestinal e maior mobilização óssea de cálcio e fósforo, levando ao aumento da calcemia, o que inibe a liberação do paratormônio, diminuindo a excreção renal de fósforo e aumentando a perda renal de cálcio. No decorrer do processo, serão notadas as alterações ósseas, como rarefação, alargamento epifisário, reação periostal, até fratura em galho verde.

Atividade 4

Resposta D. Segundo o escore de Koo, podemos classificar a DMO em graus:

- Grau I - rarefação óssea;
- Grau II - rarefação óssea associada a alterações epifisárias e metafisárias com reação periostal;
- Grau III - fraturas espontâneas.

Portanto, para o cálculo do escore de Koo, utilizamos apenas critérios radiológicos.

Atividade 5

Resposta D. O tratamento da DMO é realizado com a oferta de cálcio e de fósforo na dosagem de 200-220 mg/kg/dia de cálcio de 120 mg/kg/dia de fósforo, quando paciente se encontrava com dieta enteral. Quando em jejum, não foi possível ofertar essa quantidade pela nutrição parenteral uma vez que ocorre precipitação da solução.

Referências

1. Cubillos Celis MP, Mena Nannig P. Hipofosfemia en recién nacidos prematuros: un trastorno bimodal [Hypophosphatemia in preterm infants: a bimodal disorder]. Rev Chil Pediatr. 2018;89(1):10-17.
2. Chacham S, Pasi R, Chegondi M, et al. Metabolic bone disease in premature neonates: an unmet challenge. J Clin Res Pediatr Endocrinol. 2020;12(4):332-339.
3. Faienza MF, D'Amato E, Natale MP, et al. Metabolic bone disease of prematurity: diagnosis and management. Front Pediatr. 2019; 7:143.
4. Karpen HE. Mineral homeostasis and effects on bone mineralization in the preterm neonate. Clin Perinatol. 2018;45(1):129-141.
5. Rayannavar A, Calabria AC. Screening for metabolic bone disease of prematurity. Semin Fetal Neonatal Med. 2020;25(1):101086.
6. Schulz EV, Wagner CL. History. Epidemiology and prevalence of neonatal bone mineral metabolic disorders. Semin Fetal Neonatal Med. 2020;25(1):101069.

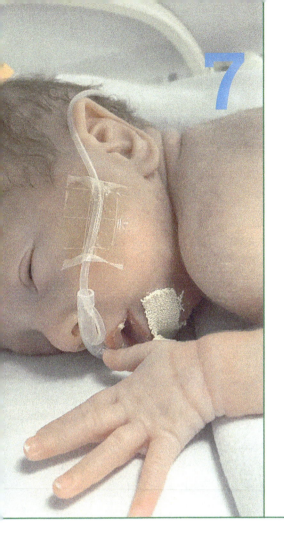

7 Hemofilia Congênita

Carolina Carraro Braga
Sílvia Maria Ibidi

APRESENTAÇÃO DO CASO CLÍNICO

Mãe com 27 anos, parda, pedagoga, primigesta, previamente hígida, sem comorbidades pessoais e familiares prévias, realizou pré-natal na Unidade Básica de Saúde (UBS) Paulo VI, com 10 consultas. Realizadas sorologias do primeiro e terceiro trimestres, negativas para VDRL, vírus da imunodeficiência humana (HIV) e hepatite B. Pesquisa de Estreptococo do grupo B negativa.

Negou intercorrências durante a gestação. Negou hábitos ou vícios. Rotura artificial de bolsa quatro horas antes do nascimento, com líquido amniótico meconial. Evoluiu para parto cesárea devido a sofrimento fetal agudo.

Recém-nascido (RN) a termo, sexo masculino, idade gestacional (IG) pela data da última menstruação com erro de data, pela ultrassonografia (USG), a qual foi realizada com 14 semanas de 40 semanas de IG. Nasceu em apresentação cefálica, com bom tônus e choro forte, sendo realizado clampeamento do cordão umbilical com um minuto de vida, sem necessidade de manobras de reanimação neonatal.

Peso de nascimento 2.980 g (Fenton percentil 10), estatura 48 cm (Fenton percentil 8) e perímetro cefálico de 35 cm (Fenton percentil 49). Escore de Apgar 8, 9 e 9.

Ao exame físico, paciente apresentava bolsa serossanguínea em região occipital, sem outras alterações. O Recém-nascido foi encaminhado ao alojamento conjunto em companhia da mãe. Escore de risco SNAPPE II: 0

EVOLUÇÃO

Alojamento conjunto

No alojamento conjunto, foram realizadas medicações de rotina, conforme prescrição, vitamina K via oral (VO) 2 mg e vacina contra hepatite B intramuscular (IM), com cinco horas de vida.

Com 26 horas de vida, foi observado, ao exame físico, hematoma em coxa direita, de aproximadamente 3,5 cm de diâmetro, com discreto edema local, sem sinais flogísticos, em local da aplicação da vacina contra hepatite B. Realizadas compressas frias no local e prescrita analgesia com paracetamol, sendo mantido sob observação clínica em alojamento conjunto (Figuras 7.1 e 7.2).

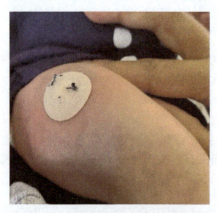

Figuras 7.1. Imagem de coxa direita com edema e hematoma.

Fonte: Acervo do Centro de Terapia Intensiva Neonatal 1 (CTIN1) do Instituto da Criança e do Adolescente do Hospital das Clínicas da Faculdade de Medicina da Universidade de São Paulo (HC-FMUSP).

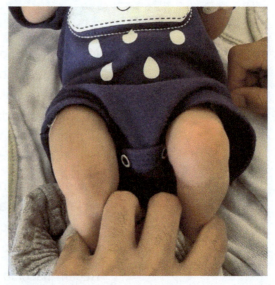

Figuras 7.2. Imagem mostrando assimetria de coxas.

Fonte: Acervo do CTIN1 do Instituto da Criança e do Adolescente do HC-FMUSP.

HEMOFILIA CONGÊNITA

Com 42 horas de vida, RN evoluiu com palidez cutaneomucosa, hipoatividade e aumento do hematoma em coxa direita.

1. **Diante do quadro clínico do recém-nascido, qual a conduta mais adequada?**
   a) Coleta de exames laboratoriais como hemograma com plaquetas e coagulograma. Encaminhamento do RN ao setor de Cuidados Intermediários Neonatais (UCIN).
   b) Manter compressas frias no local do hematoma e observação clínica por mais 24/48horas em alojamento conjunto.
   c) Realização de controle de dextro e reforço do aleitamento materno.
   d) Introdução de antibioticoterapia para celulite em coxa direita e encaminhamento ao setor de UCIN.

Foi realizada a coleta de hemograma completo e de coagulograma, e o RN foi transferido para a UCIN.

Na admissão da UCIN

RN com 44 horas de vida, o RN mantinha palidez cutâneo mucosa, apresentava-se taquicárdico e com tempo de enchimento capilar elevado, pulsos periféricos finos à palpação. Os exames colhidos à admissão revelaram:

- Hemoglobina 7,8 g/dL e hematócrito 23,1%;
- Leucócitos 15.310/mm^3;
- Plaquetas 159.000/mm^3;
- Tempo de protrombina 19"/atividade de protrombina 59% e INR 1,42;
- Tempo de tromboplastina parcial ativado 89,8" e R 2,98.

Feita a hipótese diagnóstica de distúrbio de coagulação e de choque hipovolêmico. Prescrita a ressuscitação volêmica com solução fisiológica 0,9% 10 mL/kg; solicitados concentrado de hemácias 15 mL/kg, crioprecipitado 1 UI, plasma fresco congelado 15 mL/kg; feita a dose de vitamina K intravenosa (IV) 2 mg e realizada a transferência do RN para o CTIN1.

Evolução no CTIN1

Realizada a USG transfontanelar à beira do leito e aventada a hipótese diagnóstica de sangramento extradural. Foram solicitados exames complementares para investigação de outros sangramentos:

- **Tomografia computadorizada de crânio** — extenso cefalo-hematoma na região parieto-occipital, acavalgamento dos ossos parietais sobre osso occipital, demais estruturas sem alterações, sem desvio de linha média, ausência de sinais de hemorragias agudas intracranianas ou de coleções extra axiais, ausência de sinais de fraturas.
- **Tomografia computadorizada de abdome superior e inferior** — sem alterações.
- **Ultrassom da coxa direita** — aumento volumétrico do músculo vasto lateral, com ecogenicidade difusamente heterogênea sem coleções intramusculares evidentes ao método (infiltrado de material hemático?). Fina lâmina líquida no tecido celular adjacente ao músculo. Ao doppler, observou-se vascularização habitual, sem sinais de malformações evidentes ao método.

Após receber ressuscitação volêmica e transfusões de hemoderivados, o RN evoluiu com melhora clínica e estabilidade hemodinâmica. Devido à necessidade de ampliar a investigação do distúrbio de coagulação foi solicitada a transferência do paciente para um serviço terciário com hematologista pediátrico. A transferência realizada, no terceiro dia de vida, para o Centro de Terapia Intensiva Neonatal 2 (CTIN2) do Instituto da Criança e do Adolescente do HC-FMUSP.

Evolução no CTIN 2

À admissão, foi mantido em jejum, sendo reiniciada a dieta enteral após três dias com boa aceitação. Manteve-se estável hemodinamicamente, sem necessidade de drogas vasoativas, em ar ambiente durante a internação.

Sem indicação de antibioticoterapia e sem alterações renais e metabólicas.

O paciente foi avaliado e seguido pela equipe de hematologia pediátrica, com hipótese diagnóstica de hemofilia, tendo em vista hematoma importante em membro inferior direito após aplicação de vacina contra hepatite B.

HEMOFILIA CONGÊNITA

Realizada a investigação laboratorial complementar:

- Fator IX 97%; fator XI 68%; fator XII 60%; fator VIII 18%; fator de Von Willebrand e cofator de ristocetina normais.
- Tempo de trombina 30,7".
- Tempo de tromboplastina parcial ativado 46"e R 1,37.
- Tempo de protrombina 14,7"e INR 1,14; atividade de protrombina: 82% e fibrinogênio 389 mg/dL.
- Hemoglobina 10,2g/dL, hematócrito 26,9%; leucócitos 10.180/mm^3 (3% bastonetes, 53% segmentados, 33% linfócitos, 11% monócitos); plaquetas 104.000/mm^3.

---

2. Diante dos resultados encontrados nos exames laboratoriais, qual a hipótese diagnóstica provável e seu tratamento?

a) Plaquetopenia grave, com indicação de transfusão de concentrado de plaquetas 15 mL/kg.

b) Deficiência de fator IX (hemofilia B), administração do fator deficiente e plasma fresco congelado.

c) Doença de Von Willebrand (VW), administração do fator de VW e crioprecipitado 15 mL/kg

d) Deficiência de fator VIII (hemofilia A), administração do fator VIII ou complexo protrombínico.

Evidenciada a deficiência de fator VIII (18%) e confirmado o diagnóstico de hemofilia A.

Paciente recebeu complexo protrombínico 250 UI/kg/dia por 3 dias, prednisolona 1 mg/kg/dia por 4 dias e compressa gelada no hematoma a cada 8 horas.

Evoluiu com melhora do hematoma em coxa direita, repetidos exames de imagem, com tomografia computadorizada (TC) de crânio e abdome, sem sinais de hemorragia.

RN evoluiu com bom estado geral, estável clinicamente, sem novos sinais de sangramento, em ar ambiente e recebendo dieta VO, com ganho ponderal adequado. Recebeu alta hospitalar aos nove dias de vida, com encaminhamento para seguimento ambulatorial com equipe de hematologia pediátrica e na Unidade Básica de Saúde.

Encontrava-se com peso de 3.230 g (Fenton percentil 9), estatura 50 cm (Fenton percentil 14) e perímetro cefálico 34 cm (Fenton percentil 11).

Exames de rotina

- Tipagens sanguíneas: mãe B Rh-positivo; e RN B Rh-positivo
- Reflexo do olho vermelho: normal bilateral
- Emissões otoacústicas: normal bilateral
- Triagem cardiológica normal: membro superior direito 97% e membro inferior direito 97%
- Triagem neonatal: coletado em 3 de setembro de 2020 (sete dias após transfusão sanguínea).

DISCUSSÃO

A hemofilia normalmente se refere a um distúrbio hemorrágico hereditário causado pela deficiência do fator de coagulação VIII (hemofilia A), fator IX (hemofilia B) ou fator XI (hemofilia C). As hemofilias A e B são os distúrbios hemorrágicos hereditários mais comuns que se manifestam no período neonatal. São doenças ligadas ao cromossomo X, que afetam mais de 1,2 milhões de indivíduos (principalmente homens) em todo o mundo. A hemofilia A é o tipo mais comum, representando de 70% a 85% dos casos e é cerca de cinco vezes mais frequente do que a do tipo B. A hemofilia C é a deficiência hereditária do fator XI; um distúrbio autossômico recessivo. A hemofilia A adquirida (AHA) é um distúrbio hemorrágico raro causado por autoanticorpos neutralizantes contra o fator VIII da coagulação, ocorre em homens e mulheres sem história prévia de sangramento. Os pacientes geralmente apresentam um tempo de tromboplastina parcial ativada prolongado isolado devido à deficiência de fator VIII.

Clinicamente, as hemofilias têm as mesmas manifestações, as quais se referem a sangramentos por uma hemostasia prejudicada, sequelas de sangramentos ou complicações da infusão do fator de coagulação.

A hemofilia é caracterizada como leve, moderada ou grave, com base no nível de atividade do

fator residual ou basal (também referido como "nível do fator"), isso é expresso em porcentagem do normal ou em unidades internacionais (UI)/mL. Os níveis de fator geralmente se correlacionam com o grau de sintomas de sangramento.

A gravidade é definida da seguinte forma:

- **Hemofilia grave** – a hemofilia grave é definida como atividade do fator < 1%, o que corresponde a < 0,01 UI/mL.

- **Hemofilia moderada** – a hemofilia moderada é definida como nível de atividade do fator ≥ 1% do normal e ≤ 5% do normal, correspondendo a ≥ 0,01 e ≤ 0,05 UI/mL.
- **Hemofilia leve** – a hemofilia leve é definida como um nível de atividade do fator > 5% do normal e < 40% do normal (≥ 0,05 e < 0,40 UI/mL). Os indivíduos também podem ser classificados como portadores de hemofilia leve, apesar de terem um nível de fator ≥ 40%, se compartilharem uma variante genética no fator relevante com um membro da família que tenha hemofilia.

Os pacientes com hemofilia mais grave são mais propensos a ter sangramento espontâneo, sangramento grave e uma idade mais precoce do primeiro episódio de sangramento, que pode começar já ao nascimento. Pacientes com hemofilia moderada geralmente sangram em resposta a lesões intercorrentes e procedimentos invasivos. O sangramento é menos frequente do que na hemofilia grave. Em contraste, indivíduos com hemofilia leve geralmente só apresentam sangramento em resposta a lesão/trauma ou cirurgia, e o sangramento pode não se tornar clinicamente aparente até idade mais avançada.

A maioria dos lactentes com hemofilia grave apresenta, no primeiro ano a um ano e meio de vida, facilidade para formar hematomas, hemartrose, sangramento em decorrência de lesão oral ou após um procedimento invasivo.

Em contraste com a doença grave, a hemofilia leve pode passar despercebida por longos períodos de tempo. O sangramento pode ocorrer em qualquer sítio, pode ser imediato ou ocorrer lentamente, dependendo da extensão do trauma e do nível dos fatores VIII ou IX no plasma. A dor surge, com frequência, quando o sangramento começa, muitas vezes antes de se desenvolverem outros sinais. As hemartroses crônicas ou recorrentes podem causar sinovite e artropatia. A hemorragia intracraniana (HIC) é relativamente rara em comparação com outros locais de sangramento, mas é um dos eventos mais perigosos e com risco de vida para esses pacientes.

Os locais comuns de sangramento em recém-nascidos incluem o sistema nervoso central (SNC), sítios extracranianos como cefalo-hematoma e locais de intervenções médicas, incluindo circuncisão, punções no calcanhar e punções venosas. Aproximadamente

3% a 5% dos bebês com hemofilia grave desenvolvem hemorragia subgaleal ou intracerebral no período perinatal.

A doença esporádica (sem história familiar positiva) também é frequente, decorrendo provavelmente de uma mutação genética transmitida pela mãe. Estudos demonstraram que as causas esporádicas são responsáveis por até 55% dos casos de hemofilia A grave e 43% dos casos de hemofilia B grave. Nas hemofilias A e B moderada e leve, aproximadamente 30% são casos esporádicos.

A idade ao diagnóstico, com base na análise da tabela da idade de vida de 13.399 participantes, em um projeto de coleta de dados do Centro de Controle de Doenças (CDC) para os casos de hemofilia grave, moderada e leve, foi de um mês, oito meses e 36 meses, respectivamente.

Em um relatório do CDC envolvendo uma coorte de 547 meninos com hemofilia, 441 (81%) tiveram pelo menos um evento hemorrágico durante os primeiros dois anos de vida.

Deve-se suspeitar do diagnóstico em pacientes com tempo de tromboplastina parcial ativado (TTPA) elevado e tempo de protrombina (TP) e contagem de plaquetas normais. A confirmação é feita pela dosagem do fator de coagulação específico no plasma.

> O diagnóstico de hemofilia A requer a confirmação de um nível de atividade do fator VIII abaixo de 40% do normal (abaixo de 0,40 unidades internacionais [IU]/mL). Deve-se suspeitar quando o paciente apresentar TTPa prolongado, com contagem de plaquetas e o TP normais. O antígeno do fator de Von Willebrand normal também deve ser documentado para eliminar a possibilidade de algumas formas de doença de Von Willebrand.

O tratamento é realizado com a reposição do fator deficiente. Pode ser usado o fator VIII ativado recombinante, concentrado de complexo de protrombina ativado ou fator VIII porcino recombinante. A dose recomendada de concentrado de complexo de protrombina ativado é de 50–100 U/kg a cada oito a 12 horas, até um máximo de 200 U/kg/dia, embora nenhuma revisão sistemática esteja disponível.

A erradicação de autoanticorpos pode ser alcançada com terapia imunossupressora, incluindo corticosteroides, ciclofosfamida e rituximabe ou combinações de todos eles. A corticosteroideterapia com prednisolona ou prednisona 1 mg/kg/dia entre quatro a seis semanas foi sugerida nas recomendações internacionais da AHA (*American Heart Association*) de 2009.

O plasma fresco congelado contém os fatores VIII e IX, porém não pode ser administrado em quantidades suficientes aos pacientes com hemofilia grave para aumentar as concentrações do fator deficiente, portanto o seu uso deve ser reservado para os casos em que for necessária a terapia de reposição rápida, quando o fator deficiente estiver indisponível ou naqueles pacientes sem diagnóstico definitivo da coagulopatia.

As decisões de tratamento costumam ser baseadas na experiência do serviço e na experiência clínica dos médicos responsáveis pelo tratamento. O encaminhamento a centros especializados geralmente é recomendado para fornecer o melhor atendimento possível.

> O caso lembra a importância de considerarmos esses eventos como sinal de alerta para a existência de doenças subjacentes sistêmicas.

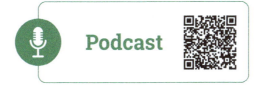

Respostas das atividades

Atividade 1

Resposta: A. Frente ao quadro clínico de hipoatividade, palidez cutaneomucosa e progressão do hematoma em menos de 24 horas, deve-se investigar plaquetopenia, distúrbios de coagulação com coleta de hemograma e coagulograma para elucidação diagnóstica e indicação de transfusão de plaquetas e/ou do fator de coagulação deficiente. Assim, trata-se o fator causal da hemorragia evitando-se um sangramento mais grave, que poderia colocar em risco esse recém-nascido. Manter somente cuidados locais com compressas frias poderia atrasar o diagnóstico e piorar o prognóstico caso houvesse um sangramento de sistema nervoso central, por exemplo. A aferição de dextro poderia ser até realizada devido a hipoatividade, mas não explicaria as demais manifestações clínicas do paciente. Não há evidência clínica de quadro infeccioso, não se justificando a introdução de antibioticoterapia.

Atividade 2

Resposta: D. A plaquetopenia no período neonatal é definida por contagem de plaquetas inferior a 150.000/mm³, que não é o caso do paciente cujo número de plaquetas era de 159.000/mm³ e, posteriormente, 104.000/mm³, o que não configura plaquetopenia grave. A dosagem de todos os fatores da coagulação, exceto do fator VIII, estava normal, confirmando como diagnótico a hemofilia A e afastando os demais diagnósticos. A conduta correta, nesse caso, é a reposição do fator deficiente.

Referências

1. Chalmers EA, Alamelu J, Collins PW, et al. Hemorragia intracraniana em crianças com distúrbios hemorrágicos hereditários no Reino Unido 2003-2015: Um estudo de coorte nacional. Haemophilia 2018; 24: 641.
2. Iorio A, Stonebraker JS, Chambost H, et al. Estabelecendo a prevalência e prevalência no nascimento de hemofilia em homens: uma abordagem meta-analítica usando registros nacionais. Ann Intern Med 2019; 171: 540.
3. Kasper CK, Lin JC. Prevalência de hemofilia esporádica e familiar. Haemophilia 2007; 13:90.
4. Kulkarni R, Soucie JM, Lusher J, et al. Locais de episódios de sangramento inicial, modo de parto e idade de diagnóstico em bebês com hemofilia diagnosticados antes dos 2 anos de idade: um relatório do projeto Universal Data Collection (UDC) dos Centros de Controle e Prevenção de Doenças (CDC). Haemophilia 2009; 15: 1281.
5. Kulkarni R, Presley RJ, Lusher JM, et al. Complicações da hemofilia em bebês (primeiros dois anos de vida): um relatório do Sistema Universal de Coleta de Dados do Centro de Controle e Prevenção de Doenças. Haemophilia 2017; 23: 207.
6. Tiede A, Collins P, Knoebl P, et al. Recomendações internacionais sobre o diagnóstico e tratamento da hemofilia adquirida A. *Haematologica*. 2020; 105 (7): 1791-1801

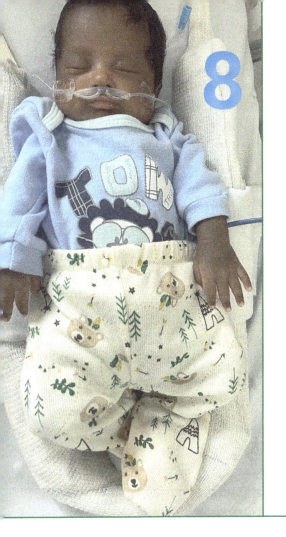

Hipoparatireoidismo Congênito em Filho de Mãe com Carcinoma de Paratireoide

Vitória Marino Dobarrio de Paiva
Cristiane Haga
Lígia Queiroz Esper
Roberta de Oliveira Andrade
Hamilton Cabral Menezes Filho
Mário Cícero Falcão

APRESENTAÇÃO DO CASO CLÍNICO

Recém-nascido (RN) masculino, parto cesariana por sofrimento fetal agudo, idade gestacional (IG) de 32 semanas e peso de nascimento de 1.400 g. Filho de mãe com diagnóstico prévio à gestação de carcinoma de paratireoide com metástases pulmonares, hiperparatireoidismo e pancreatite secundária; a mãe realizou retirada de nódulos de paratireoide durante a gestação.

A mãe fez uso de levotiroxina, heparina, pamidronato, ácido zoledrônico e recebeu duas doses de corticosteroide anteparto. Durante a gestação, apresentou sintomas respiratórios, diagnosticada com COVID-19 dez dias antes do parto, sem complicações ou necessidade de internação hospitalar. Sem outras intercorrências durante o pré-natal.

O RN foi transferido para o Centro de Terapia intensiva Neonatal 2 (CTIN-2) com dois dias de vida, em jejum, com nutrição parenteral, cafeína e CPAP (pressão positiva contínua em vias aéreas). RT-PCR (reação de cadeia de polimerase em tempo real) para COVID-19 mostrou resultado negativo. Iniciada dieta enteral mínima por sonda orogástrica, com boa progressão e posterior transição para via oral (VO) e, com um mês e 21 dias de vida, recebia dieta enteral plena VO.

Como o RN, apesar da melhora dos episódios de apneia, ainda apresentava pausas respiratórias e dessaturações, fez uso de cateter nasal de forma intermitente. Realizou polissonografia que evidenciou eventos centrais e obstrutivos (pausas respiratórias de índice elevado, com eventos respiratórios relacionados à dessaturação e/ou a microdespertares). Fez uso de cafeína até 1 mês e 7 dias de vida. Evoluiu com melhora progressiva dos episódios.

Em relação aos distúrbios hidroeletrolíticos, a primeira avaliação laboratorial, com menos de 24 horas de vida, já apresentava hipofosfatemia, entretanto sem alteração da calcemia, recebendo reposição de cálcio e fósforo na nutrição parenteral. Tal alteração se manteve até o oitavo dia de vida, quando apresentou normalização da fosfatemia, porém evoluiu com hipocalcemia (Figuras 8.1 e 8.2), mesmo em uso de cálcio de 3 mEq/kg e fósforo proporcional (1:1).

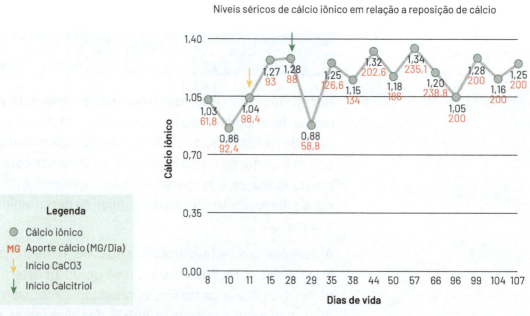

Figura 8.1. Evolução do cálcio iônico (mmol/L) em relação aos dias de vida e valores da reposição de cálcio (mg) nos períodos correspondentes.

Fonte: Desenvolvida pela autoria.

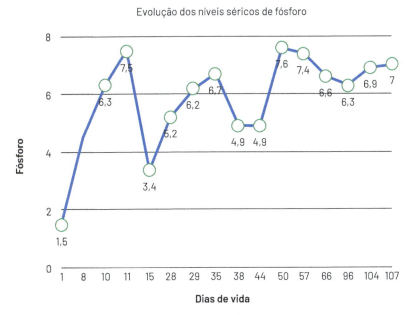

Figura 8.2. Evolução da fosfatemia (mg/dL) em relação ao dias de vida.

Fonte: Desenvolvida pela autoria.

Manteve hipocalcemia importante e de difícil controle, sendo acompanhado em conjunto com a equipe de endocrinologia, que atribuiu os distúrbios (hipofosfatemia e hipocalcemia) à supressão do paratormônio (PTH) fetal pela hipercalcemia materna, com expectativa de quadro transitório com melhora em até 12 semanas de vida.

---

1. **Frente ao diagnóstico de hipoparatireoidismo, qual a melhor abordagem terapêutica para a hipocalcemia?**

    a) Como o quadro decorre da hipercalcemia materna, haverá melhora espontânea e, portanto, não necessita de tratamento.

    b) Deverá ser corrigido apenas se o RN apresentar arritmia cardíaca.

    c) Reposição de cálcio pode ser iniciada via enteral, caso haja essa possibilidade e, se não houver normalização dos níveis, estes deverão ser repostos via intravenosa, podendo ser associado calcitriol.

    d) Reposição apenas de calcitriol.

Durante o período, para melhor controle dos distúrbios, os ajustes foram realizados com reposição de cálcio parenteral com gluconato de cálcio e, posteriormente, tentado o ajuste por via enteral com carbonato de cálcio; no entanto, com necessidade de reposição parenteral. Alguns episódios de hipocalcemia foram associados à bradicardia e apneia. Iniciado calcitriol com 11 dias de vida. Com três meses e nove dias, recebeu a última reposição parenteral de cálcio e, posteriormente, foi realizado apenas ajuste com carbonato de cálcio VO e mantido o calcitriol.

Recebeu alta após normalização da calcemia, com três meses e 18 dias, peso de 3.770 g, em ar ambiente, dieta enteral plena por VO, com reposição enteral de carbonato de cálcio 1.250 mg a cada 6 horas (2.000 mg de Ca elementar), calcitriol 0,25 mcg em dias alternados, cloreto de sódio (1,6 meq/kg/dia), polivitamínico e sulfato ferroso; recebeu encaminhamento para seguimento ambulatorial especializado.

DISCUSSÃO

O cálcio corporal está, em sua maioria, armazenado no tecido ósseo, e apenas 1% fica no espaço extracelular. O cálcio sérico pode circular ligado à albumina, a ânios, ou de forma livre (cálcio ionizado), ressaltando-se que este último é o biologicamente ativo.

O PTH é regulado principalmente pelo nível sérico de cálcio ionizado, sendo secretado pelas paratireoides de forma inversamente proporcional à calcemia. Essa regulação ocorre pelo receptor sensor de cálcio (CaSR), que está presente em rins, ossos, intestino e células C da tireoide (células produtoras de calcitonina).

O CaSR é ativado pela calcemia elevada, promovendo secreção de calcitonina e inibindo a secreção de PTH; é inativado pela calcemia baixa, elevando o PTH e inibindo a calcitonina.

Hipoparatireoidismo instala-se quando há falta de secreção do PTH frente a uma calcemia baixa e pode ser causado por alterações em síntese, secreção ou na ação deste hormônio.

Em recém-nascidos, a causa mais comum é congênita, frequentemente associada a síndromes genéticas, como VACTERL (acrônimo para uma associação de malformações congênitas que incluem anomalias vertebrais, anal, cardíaca, traqueal, esofágica, renal e de membros), CHARGE (acrônimo em inglês – coloboma, defeitos cardíacos, atresia de coanas, retardo em crescimento e/ou desenvolvimento, anormalidades genitais e/ou urinárias e anormalidades da orelhas e surdez), deleção do 22q11.2 (síndrome de DiGeorge e velocardiofacial) e MELAS (encefalopatia mitocondrial, acidose lática e episódios de acidente vascular encefálico).

As mutações ativadoras do CaSR impedem a secreção de PTH em vigência de calcemia baixa por sinalizarem para a paratireoide uma calcemia alta inexistente. Também há inibição da reabsorção tubular de cálcio nos rins. Trata-se da hipocalcemia hipercalciúrica familiar, com herança autossômica dominante.

> **DESTAQUE** É importante lembrar também que a hipomagnesemia inferiores a 1 mg/dL pode reduzir a secreção e ação do PTH, causando hipocalcemia com PTH reduzido.

Em alguns casos, o hipoparatireoidismo neonatal pode ser transitório, instalando-se nos primeiros dias de vida devido à supressão do PTH do feto/recém-nascido por hipercalcemia materna, como ocorreu no caso descrito. Essa supressão pode demorar alguns meses para se resolver.

As manifestações clínicas do hipoparatireoidismo neonatal são consequência da hipocalcemia tardia, ou seja, que ocorre após 72 horas até o final da primeira semana de vida do RN, como no caso descrito.

> Hipocalcemia é definida como cálcio sérico menor do que 7 mg/dL em RNPT e menor do que 8 mg/dL em RNs a termo ou cálcio iônico menor do que 1 mmol/L e 1,20 mmol/L, respectivamente.

Geralmente, apresenta-se de forma assintomática ou com sintomas inespecíficos como vômitos, crises de apneia, cianose, tremores e distensão abdominal, podendo ser detectada acidentalmente por meio de exames laboratoriais. As formas graves da doença podem apresentar sintomas de irritabilidade neuromuscular (como espasmos mioclônicos, hiperreflexia e crises convulsivas), alterações cardiovasculares (bradicardia, arritmias ventriculares, intervalo QT longo, hipotensão arterial e insuficiência cardíaca por redução da contratilidade miocárdica) e alterações respiratórias (bronco ou laringoespasmo e insuficiência respiratória aguda).

De forma crônica, a hipocalcemia persistente pode resultar em alterações cutâneas, dentição defeituosa ou atraso na erupção dentária, fotofobia, catarata e alterações neuropsiquiátricas em função da calcificação dos gânglios da base.

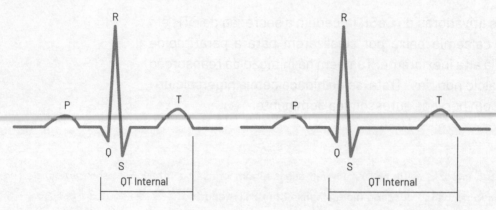

Figura 8.3. Alterações eletrocardiográficas da hipocalcemia – alongamento do intervalo QT.
Fonte: Adaptado de cardiosite.com.br.

Além da diminuição do PTH e da 1,25 (OH) vitamina D, essas crianças tendem a ser hiperfosfatêmicas e hipocalcêmicas com função renal normal e apresentam aumento da excreção urinária de cálcio.

Como investigação inicial, recomenda-se a coleta do perfil osteometabólico, com a avaliação dos níveis séricos de cálcio total, cálcio iônico, fósforo e magnésio, albumina (para correção do cálcio total em caso de hipoalbuminenia), PTH, 25-(OH) vitamina D e também 1,25 (OH) vitamina D (quando disponível), fosfatase alcalina (normal no hipoparatireoidismo), ureia, creatinina, além da análise da relação cálcio/creatinina em amostra de urina isolada ou calciúria e fosfatúria em urina de 24 horas.

É recomendada também a realização de eletrocardiograma para avaliar sinais de hipocalcemia (prolongamento do intervalo QT por aumento do segmento ST – consequência do retardo no início da repolarização). Na hipocalcemia grave, a onda T pode ter uma amplitude reduzida e/ou encontrar-se invertida. Essas alterações podem ser exacerbadas na presença de hipomagnesemia. Também se recomenda a realização de ultrassonografia de rins e vias urinárias para identificar consequências da hipercalciúria, como nefrocalcinose e nefrolitíase.

Para investigação etiológica do hipoparatireoidismo neonatal, pode-se lançar mão de exames mais específicos, de acordo com a suspeita clínica. Testes moleculares e FISH (hibridização *in situ* por fluorescência) auxiliam na confirmação de síndromes genéticas, mas exames mais simples como o ecocardiograma e a radiografia de tórax com presença de malformações cardíacas e/ou ausência de timo podem sugerir o diagnóstico da síndrome de DiGeorge.

O tratamento do hipoparatireoidismo neonatal requer a suplementação de cálcio junto com a dieta na dose de 50-100 mg/kg/dia, dividida em três a quatro doses diárias. Preferencialmente, recomenda-se o uso de carbonato de cálcio VO (que tem 40% de cálcio elementar/g). Também é necessário estimular a ingestão de alimentos com maior teor de cálcio. O aleitamento materno exclusivo deve ser encorajado e, caso não seja possível, realizar o ajuste das fórmulas lácteas para prover o melhor aporte de cálcio e promover hidratação adequada.

É recomendada também a reposição de calcitriol, longe do horário das refeições, na dose de 0,04 a 0,08 mcg/kg/dia em neonatos; enquanto em crianças maiores, a dose pode variar de 0,25 a 2 mcg/dia. Caso necessário, pode-se associar o uso de diuréticos tiazídicos (hidroclorotiazida 2 mg/kg/dia a cada 12 horas) ou quelantes de fósforo, como o hidróxido de alumínio (50-150 mg/kg/dia a cada seis horas), quando houver hiperfosfatemia.

Para manejo da hipocalcemia sintomática, inicialmente, deve-se priorizar o tratamento das condições clínicas ameaçadoras à vida e, paralelamente, administrar a reposição endovenosa de cálcio, na forma de gluconato de cálcio 10% na dose de 0,5 a 1 mL/100 kcal ou cloreto de cálcio 10%, 0,1 a 0,2 mL/100 kcal, infundido lentamente, em diluição 1:1 com soro glicosado a 5%.

> Atenção especial deve ser dada à infusão intravenosa (IV) de cálcio, não só quanto à velocidade, mas também pelo risco de extravasamento da solução e necrose tecidual. A frequência cardíaca deve ser monitorada durante toda a infusão e suspensa quando inferior a 60 batimentos por minuto; repetir em 15 minutos, se necessário.

A hipocalcemia pode ser grave e prolongada. No entanto, a maioria dos recém-nascidos com hipocalcemia neonatal devido a hiperparatireoidismo materno apresenta resolução do quadro seis a oito semanas de vida; outros requerem suplementação de cálcio por um período mais longo, de três a cinco meses, até normalização do PTH.

Respostas das atividades

Atividade 1

Resposta C. A hipercalcemia materna ocasiona a supressão da paratireoide fetal com consequente hipocalcemia. Normalmente, a hipocalcemia é tratada quando existe sintomatologia, como nesse caso. O início da terapêutica pode ser enteral, quando possível, seguindo-se de tratamento intravenoso quando não houver normalização dos níveis. A associação de calcitriol é necessária, pois no hipoparatireoidismo há diminuição da produção de vitamina D. No decorrer do tempo, haverá normalização dos níveis de cálcio uma vez que a hipocalcemia decorreu da hipercalcemia materna. O tratamento apenas com calcitriol não é suficiente para a normalização mais rápida dos níveis de cálcio.

 ## Referências

1. Abate EG, Clarke BL. Review of hypoparathyroidism. Front Endocrinol (Lausanne). 2017. 16;7:172.
2. Gunn IR, Gaffney D. Clinical and laboratory features of calcium-sensing receptor disorders: a systematic review. Ann Clin Biochem. 2004;41(Pt 6):441-58.
3. Hay BN. Deletion 22q11: spectrum of associated disorders. Semin Pediatr Neurol. 2007;14(3):136-9.
4. Jain A, Agarwal R, Sankar MJ, et al. Hypocalcemia in the newborn. Indian J Pediatr. 2010;77(10):1123-8.
5. Korkmaz HA, Ozkan B, Terek D, et al. Neonatal seizure as a manifestation of unrecognized maternal hyperparathyroidism. J Clin Res Pediatr Endocrinol. 2013. 10;5(3):206-8.
6. McDonald-McGinn DM, Sullivan KE. Chromosome 22q11.2 deletion syndrome (DiGeorge syndrome/velocardiofacial syndrome). Medicine (Baltimore). 2011;90(1):1-18.
7. Sokal A, Elefant E, Leturcq T, et al. Pregnancy and newborn outcomes after exposure to bisphosphonates: a case-control study. Osteoporose Int. 2019;30(1):221-229.

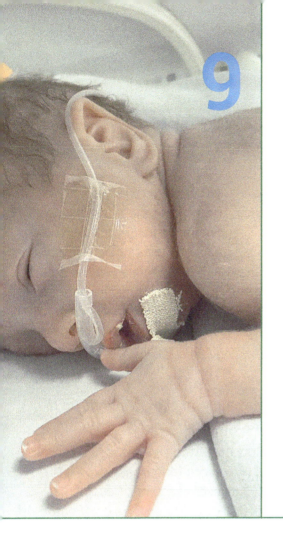

Miastenia Gravis Neonatal Transitória

Roberta Berardi
Ana Cristina Pithon Curi

APRESENTAÇÃO DO CASO CLÍNICO

Mãe de 40 anos, primigesta, pré-natal realizado no Hospital das Clínicas da Faculdade de Medicina da Universidade de São Paulo (HC-FMUSP), diagnósticos de depressão psicótica, síndrome do pânico e miastenia gravis. Esteve internada no Instituto de Psiquiatria para compensação do quadro clínico, com programação de iniciar eletroconvulsoterapia.

Realizou ultrassonografia morfológica no segundo trimestre da gestação e ecocardiograma fetal, ambos sem alterações.

Sorologias não reagentes para vírus da imunodeficiência humana (HIV), sífilis e hepatite C; rubéola imune e toxoplasmose suscetível durante toda a gestação. Pesquisa de estreptococos do grupo B negativa.

Encaminhada ao HC para realização do parto, em uso de levomepromazina 15 mg/dia, piridostigmina 240 mg/dia, olanzapina 10 mg/dia, haldol 5 mg/dia, prednisona 10 mg/dia, escitalopram 40 mg/dia, gabapentina 1.800 mg/dia, vitamina D 4.000 UI, sulfato ferroso e ácido fólico. Negou tabagismo, uso de álcool ou outras drogas ilícitas. Tipagem sanguínea: O Rh-negativo e *Coombs* indireto (CI) negativo.

Rotura prematura de membranas ovulares, com bolsa rota de 25 horas. Parto fórcipe, apresentação cefálica. O recém-nascido (RN) nasceu sem choro e hipotônico, solicitado clampeamento imediato do cordão. Levado ao berço aquecido, posicionado, aspiradas vias aéreas com saída de secreção hialina em moderada quantidade, frequência cardíaca acima de 100 bpm, porém em apneia. Iniciada ventilação com pressão positiva (VPP) com fração inspirada de oxigênio (FiO_2) de 21%, sendo necessário aumento até 40% para atingir saturação-alvo. Apresentou melhora da apneia, porém manteve desconforto respiratório.

Escore de Apgar 5/8/9.

Ao exame físico imediato em sala de parto, o RN mantinha-se hipoativo, sem choro e apresentava nistagmo ocular.

Classificado como recém-nascido pretermo (RNPT) tardio, adequado para a idade gestacional (AIG) com idade gestacional (IG) definitiva de 36 semanas e três dias, sexo masculino. Peso de nascimento 2.638 g (*Fenton* percentil 34), comprimento 44 cm (*Fenton* percentil 7) e perímetro cefálico de 31 cm (*Fenton* percentil 10).

---

1. **Diante do quadro de apneia apresentado pelo recém-nascido em sala de parto, qual a conduta ideal a ser tomada?**
   b) Intubação orotraqueal.
   c) Massagem cardíaca externa e administração de adrenalina na cânula intratraqueal.
   d) Iniciar ventilação com pressão positiva em vias aéreas (VPP).
   e) Administração de oxigênio inalatório 5 L/minuto sob máscara aberta.

Mantido em ventilação com pressão positiva contínua nas vias aéreas (CPAP) no quinto minuto de vida, sendo mantida até o decimo minuto, quando houve melhora do padrão respiratório e melhora progressiva do tônus.

Evolução

Paciente foi encaminhado ao Centro de Terapia Intensiva Neonatal 1 (CTIN1) para observação clínica. A princípio, foi contraindicado o aleitamento materno em decorrência do quadro clínico e das medicações maternas. Nas primeiras horas de vida, apresentou dificuldade de aceitação da dieta por via oral, sendo necessária a passagem de sonda orogástrica (SOG).

Devido ao risco infeccioso (mãe com bolsa rota maior do que 18 horas), foram colhidos exames laboratoriais do RN com 18 horas de vida, resultados sem alterações. O RN manteve-se hipoativo, apresentando tremores de extremidades nos primeiros dias de vida, além de fraqueza muscular e discreta hipotonia. Com 28 horas de vida, apresentou icterícia com incompatibilidade sanguínea ABO-RN com tipagem sanguínea B Rh-negativo, com *Coombs* positivo e Eluato anti-B. Iniciada a fototerapia.

No terceiro dia de vida, evoluiu com episódios de dessaturação associados a apneias, sendo iniciado oxigênio suplementar, RN na incubadora. Optado por repetir *screening* infeccioso, a gasometria e eletrólitos. Resultados dos exames em valores da normalidade.

Tabela 9.1. Resultados de exames laboratoriais

	1º DIA DE VIDA	3º DIA DE VIDA
Hemoglobina (g/dL)	19,2	18,9
Hematócrito (%)	53,8	51,6
Leucócitos totais/mm³	13.920	7.730
Neutrófilos (%)	54,5	50
Eosinófilos (%)	1,1	2,8
Basófilos (%)	1,0	0,4
Linfócitos (%)	31,6	33
Monócitos (%)	11,8	13,8
Plaquetas/mm³	189.000	189.000
PCR (mg/dL)	3,5	3,4
Bilirrubina total (mg/dL)		7,23
Bilirrubina indireta (mg/dL)		6,73
Bilirrubina direta (mg/dL)		0,5
Reticulócitos (%)		5,2
Gasometria arterial		pH 7,48; PaO_2 97,8mmHg; $PaCO_2$ 28,3mmHg; bic 20,8mEq/L; BE 0,4; Cai 4,39mg/dL; lactato 45mmol/L
Magnésio (mg/dL)		2,07
Hemocultura periférica		Negativa

PaO_2: pressão arterial de oxigênio; $PaCO_2$: pressão arterial de gás carbônico; bic: bicarbonato; BE: base excess; Cai: cálcio iônico.
Fonte: Desenvilvida pela autoria.

No quarto dia de vida foram realizados ultrassonografia transfontanela, com achado de hemorragia intracraniana grau I bilateral (maior à esquerda); ecocardiograma doppler, com achado de forâmen oval patente.

Avaliado pela equipe de Neurologia Infantil: ao exame clínico, observados hipotonia global, hiperreflexia, déficit de sucção e fraqueza muscular.

2. **Baseado no quadro clínico e história do recém-nascido, quais seriam as hipóteses diagnósticas e a respectiva conduta médica?**

   a) Apneia da prematuridade – iniciar dose de ataque de cafeína 20 mg/kq, seguida de dose de manutenção de 10 mg/kg/dia.

   b) Miastenia *gravis* neonatal transitória – iniciar piridostigmina 2 mg/kq/dia, a cada seis horas.

   c) Crises convulsivas do recém-nascido – fazer dose de ataque de fenobarbital 20 mg/kq.

   d) Sepse neonatal precoce – iniciar antibioticoterapia com ampicilina e gentamicina.

Feita a hipótese diagnóstica de miastenia *gravis* neonatal transitória e iniciado piridostigmina 2 mg/kg/dia, a cada seis horas.

O paciente não apresentou novos episódios de apneia ou dessaturações, sendo suspenso o oxigênio suplementar no quinto dia de vida. Suspensa a fototerapia na mesma data. Evoluiu com melhora gradativa da hipotonia e da hipoatividade, com boa sucção, permitindo retirada da SOG.

Recebeu alta hospitalar no 15º dia de vida, com orientação de manter a piridostigmina na dose de 2 mg/kq/dia, a cada seis horas, até o retorno ambulatorial com as equipes de Neonatologia e Neurologia Infantil.

Programado realizar pesquisa de anticorpos antirreceptor, antiligador e antimodulador do receptor de acetilcolina, tanto do recém-nascido como da mãe ambulatorialmente. O paciente foi encaminhado para realizar o potencial evocado auditivo do tronco encefálico.

DISCUSSÃO

A miastenia *gravis* (MG) é uma doença autoimune mediada por células B, na qual anticorpos são formados contra os receptores nicotínicos pós-sinápticos da acetilcolina da junção neuromuscular dos músculos esqueléticos. Caracteriza-se por fraqueza muscular esquelética progressiva. A apresentação clínica é variada. Geralmente, há piora da fraqueza com atividade e melhora no repouso. Em alguns pacientes com miastenia *gravis*, o acometimento é restrito aos músculos oculares.

A MG neonatal transitória está presente em 10% a 20% dos recém-nascidos cujas mães apresentam a doença. Decorre da transferência de anticorpos maternos antirreceptores de acetilcolina (anti-AChR) ou anticorpos antitirosinaquinase específicos do músculo (anti-MuSK) da classe IgG, para o feto através da placenta. Os sintomas incluem hipotonia, dificuldade de sucção, letargia, choro fraco, fraqueza muscular generalizada. Os reflexos tendinosos estão sempre presentes. É frequente diplegia facial, enquanto a ptose palpebral por envolvimento dos músculos extraoculares e a oftalmoplegia são mais raras.

Devido a fraqueza da musculatura da caixa torácica pode haver dificuldade respiratória com necessidade de suporte ventilatório nos casos clínicos mais graves. Esses sintomas podem estar presentes desde as primeiras horas de vida até quatro dias após o nascimento. No caso relatado, o paciente apresentou sintomas em sala de parto, tais como nistagmo, hipoatividade, choro fraco e apneia, sintomas que permaneceram nos primeiros dias de vida.

O parto prematuro ocorre em aproximadamente 35% dos casos de mães com a doença. A ocorrência da doença nos recém-nascidos não está correlacionada com a gravidade da doença materna, nem com a concentração de anticorpos antirreceptores de acetilcolina. Contudo, com a diminuição gradual dos anticorpos derivados da mãe, os sintomas geralmente regridem. A timectomia materna parece diminuir o risco da miastenia neonatal transitória.

Entre as mães cujo recém-nascido é afetado pela MG neonatal transitória, o risco de recorrência em gestações futuras é aproximadamente de 75%.

O quadro clínico no período neonatal tipicamente se manifesta nas primeiras horas de vida. Os sintomas podem se tornar evidentes até o terceiro dia de vida. Nos casos de acometimento fetal mais grave, são frequentes a história de polidrâmnio e artrogripose múltipla ao nascimento.

A miastenia transitória é diferenciada da miastenia neonatal congênita, pois os autoanticorpos maternos são eliminados da circulação do recém-nascido gradativamente.

> Não é necessário tratamento de longo prazo pois os autoanticorpos de passagem transplacentária não estão mais presentes, assim como os sintomas em geral remitem até os dois meses de idade.

O exame para detecção de anticorpos do receptor da acetilcolina está disponível comercialmente. Os três principais anticorpos AChR são os antirreceptor, antiligador e antimodulador do receptor de acetilcolina. A presença destes é importante, pois podem fazer o diagnóstico de MG de forma definitiva em casos incertos.

Os anticorpos AChR transplacentários podem, em casos raros, produzir artrogripose devido à inibição severa do movimento intrauterino, assim como hipoplasia pulmonar. As malformações esqueléticas foram relatadas em três de 127 bebês em um estudo de coorte. Artrogripose, natimortos induzidos por anticorpos AChR e abortos espontâneos de repetição podem ser evitados por infusões de imunoglobulina intravenosa ou plasmaférese antes e durante a gravidez. Esse tratamento deve ser administrado em mulheres com miastenia que apresentaram esses desfechos em gestações prévias.

O diagnóstico deve ser suspeitado em recém-nascidos de mães com a doença. Caso a gestante não tenha o diagnóstico, a suspeita é confirmada quando houver melhora clínica após a administração de um inibidor da acetilcolinesterase (em aproximadamente 15 minutos).

O manejo desses pacientes é de suporte. Em casos de RN com dificuldade de sucção, pode ser considerada a passagem de sonda nasogástrica ou orogástrica. Ademais, a ventilação assistida deve ser fornecida quando indicada.

Em relação ao tratamento farmacológico, a piridostigmina, medicamento utilizado para o paciente em questão, é o principal fármaco para tratamento da MG para crianças e para adultos.

Quando utilizado, o metilsulfato de neostigmina deve ser administrado na dose de 0,05 a 0,1 mg/kg por via intramuscular (IM) ou subcutânea (SC), em geral 30 minutos antes de cada dieta. Quando os sintomas são atenuados, o medicamento pode ser administrado por via oral (VO) na dose de 0,5 a 1 mg/kg aproximadamente 45 minutos antes da alimentação. Doses excessivas podem resultar em aumento das secreções, diarreia, fraqueza e fasciculações musculares. Em casos mais graves com envolvimento respiratório, a plasmaférese pode ser considerada.

Com a melhora clínica, a dose de neostigmina/piridostigmina pode ser reduzida gradualmente. Em geral, a alimentação por sonda e a ventilação assistida não são necessárias por mais de uma a duas semanas. A duração média do tratamento farmacológico é de quatro semanas, obtendo-se recuperação de 90% dos lactentes em menos de duas meses.

Com o diagnóstico precoce e o tratamento adequado, a grande maioria dos recém-nascidos apresenta melhora clínica em poucas semanas.

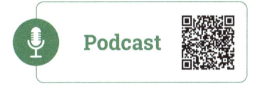

Respostas das atividades

Atividade 1

Resposta: C. Para os recém-nascidos em apneia em sala de parto, é mandatório iniciar a ventilação com pressão positiva (VPP), com desobstrução prévia das vias aéreas. Apesar de apresentar-se em apneia, a frequência cardíaca (FC) do recém-nascido estava acima de 100 bpm. A intubação orotraqueal só estaria indicada caso a FC estivesse abaixo de 60 bpm ou não houvesse resposta após início da VPP. A massagem cardíaca externa só estaria indicada caso não houvesse aumento da FC depois da intubação orotraqueal e da ventilação efetiva. A administração de adrenalina estaria indicada se a FC permanecesse inferior a 60 bpm após o início das compressões torácicas.

Atividade 2

Resposta: B. Frente ao quadro clínico apresentado pelo RN com hipotonia, hipoatividade e crises de apneia, inúmeras hipóteses diagnósticas entrariam no diagnóstico diferencial:

a apneia da prematuridade habitualmente não ocorre nos RN prematuros tardios, devendo ser considerada um diagnóstico de exclusão neste grupo e não justificando a introdução da cafeína num primeiro momento. Considerando-se a sepse neonatal precoce, só se justificaria a introdução de antibióticos caso esses sintomas estivessem associados a distermias, piora do estado geral, comprometimento de perfusão periférica e alteração de exames laboratoriais (hemograma/proteína C-reativa (HMG/PCR)), o que não está presente nesse paciente. Crises convulsivas no período neonatal podem ocorrer em RNs com malformações de sistema nervoso central (SNC), na vigência de distúrbios metabólicos ou nos quadros infecciosos com acometimento de SNC, o que não está presente nesse caso. O diagnóstico materno de miastenia *gravis* com uso de medicação específica para seu tratamento durante a gestação, na ausência de outras possíveis etiologias, nos faz considerar o diagnóstico de miastenia neonatal transitória e iniciar o uso da piridostigmina para resolução dos sintomas.

Referências

1. Bass N, Lotze TE, Miller G. Hipotonia e doença neuromuscular no recém-nascido. In: Fanaroff AA, Martin RJ. Medicina Neonatal e Perinatal: doenças do feto e do neonato. 2017.
2. Gilhus NE, Verschuuren JJ. Myasthenia gravis: subgroup classification and therapeutic strategies. Lancet Neurol. 2015; 14: 1023-36.
3. Hamel J, Ciafaloni E. An uptade: myasthenia gravis and pregnancy. Neurol Clin. 2018; 36: 355-365.
4. Hoff JM, Daltveit AK, Gilhus NE. Myasthenia gravis in pregnancy and birth: identifying risk factors, optimising care. Eur J Neurol 2007; 14: 38-43.
5. Jayawant S, Parr J, Vincent A. Autoimmune myasthenia gravis. Handb Clin Neurol. 2013; 113: 1465-1468.
6. Jovandaric MZ, Despotovic DJ, Jesic MM, *et al*. Neonatal outcome in pregnancies with autoimmune myasthenia gravis. Fetal and Pediatr Pathol, 2016.
7. Kochhar PK, Schumacher RE, Sarkar S. Transient neonatal myasthenia gravis: refining risk estimate for infants born to women with myasthenia gravis. *J Perinatol*, 2021.
8. Peragallo JH. Pediatric myasthenia gravis. Seminars in Pediatric Neurology. Volume 24, Issue 2, 2017, 116-121.

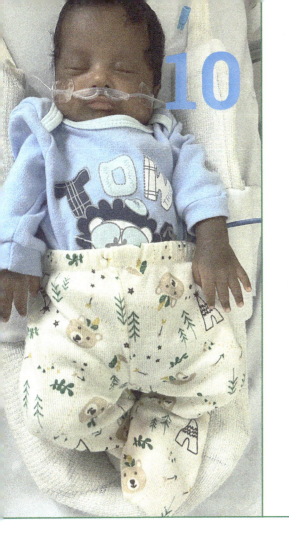

Sequência de OEIS (Onfalocele, Extrofia de Cloaca, Imperfuração Anal e Malformação Espinal)

Patrícia Prado Durante

APRESENTAÇÃO DO CASO CLÍNICO

Recém-nascido prematuro (RNPT) tardio, adequado para a idade gestacional (AIG), de baixo peso (BP), sexo indeterminado, idade gestacional (IG) de 35 semanas e três dias, peso de nascimento 2.410 g (Fenton percentil 33,4%), comprimento 41 cm (Fenton percentil 1,3%) e perímetro cefálico 33 cm (Fenton percentil 69,3%).

Pré-natal

Mãe 24 anos, duas gestações prévias e um parto (natimorto, sem malformação, do mesmo parceiro), casal não consanguíneo, previamente hígida. Apresentou doença hipertensiva específica da gestação (DHEG) e hipotireoidismo. Fez uso de ferro, ácido fólico e levotiroxina. Ex-tabagista, sem uso de álcool e de outras drogas ilícitas. Tipagem sanguínea B Rh-negativo, realizou Rhogan com 28 semanas de gestação. Ultrassonografia morfológica identificou malformação fetal (sequência de OEIS – onfalocele, extrofia de cloaca, imperfuração anal e malformação espinal).

Parto

Gestante evoluiu em trabalho de parto prematuro, sendo submetida a parto cesariana devido à malformação fetal. O RN com escore de Apgar 7/7/8 necessitou de oxigênio inalatório com fração inspirada de oxigênio (FiO_2) máxima de 40%, devido a persistência de cianose central e baixa saturação com 5 minutos de vida.

Ao exame inicial, apresentava implantação baixa das orelhas, perna esquerda encurtada e atrofiada, pé torto congênito à esquerda e malformação extensa de parede abdominal, períneo e região sacral: onfalocele, extrofia de cloaca, ânus imperfurado, sexo indeterminado e abaulamento em região sacral recoberta por pele (Figuras 10.1 e 10.2).

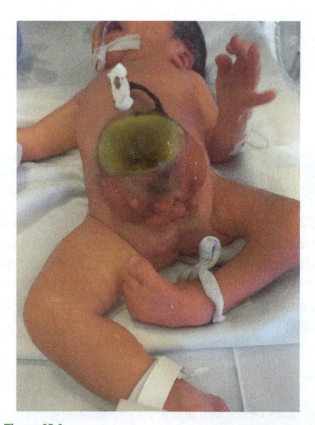

Figura 10.1.

Fonte: Acervo do Centro de Terapia Intensiva Neonatal 1 (CTIN 1) do Instituto da Criança e do Adolescente do Hospital das Clínicas da Faculdade de Medicina da Universidade de São Paulo (FMUSP).

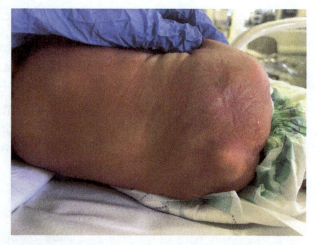

Figura 10.2.

Fonte: Acervo do Centro de Terapia Intensiva Neonatal 1 (CTIN 1) do Instituto da Criança e do Adolescente do HC-FMUSP

Feita a proteção da área exposta com compressa úmida em soro fisiológico morno e plástico estéril, o RN foi encaminhado à Unidade de Terapia Intensiva Neonatal (UTIN) em incubadora aquecida com máscara aberta de O_2.

Hipóteses diagnósticas Iniciais

- RNPT, AIG, BP
- Mãe com DHEG, hipotireoidismo gestacional e ex-tabagista
- FM Rh-negativo com Rhogan no pré-natal
- Onfalocele, extrofia de cloaca, ânus imperfurado e abaulamento em região sacral – sequência de OEIS
- Pé torto congênito à esquerda
- Risco infeccioso – trabalho de parto prematuro
- Desconforto respiratório precoce adaptativo

Evolução

Permaneceu em oxigênio inalatório, em incubadora aquecida por desconforto respiratório adaptativo. Apresentou melhora progressiva, sendo suspenso O_2 no 1º dia de vida.

Realizados exames para investigação de outras malformações:

- **Radiografia de tórax e abdome anteroposterior:** malformação de vértebras lombares e agenesia de sacro, cateter central (Figura 10.3)
- **Ecocardiograma doppler** (1º dia de vida): forâmen oval pérvio, canal arterial pérvio 2 mm sem repercussão hemodinâmica, istmo aórtico pequeno, sem coarctação. Relação átrio esquerdo/aorta (AE/Ao) = 1,5
- **Ecocardiograma doppler** (14 dias de vida): forâmen oval pérvio, canal arterial pérvio 3,7 mm sem repercussão hemodinâmica, istmo aórtico pequeno, sem coarctação. Relação AE/Ao = 1,9
- **Cariótipo:** 46, XY.
- **Triagem auditiva:** normal
- **Potencial evocado auditivo de tronco cerebral (BERA):** sem alterações
- **Ultrassonografia (USG) de crânio:** normal.
- **USG de abdome:** rim direito (RD) 4 cm, rim esquerdo (RE) 5,7 cm, ectasia pélvica no RD (pelve 0,4 cm), RE com sinais de duplicação pélvica, vias biliares não visualizadas, bexiga

não avaliada, fígado aparentemente medianizado, sem sinais de dilatação de vias biliares.

- **USG de coluna**: vértebras lombares e sacrais com morfologia não habitual, sinais de siringomielia em topografia lombar, medindo 1,9 cm de extensão. Sinais de mielomeningocele em topografia lombar e sacral. Adjacente a ela, observa-se formação cística simples medindo 1,5 × 1,1 × 1,5 cm.
- **Ressonância nuclear magnética (RNM) de crânio e coluna**: escoliose toracolombar dextroconvexa, lipomielomeningocele, agenesia/hipoplasia de sacro. Achados sugestivos de disrafismo espinal oculto associado à síndrome de regressão caudal do tipo II (agenesia caudal do tipo II).
- **USG de quadril:** normal; medidas dos ângulos de Graf: direito alfa: 58°/beta: 62° – Graf IIa esquerdo alfa: 61°/beta: 61° – Graf Ib.

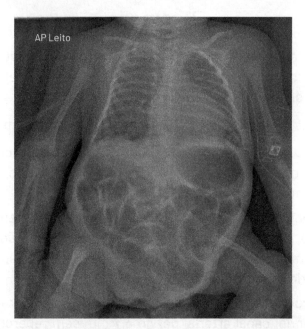

Figura 10.3. Radiografia de tórax e abdome anteroposterior.
Fonte: Acervo do serviço de radiologia do HC-FMUSP.

Incluíram-se nas hipóteses diagnósticas:

- Siringomielia lombar (1,9 cm).
- Lipomielomeningocele lombossacra.
- Síndrome regressão caudal tipo II.
- Persistência do canal arterial.
- Ectasia pélvica no RD (pelve 0,4 cm), RE com sinais de duplicação pélvica.

SEQUÊNCIA DE OEIS (ONFALOCELE, EXTROFIA DE CLOACA, IMPERFURAÇÃO ANAL E MALFORMAÇÃO ESPINAL)

Com 18 horas de vida, colhida a triagem infecciosa devido a trabalho de parto prematuro: proteína C-reativa (PCR) 0,3/0,9 mg/L; hemograma: hemoglobina 18 g/dL; hematócrito 49,5%; leucócitos 10.950/mm³ (neutrófilos 37,1%; eosinófilos 1,2%; basófilos 0,3%; linfócitos 34,5%; monócitos 26,9%); plaquetas 215.000/mm³; e hemocultura negativa, descartando-se infecção.

Apresentava trânsito intestinal pérvio, com evacuações por íleo terminal prolapsado na malformação abdominal.

Iniciada dieta via oral com 24 horas de vida, porém evoluiu com intolerância alimentar e com necessidade de nutrição parenteral (NPP). Após cinco dias de vida, houve aceitação na progressão da dieta e possibilidade de suspensão da NPP com 10 dias.

Necessitou de fototerapia por quatro dias por icterícia sem doença hemolítica. BT máxima 13,46 mg/dL. Tipagem sanguínea O Rh+ Coombs direto negativo.

Exames de função renal normais: cálcio total 7,7 mg/dL; cloro 92 mEq/L; creatinina 0,59 mg/dL; potássio 4,6 mEq/L; magnésio 1,76 mg/dL; sódio 128 mEq/L; fósforo 6,2 mg/dL, ureia 26 mg/dL; cálcio iônico 4,19 mg/dL; gasometria arterial: ph 7,44; pO_2 151 mmHg; pCO_2 29,9 mmHg; bicarbonato de sódio 20,2 mmol/L; base excess -1,9 mmol/L; saturação O_2 99,2%.

No controle de ecocardiograma doppler, mantinha canal arterial patente 3,7 mm, fluxo da aorta para pulmonar (Ao-TP). Iniciadas solução hidroclorotiazida e espironolactona em virtude de congestão pulmonar.

Não houve conduta cirúrgica no momento da internação. Recebeu alta com acompanhamento ambulatorial com 16 dias de vida.

---

1. **Qual a melhor conduta a ser tomada em pacientes portadores das malformações apresentadas pelo paciente?**

    a) Conduta cirúrgica de urgência para tratamento de todas as malformações.

    b) Conduta expectante, sem indicação cirúrgica.

    c) Fechamento da onfalocele e estomia intestinal.

    d) A conduta depende das comorbidades associadas e das características das malformações abdominal e espinal apresentada.

Feito acompanhamento multidisciplinar com Neurocirurgia, Urologista, Cirurgia infantil, Genética, Ortopedia, Cardiologia, Assistência Social e Psicóloga.

DISCUSSÃO

OEIS é um acrônimo para uma malformação congênita multissistêmica grave que envolve defeitos dos sistemas geniturinário, gastrointestinal, musculoesquelético e neurológico que incluem:

- **O**nfalocele
- **E**xtrofia cloaca
- **I**mperfuração anal
- Anomalia e**S**pinal

Primeira descrição da doença foi em 1978. Incidência de 1/200.000 a 1/400.000 nascidos vivos, semelhante em ambos os sexos. Sua ocorrência é, normalmente, esporádica, porém há alguns casos em irmãos e gêmeos monozigóticos. Fatores ambientais e genéticos parecem contribuir, apesar de ainda não terem sido identificados.

Ocasionalmente, é observado em trissomias como a dos cromossomos 13, 18 e 21. No caso em questão, cariótipo normal e nenhum dado da história familiar ou gestacional sugeria fator causal.

Fisiopatologia

A patogênese da extrofia cloacal não é clara. Possíveis mecanismos embriogênicos propostos são:

- Defeito simples da blastogênese;
- Defeito da migração mesodérmica durante desenvolvimento primitivo.

Acredita-se que ocorre por uma alteração durante o desenvolvimento embrionário inicial associado à ruptura da membrana cloacal antes da fusão com o septo urorretal.

Entre as 4ª e 5ª semanas de gestação, o tecido mesodérmico migra medialmente entre o endoderma e o ectoderma, formando a membrana cloacal e, assim, o trato urinário, genital e gastrointestinal formam uma câmara comum, denominada "cloaca". Na 6ª semana, essa camada se fecha e dá origem à parede abdominal infraumbilical.

SEQUÊNCIA DE OEIS (ONFALOCELE, EXTROFIA DE CLOACA, IMPERFURAÇÃO ANAL E MALFORMAÇÃO ESPINAL)

Postula-se que, nessa malformação, a invasão mesodérmica não ocorra, a membrana cloacal infraumbilical permanece e não há o desenvolvimento da parede abdominal. A ausência de migração do mesoderma resulta em ruptura da membrana cloacal e, se ela ocorre antes da fusão com o septo urorretal, leva à extrofia de cloaca.

A herniação da bexiga e do intestino delgado, sem a fusão normal da linha média, resulta em bexiga extrofiada separada na metade por uma tira de ceco extrofiado com íleo terminal prolapsado (*elephant trunk-like*), um hemifalo com uma diástase púbica amplamente espaçada e onfalocele de tamanho variado.

A malformação pode ser diagnosticada no pré-natal por USG fetal e confirmada no momento do nascimento. Níveis aumentados de alfafeto proteína em sangue materno geralmente estão presentes.

A malformação clássica nesta sequência pode ser observada nas Figuras 10.4 e 10.5.

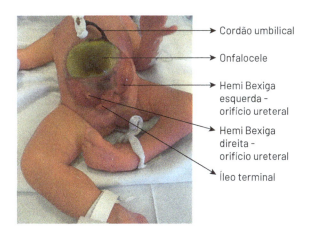

Figura 10.4.
Fonte: Acervo do CTIN 1 do Instituto da criança e do Adolescente do HC-FMUSP

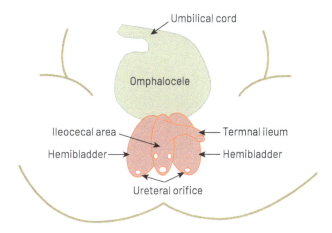

Figura 10.5.
Fonte: Dresenvolvida pela autoria.

Complicações/associações

- **Gastrointestinais:** síndrome do intestino curto (25%), má absorção intestinal, má-rotação intestinal, gastrosquise, entre outros.
- **Geniturinário:** anomalias do trato urinário superior (41% a 66%) como agenesia renal unilateral, rim pélvico, hidronefrose. Separação completa ou ausência das metades do falo ou clitóris. O escroto e lábios são amplamente divididos. Os testículos geralmente não descem. Duplicação

vaginal ocorre em 65% e agenesia vaginal em 25% a 50%. Infecção de repetição.

- **Sistema nervoso central (SNC):** alguma forma de disrafismo espinhal está presente em quase todos os pacientes (64% a 100%), sendo os mais frequentes: a medula presa, a mielomeningocele e a lipomielomeningocele. O comprometimento neurológico é variável, podendo afetar função vesical, erétil e movimentação dos membros inferiores
- **Sistema esquelético:** pode afetar coluna, membros e pelve. *Anomalias da coluna (22% a 60%)*: escoliose, cifose, ausência de vértebras ou vértebras extras; *membros inferiores (17% a 26%)*: pé torto, equivaro, hipoplasia ou ausência de pododáctilos; *pelve:* diástase pubiana alargada

Conduta

Gestantes com fetos portadores de sequência de OEIS devem ser encaminhadas para hospitais especializados, para um nascimento seguro ao RN, assim como para um atendimento multiprofissional para o RN e sua mae.

Ao nascimento, proteger os órgãos e mucosas expostas do RN com compressa úmida em soro fisiológico e saco plástico. Colher função renal e eletrólitos de rotina.

Investigação de cromossomopatias com a coleta de cariótipo, o que pode ajudar na atribuição de sexo biológico, se os estudos genéticos não forem feitos no período pré-natal.

Importante salientar que a atribuição do gênero é tarefa difícil, em especial em recém-nascido geneticamente masculino com um falo inadequado para reconstrução. Uma opção é atribuir o sexo feminino e realizar a orquiectomia, porém muitos autores condenam essa prática em razão da influência de androgênio no cérebro em desenvolvimento.

USG cerebral transfontanela, abdome (incluindo rins e vias urinárias) e coluna para investigar malformações associadas. Ressonância magnética de coluna a fim de identificar o tipo de malformação da coluna e sacro e para instituir o tratamento mais adequado.

Avaliação multiprofissiona: urologista, neurocirurgião, cirurgião-geral, ortopedista, fisioterapeuta, nutricionista, psicóloga, assistente social, entre outros.

SEQUÊNCIA DE OEIS (ONFALOCELE, EXTROFIA DE CLOACA, IMPERFURAÇÃO ANAL E MALFORMAÇÃO ESPINAL)

O tratamento cirúrgico de recém-nascidos com extrofia cloacal é tecnicamente desafiador, manejo cirúrgico tem como objetivo fechamento da bexiga, preservação da função renal, evitar síndrome do intestino curto, criação de genitália funcional, obtenção de continência fecal e urinária.

A bexiga precisa ser construída; o cólon, geralmente, é pequeno e encurtado, sendo uma opção a ileostomia.

A diástase dos ossos púbicos, se presente, deve ser reparada. Uma série de operações reconstrutivas complexas é frequentemente necessária. Os pacientes afetados enfrentam desafios psicológicos e sociais ao longo da vida.

Se houver disrafismo espinal, a correção deve ser feita quando a criança estiver estável.

> O prognóstico do paciente portador do complexo de OEIS depende da severidade das anormalidades apresentadas. É importante a identificação dessas anomalias no pré-natal para que o nascimento ocorra em hospital de alta complexidade. Em algumas situações, há a necessidade de abordagem cirúrgica precoce, mesmo que parcial, melhorando a sobrevida desses pacientes ou diminuindo riscos de complicações. Sugere-se atuação multiprofissional nos cuidados destes pacientes.

✓ Respostas das atividades

Atividade 1

Resposta D. O manejo cirúrgico do paciente com sequência de OEIS é tecnicamente desafiador, depende das alterações encontradas e das comorbidades associadas. O objetivo é o fechamento da bexiga, preservação da função renal, evitar síndrome do intestino curto, criação de genitália funcional e obtenção de continência fecal e urinária. A diástase dos ossos púbicos deve ser reparada. Existem questionamentos sobre a correção precoce ou tardia dos defeitos.

A correção precoce pode ser reservada para os casos em que há risco de ruptura da onfalocele, necessidade de otimizar a função intestinal com a confecção de estomia e/ou limitar a contaminação do trato urinário e quando a malformação espinal tem exposição de meninge e merece um tratamento precoce. Caso contrário, a correção é realizada tardiamente, necessitando de uma série de operações reconstrutivas complexas.

Referências

5. Al-Qurashi FO, Al-Hareky TS, Al-Buainain HM. Omphalocele, exstrophy of bladder, imperforate anus and spinal defect complex with genital anomalies in a late preterm infant. Saudi Journal of Medicine & Medical Sciences. Vol. 5 | Issue 1; January 2017.
6. Phillips, TM. Spectrum of cloacal exstrophy. Seminars in Pediatric Surgery, 2011: 20, 113-118.
7. Sawaya D, Gearhart JP. Gastrointestinal reconstruction and outcomes for patients with the OEIS complex. Seminars in Pediatric Surgery, 2011: 20, 123-125.
8. Vázquez JA, Muñoz LL, Suárez JJM, *et al*. OEIS complex: prevalence, clinical, and epidemiologic findings in a multicenter Mexican birth defects surveillance program. Birth Defects Research. 2019; 111:666-67.

11 Pentalogia de Cantrell

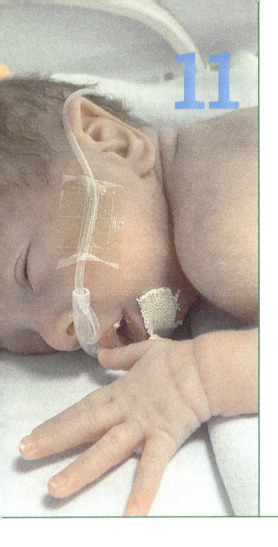

Flora Zancaner Aranha Pereira

APRESENTAÇÃO DO CASO CLÍNICO

Mãe 25 anos, tercigesta, dois partos, foi a três consultas de pré-natal em ambulatório de alto risco no Hospital Geral de Carapicuíba, etilista social. Apresentou um episódio de infecção do sistema urinário, a qual foi tratada durante a gestação. Sorologias negativas para vírus da imunodeficiência humana (HIV), sífilis, hepatite C e susceptível para toxoplasmose.

Nascimento no dia 09 de agosto de 2019, sexo masculino, parto cesariana eletiva devido ao diagnóstico pré-natal de Síndrome de Cantrell estabelecido por ultrassonografia morfológica. Idade gestacional (IG) de 37 semanas. Nasceu com choro fraco, cianótico, com ectopia cardíaca e presença de onfalocele. Levado ao berço de reanimação, em campos aquecidos e estéreis, aspiradas as vias aéreas superiores. Recebeu dois ciclos de ventilação com pressão positiva (VPP) com bolsa autoinflavel e máscara facial, sem resposta efetiva. Indicado intubação orotraqueal com cânula n° 03, fixada em 9,5 cm no lábio superior. Apresentou boa recuperação. Escore de Apgar 6/9.

Ao exame físico imediato, o recém-nascido (RN) apresentava-se em mau estado geral, cianótico 2+/4+, com respiração irregular, fontanela ampla e suturas disjuntas. Ectopia *cordis* completa, onfalocele (Figura 11.1), coto umbilical com duas artérias e uma veia. Membro inferior direito malformado, testículos tópicos.

Classificado como recém-nascido a termo (RNT), pequeno para a idade gestacional (PIG), peso de nascimento de 3.510 g (Fenton percentil 5-10)(Figura 11.2).

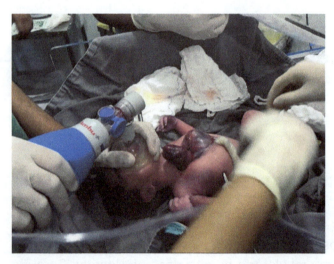

Figura 11.1. Imagem de recém-nascido em sala de reanimação, com ectopia *cordis* completa e onfalocele.

Fonte: Acervo do Centro de Terapia Intensiva Neonatal 2 (CTIN 2) do Instituto da criança e do Adolescente do Hospital das Clínicas da Faculdade de Medicina da Universidade de São Paulo (HC-FMUSP).

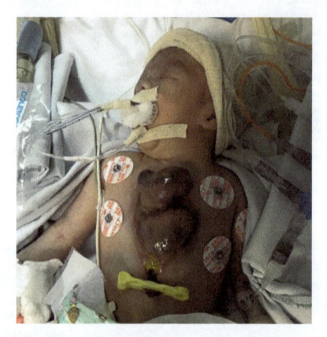

Figura 11.2. Imagem do recém-nascido com ectopia *cordis* e onfalocele

Fonte: Acervo do Centro de Terapia Intensiva Neonatal 2 (CTIN2) do Instituto da Criança e do Adolescente do HC-FMUSP.

Evolução

Transferido para a Unidade de Terapia Intensiva Neonatal (UTIN) para cuidados avançados. Passado catéter venoso central de inserção periférica (PICC) em membro superior esquerdo. Permaneceu inicialmente em ventilação mecânica assistida controlada com frequência respiratória (FR) de 55 ciclos por minuto (cpm), pressão positiva expiratória final (PEEP) de 7 cmH$_2$O, pressão positiva inspiratória (Pinsp) de 20 cmH$_2$O, fração inspirada de oxigênio (FiO$_2$) de 100% e tempo inspiratório (Tinsp) de 0,5 segundos, com pressão média de vias aéreas (MAP) de 13 cmH$_2$O.

Realizado ecocardiograma no dia do nascimento que evidenciou:

- Defeito complexo de linha média com extrofia intestinal, pulmonar e do coração;
- Dextrocardia com descolamento cardíaco anterior e superior infraclavicular direito;
- Comunicação interatrial *ostium secundum* na fossa oval;
- Defeito de septo atrioventricular na forma total;
- Persistência do canal arterial (2,8 mm);
- Insuficiência da valva atrioventricular discreta.

Permaneceu em jejum com soro e oferta hídrica de 90 mL/kg/dia, com velocidade de infusão de glicose (VIG) de 5 mg/kg/min e gluconato de cálcio 10% 2 mL/kg/dia. Posteriormente, iniciada a nutrição parenteral pela impossibilidade de introdução de dieta enteral. Mantido com ampicilina e gentamicina. Prescritos analgosedação com fentanil 2 mcg/kg/hora e midazolan 0,2 mg/kg/hora, posteriormente substituídos por precedex. O paciente foi transferido para hospital terciário para tratamento especializado (vídeos 11.1 e 11.2A e B).

O paciente foi transferido para hospital terciário para tratamento especializado (vídeos 11.1 e 11.2A e B).

Do ponto de vista respiratório, mantinha hipoxemia refratária, com diferencial de saturação de oxigênio pré e pós-ductal acima de 10% indicativo de hipertensão pulmonar. Iniciado óxido nítrico inalatorio (NOi) 20 ppm e milrinone 0,25 mcg/kg/min. Do ponto de vista hemodinâmico, mantido com medicações vasoativas: dopamina 10 mcg/kg/min, dobutamina 10 mcg/kg/min e adrenalina 0,2 mcg/kg/min. Após estabilização clínica inicial, suspenso NO. No terceiro dia de vida evoluiu com hipercapnia refratária e índice de oxigenação (IO) de 34 na ventilação mecânica convencional (VMC), sendo indicado ventilação de alta frequência (VAF), vide a Tabela 11.1.

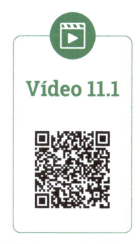

Vídeo 11.1. Imagem do RN com ectopia *cordis* e onfalocele

Fonte: Acervo do Centro de Terapia Intensiva Neonatal 2 (CTIN2) do Instituto da Criança e do Adolescente do HC-FMUSP.

Vídeo 11.2. Imagem do RN com ectopia *cordis* e onfalocele durante ecocardiograma doppler colorido.

Fonte: Acervo do Centro de Terapia Intensiva Neonatal 2 (CTIN2) do Instituto da Criança e do Adolescente do HC-FMUSP.

Tabela 11.1. Resultado de gasometrias arteriais

EXAME/DATA	1°DV	2° DV VMC	3° DV VMC	4° DV VAF	6° DV VMC
pH	7,49	7,21	6,99	7,22	7,31
PaO_2 mmHg	57	41,2	31,7	32,4	55,5
$PaCO_2$ mmHg	32	34,9	64	41,6	38,9
Bicarbonato mmol/L	26	14,1	11	15,7	19,3
BE mmol/L	-1,6	-12,9	-14,9	-9,9	-6
SaO_2 %	92	92,5	63,7	65	92,4
MAP cmH_2O		11	10,9	12	10,7
Índice de oxigenação		26,6	34	20,3	5,8
Lactato mg/dL		41	51	40	65

VMC= ventilação mecânica convencional; VAF= ventilação de alta frequência; SaO2= saturação arterial de oxigênio; PaO2= pressão arterial de oxigênio; PaCO2= pressão arterial de gás carbônico; BE-=bases excesso; MAP= pressão media das vias aéreas; DV= dias de vida.

Fonte: Desenvolvida pela autoria.

No quarto dia de vida, identificado derrame pleural à esquerda. Realizada drenagem, com saída de secreção amarelo-citrina. Após a drenagem, houve melhora da hipercapnia sendo possível retornar para a VMC (Figuras 11.3 a 11.5).

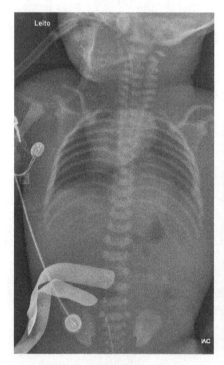

Figura 11.3. Radiografia anteroposterior de tórax e abdome.

Fonte: Acervo do Serviço de Radiologia do HC-FMUSP.

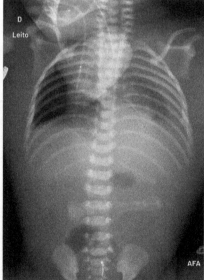

Figura 11.4. Radiografia anteroposterior de tórax e abdome demonstrando derrame pleural à esquerda.

Fonte: Acervo do Serviço de Radiologia do HC-FMUSP.

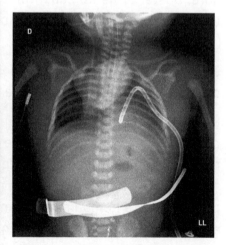

Figura 11.5. Radiografia anteroposterior de tórax e abdome após drenagem pleural à esquerda.

Fonte: Acervo do Serviço de Radiologia do HC-FMUSP.

O líquido pleural foi encaminhado para análise bioquímica e citológica: colesterol 13 mg/dL, glicose 129 mg/dL, DHL 403 U/L, globulinas 0,6 g/dL, proteínas totais 2,1 g/dL, albumina 1,5 g/dL. Cultura aeróbia: negativa.

Durante a permanência no hospital de origem, o paciente apresentou quadro convulsivo; mantido com fenobarbital 4 mg/kg/dia, havendo controle das crises convulsivas.

Evoluiu com injúria renal aguda e oligúria, sendo iniciadas reposição volêmica com albumina e furosemida contínuas com boa resposta (Tabela 11.2). Apresentou distúrbios metabólicos e acidobásicos, com melhora após correção da hiponatremia, hipomagnesemia, hipocalcemia e acidose metabólica (Tabela 11.2).

Tabela 11.2. Resultado de exames laboratoriais

EXAME/DATA	1°DV	2°DV	3° DV	6° DV
Sódio mEq/L	137	130	129	131
Potássio mEq/L	4	6,4	5,6	5,7
Magnésio mg/dL	1,6	2,5	2,7	2,7
Cálcio mg/dL		9,3	9,7	9
Fósforo mg/dL		5,3	4,3	4,7
Uréia mg/dL		27	28	39
Creatinina mg/dL		1,1	0,64	0,92
Clearence de creatinina mL/min/1,73m²		17,8		21,2
Cloro mEq/L			107	95
PCR mg/dL	0,3	35,43	51,42	26,99
Proteína total mg/dL			3,3	
Albumina mg/dL			2,1	
TGO U/L			222	340
TGP U/L			83	123
Gama GT U/L				209
Fosfatase alcalina U/L				152
BT/BD mg/dL				5,64/2,71

Fonte: Desenvolvida pela autoria.

Durante a internação, por alteração de coagulograma, recebeu plasma, crioprecipitado e de concentrado de hemácias (Tabela 11.3 e 11.4).

Tabela 11.3. Resultado de exames laboratoriais

EXAME/DATA	1º DV	3º DV	6º DV
Hemoglobina g/dL	14,9	14,3	18
Hematócrito %	41,6%	40,3	43
Leucócitos/mm³	8.300	19.220	20.530
Índice neutrofílico	0	0,1	0
Plaquetas/mm³	150.000	193.000	144.000
PCR mg/dL	0,3	51,42	26,99

Fonte: Desenvolvida pela autoria.

Tabela 11.4. Resultado de coagulograma e fibrinogênio

EXAME/DATA	3º DV	6º DV
Fibrinogênio mg/dL	166	96
Tempo de trombina (segundos)	22	21,6
Tempo de tromboplastina parcial ativada (segundos)	71,7	32,7
Relação	2,30	1,17
Tempo de protrombina (segundos)	19,5	21,5
INR	1,71	1,78
Atividade protrombina %	57	43

Fonte: Desenvolvida pela autoria.

---

1. **Considerando-se a hipótese de sepse neonatal precoce, qual seria o esquema antibiótico mais adequado para este paciente?**

   a) Penicilina cristalina e amicacina.

   b) Cefalosporina de 3ª geração.

   c) Ampicilina e cefotaxima.

   d) Vancomicina e meropenem.

No hospital de origem, encontrava-se com ampicilina e gentamicina. Após transferência para este Serviço foi trocada a gentamicina por cefotaxima devido a insuficiência renal.

Posteriormente, apresentou sepse neonatal tardia por *Staphylococcus epidermidis*, oxacilinarresistente, tendo recebido vancomicina por 10 dias.

Foram realizados exames para investigação de outras malformações durante a internação:

- Ultrassonografia (USG) de abdome: sem alterações;
- USG transfontanela: sem alterações;
- Cariótipo: 46, XY,inv(9)(p12q13) – inversão pericêntrica do cromossomo 9, variação da normalidade, não associada a alterações patológicas.

O ecocardiograma no quarto dia de vida identificou ectopia *cordis*, *situs abdominal solitus*, com a ponta do coração direcionada para o ombro esquerdo. Conexões venosas aparentemente normais, conexão atrioventricular concordante. Conexão ventrículo arterial tipo via de saída única aórtica (atresia pulmonar). Comunicação interventricular (CIV) de 6 mm, da via de entrada até a via de saída. A aorta cavalga o septo interventricular, estando conectada em mais do que 50% ao ventrículo direito. Valva aórtica trivalvular, espessada, com insuficiência de grau discreto. Curvatura acentuada em região supravalvar aórtica, gerando gradiente de 43 mmHg. A artéria pulmonar direita origina-se aparentemente da aorta ascendente. Não foi identificada artéria pulmonar esquerda (agenesia?). Presença de fluxo de colaterais sistêmico pulmonares calibrosas. Função sistólica biventricular preservada.

2. **Dentre as características clínicas apresentadas pelo recém-nascido do caso supradescrito, definem o diagnóstico de pentalogia de Cantrell todas as alternativas a seguir, exceto:**
   a) Ectopia *cordis*.
   b) Onfalocele.
   c) Comunicação interventricular de 6 mm.
   d) Inversão pericêntrica do cromossomo 9.

O paciente manteve-se grave, sem resposta às medidas clínicas instituídas. Em reunião com a equipe multiprofissional (Cirurgia Infantil e Cardiológica, Cardiologia Clínica e equipe da Neonatologia), como paciente apresentava malformação tóracoabdominal grave, associada à cardiopatia congênita complexa, necessidade de suporte ventilatório com altos parâmetros, uso de medicações vasoativas, sem estabilização clínica e mantendo-se oligoanúrico, foi definido, juntamente com a família, pelo tratamento paliativo, com medidas de conforto. Paciente evoluiu a óbito com 19 dias de vida.

DISCUSSÃO

A Pentalogia de Cantrell é uma malformação congênita, descrita pela primeira vez por James R. Cantrell em 1958, com 21 relatos de casos. Aproximadamente 250 casos foram relatados até o momento. A maioria dos casos ocorreu nos Estados Unidos e na Europa (72%).

É uma anomalia extremamente rara, cuja incidência é de 1:65.000 a 1:200.000 nascidos vivos. Tem predominância no sexo masculino de 2:1. Pode estar associada a anormalidades cromossômicas, como trissomia do cromossomo 21, trissomia do cromossomo 18 e Síndrome de Turner.

As seguintes anomalias caracterizam a doença, com defeito(s):

da parede abdominal supraumbilical;

- em esterno inferior;
- no diafragma anterior;
- no pericárdio diafragmático;
- intracardíacos congênitos.

Pode ser classificada, segundo Toyama, em três tipos:

- Pentalogia certa: todos os cinco defeitos estão presentes;
- Pentalogia provável: existem quatro defeitos, incluindo a anormalidade intracardíaca e o defeito da parede ventral;
- Pentalogia incompleta: muitas vezes, defeito intracardíaco ou um ou mais dos defeitos remanescentes que impediram a classificação como certa ou provável.

Resulta de defeitos embriológicos de origem mesodérmica, que ocorrem provavelmente por volta do 14º ao 18º dia de vida embrionária, cuja etiologia ainda é desconhecida.

São descritas duas causas prováveis:

- Defeito no desenvolvimento do septo transverso e seus adjacentes somáticos e esplâncnicos do mesoderme,

responsáveis pela formação do diafragma anterior, pericárdio inferior e estruturas cardíacas, respectivamente.
- Falha na migração do esterno primordial, resultando na fixação indevida deste à musculatura abdominal anterior e consequentes defeitos da parede abdominal.

O diagnóstico da patologia, muitas vezes, pode ser feito por USG fetal no período pré-natal, exame no qual os defeitos congênitos específicos associados a essa condição pode ser observada. Uma vez que a criança nasce, as características clássicas como a ectopia *cordis* são observadas e fecham o diagnóstico.

O diagnóstico e a abordagem pré-natal são realizados por meio de:
- USG morfológica no primeiro trimestre de gestação;
- Ressonância neuromagnética fetal para confirmar o diagnóstico;
- Ecocardiografia fetal;
- Cariótipo fetal.

A conduta obstétrica, havendo suspeita de pentalogia de Cantrell, deve incluir a procura cuidadosa de anomalias associadas, especialmente intracardíacas, e a solicitação do cariótipo fetal. A interrupção da gestação antes da viabilidade do feto e a programação do parto cesariana no terceiro trimestre de gestação deve ser consideradas e discutidas com os pais.

Devem ser feitos aconselhamento genético e acompanhamento por grupo de cuidados paliativos e o parto deve ser realizado em hospital terciário.

Os sintomas da pentalogia de Cantrell são bastante variáveis e diferem significativamente de um indivíduo para outro. Embora alguns bebês possam ter anormalidades leves, outras crianças podem ter defeitos congênitos graves, resultando em complicações potencialmente fatais. A forma mais severa da pentalogia de Cantrell inclui um defeito congênito denominada "ectopia *cordis*", além de onfalocele. A ectopia cordis é uma condição grave na qual o coração é completa ou parcialmente deslocado para fora da parede torácica e, portanto, permanece desprotegido, podendo resultar em graves complicações cardiovasculares.

A avaliação pós-natal é realizada por meio de:

- Radiografia de tórax
- Ecocardiograma com doppler. Os achados mais frequentes incluem:
  - Comunicação interventricular em 100% dos casos;
  - Comunicação interatrial em 53% dos casos;
  - Divertículo do ventrículo esquerdo em 20% dos casos;
  - Estenose pulmonar ou atresia em 33% dos casos;
  - Tetralogia de Fallot em 20% dos casos.

A abordagem deve ser multiprofissional, tanto para o diagnóstico como para o tratamento.

A base do tratamento é puramente sintomática e de suporte. A abordagem cirúrgica pode ser necessária para corrigir várias deformidades que se apresentam na doença. A cirurgia corretiva permanece um desafio devido ao amplo espectro, à complexidade das anomalias e à alta mortalidade associada. O reparo em estágios pode ser preferível.

A taxa de mortalidade é em torno de 63%, com poucos pacientes sobrevivendo além dos primeiros anos de vida. O prognóstico depende principalmente do tipo e da gravidade das malformações e das anomalias intracardíacas associadas, bem como da localização do coração ectópico.

> A intervenção cirúrgica precoce pode ser um fator de risco maior para mortalidade. Pacientes neonatais estáveis podem se beneficiar do tratamento conservador inicial, até estabilização clínica e abordagem cirúrgica posteriormente.

☑ Respostas das atividades

Atividade 1

Resposta: D. Os patógenos comumente responsáveis pela sepse neonatal precoce incluem o estreptococos do grupo B e os germes do canal de parto (Gram-negativos). O esquema antibiótico inicial se faz com ampicilina e gentamicina. Na existência de disfunção renal e/ou na impossibilidade de coleta de líquido cefalorraquiano (LCR), deve-se trocar a gentamicina pela cefotaxima. O uso de penicilina cristalina e de amicacina também pode ser uma opção, mas prefere-se o uso do esquema supracitado para garantir a cobertura contra listeria, outro agente responsável por sepse precoce no RN. O uso de cefalosporina de 3ª geração, de vancomicina e de meropenem é recomendado para a sepse neonatal tardia, garantindo a cobertura dos germes intra-hospitalares, a depender da flora presente em cada hospital.

Atividade 2

Resposta: D. A pentalogia de Cantrell caracteriza-se por defeitos da parede abdominal supraumbilical, do esterno inferior, do diafragma, do pericárdio diafragmático e defeitos intracardíacos congênitos. Sua forma mais grave é definida por ectopia *cordis* e onfalocele. Entre as malformações cardíacas, a CIV ocorre em 100% dos casos. Pode estar associada à trissomia do 21, à do 18 e à síndrome de turner. A alteração encontrada no cariótipo desse recém-nascido é considerada uma variante da normalidade, sem significância clínica. As demais alternativas referem-se às alterações características da pentalogia de Cantrell.

Referências

5. Araujo Júnior E, Carrilho MC, Toneto BR, *et al.* Pentalogy of Cantrell: prenatal diagnosis, delivery, and immediate postnatal surgical repair. J Neonatal Surg, 2017:15;6(2):32.

6. Mallula KK, Sosnowski C, Awad S. Spectrum of Cantrell's pentalogy: case series from a single tertiary care center and review of the literature. Pediatr Cardiol 2013;34(7):1703-10.

7. Mărginean C, Mărginean CO, Gozar L, *et al.* Cantrell syndrome – a rare complex congenital anomaly: a case report and literature review. Front Pediatr 2018:17; 6:201.

8. Taee N, Goodarzi MF, Safdari M, *et al.* Pentalogy of Cantrell in full term neonate. AJP Rep. 2019;9(2):e144-e146.

9. Williams AP, Marayati R, Beierle EA. Pentalogy of Cantrell. Semin Pediatr Surg. 2019;28(2):106-110.

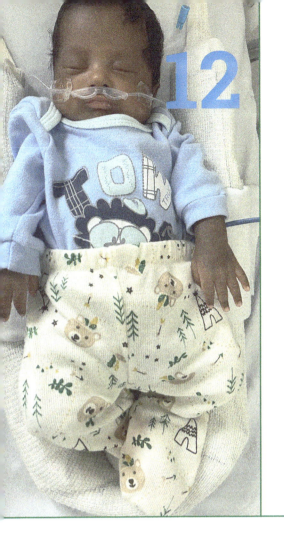

12 Trombocitopenia Neonatal

Daniela Amstalden Canton
Daniela Matos Fiorenzano

APRESENTAÇÃO DO CASO CLÍNICO

Recém-nascido pré-termo, sexo feminino, idade gestacional (IG) de 33 semanas e 6 dias, nascida em 20 de janeiro de 2020, de parto vaginal com um circular de cordão, apresentação cefálica, peso de nascimento (PN) de 2.090 g (Fenton percentil 55), estatura de 43,5 cm (Fenton percentil 46) e perímetro cefálico (PC) de 31 cm (Fenton percentil 63). Não necessitou de manobras de reanimação. Escore de Apgar 8/8/9.

Mãe com 23 anos, tercigesta, um parto e um aborto prévios. Realizou pré-natal no Hospital das Clínicas da Faculdade de Medicina da Universidade de São Paulo (HC-FMUSP). Portadora de púrpura trombocitopênica idiopática (PTI) diagnosticada aos 7 anos, sem esplenectomia, com contagem de plaquetas de 17.000/mm³ no momento do parto. Apresentou diabetes *mellitus* gestacional (DMG) controlado com dieta; e incompetência istmocervical e necessidade de cerclagem no início da gestação. Fez uso de vitaminas e prednisona 50 mq/dia.

Sorologias negativas para o vírus da imunodeficiência humana (HIV), sífilis, toxoplasmose e hepatite C; imunes para hepatite B e rubéola; pesquisa negativa de estreptococos do grupo B. Evoluiu com rotura de membrana amniótica 33 horas antes do parto e corioamnionite.

A recém-nascida evoluiu com desconforto respiratório leve a moderado em sala de parto (retração subcostal, intercostal, batimento de asa de nariz e gemência), sendo acoplada em pressão contínua de vias aéreas (CPAP) em sistema com peça T e máscara, com pressão expiratória final positiva (PEEP) de 6 cm H_2O e fração inspirada de oxigênio (FiO_2) de 21% com melhora do padrão respiratório.

Feitas as seguintes hipóteses diagnósticas:

- Recém-nascida pré-termo (RNPT) moderado, adequada para a idade gestacional (AIG), baixo peso (BP)
- Filha de mãe com PTI, DMG e incompetência istmocervical (cerclagem)
- Risco infeccioso (corioamnionite e rotura de bolsa há 33 horas)
- Desconforto respiratório precoce

Evolução

A paciente RN permaneceu em CPAP com pronga nasal com pressão expiratória final positiva (PEEP) de 6 cm H_2O e FiO_2 de 21%, suspenso com 24 horas de vida e mantida em ar ambiente.

Realizado radiografia de tórax no 1º DV que mostrou área cardíaca normal, infiltrado pulmonar peri-hilar discreto e pneumomediastino. Imagem abdominal com distribuição gasosa homogênea nos quatro quadrantes (Figura 12.1).

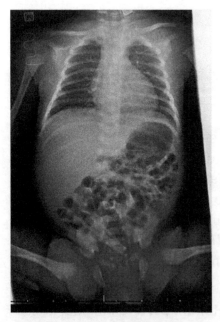

Figura 12.1. Radiografia de tórax e abdome anteroposterior.

Fonte: Acervo do Serviço de Radiologia do HC-FMUSP.

Recebeu soro de manutenção com oferta hídrica de 60 mL/kg/dia e velocidade de infusão de glicose (VIG) de 4 mg/kg/min. Iniciado dieta enteral mínima no 1º dia de vida, atingindo dieta plena em 10 dias.

1. **Frente ao paciente prematuro < 34 semanas, com risco infeccioso (rotura de membrana amniótica de 33 horas, corioamnionite), qual a melhor conduta?**

    a) Conduta expectante.

    b) Iniciar antibioticoterapia de amplo espectro.

    c) Colher hemograma, hemocultura e proteína C-reativa (PCR) e iniciar antibioticoterapia para sepse tardia.

    d) Colher hemograma (HMG) e hemocultura (HMC), iniciar antibioticoterapia para sepse precoce. Colher proteína C-reativa (PCR) entre 12 e 18 horas de vida. Se paciente assintomático, com exames normais, suspender antibiótico.

Hemograma (HMG) inicial com contagem de plaquetas de 20.000/mm³. Recebeu transfusão concentrado de plaquetas 15 mL/kg. Repetido HMG após 24 horas, com contagem de plaquetas de 46.000/mm³ (Tabela 12.1).

Tabela 12.1. Resultado de exames laboratoriais

EXAME/DATA	1º DV	3º DV	5º DV	8º DV	13º DV
Hb g/dL / Ht %	17,5/47,8	17,7/48,8	17,4/48,2	16,9/46,1	15,2/42,8
Leucócitos/mm³	13.110	11.660	18.070	14.720	14.970
Plaquetas/mm³	20.000	46.000	166.000	308.000	272.000
PCR mg/dL	36,5		7,4		
Hemocultura	negativa				
Sódio mEq/L					136/5,1
Potássio mEq/L					5,1
Uréia mg/dL					27
Creatinina mg/dL					0,41
Cálcio mg/dL					10,1
Fósforo mg/dL					8,6
Magnésio mg/dL					1,92

Fonte: Desenvolvida pela autoria.

Em decorrência de plaquetopenia, feito acompanhamento conjunto com hematologista que fez a hipótese diagnóstica de trombocitopenia autoimune devido à história materna de PTI. Indicado imunoglobulina endovenosa 1 g/kg, com novo controle de HMG após

24 horas. O objetivo era manter contagem de plaquetas acima de 50.000/mm³ na 1ª semana de vida, evitando sangramento de sistema nervoso central (SNC).

Em hemogramas subsequentes, contagem de plaquetas acima de 150.000/mm³, não recebendo nova transfusão ou imunoglobulina durante a internação. Realizou ultrassonografia (USG) transfontanela com 48 horas de vida, sem anormalidades.

Recebeu alta hospitalar no 15º dia de vida, com IG corrigida de 36 semanas, peso de 2.340 g (Fenton percentil 27), estatura de 44 cm (Fenton percentil 17) e perímetro cefálico de 30 cm (Fenton percentil 6). Encaminhada para acompanhamento no ambulatório de Hematologia infantil e Seguimento de prematuro.

DISCUSSÃO

A trombocitopenia neonatal representa o problema hematológico mais frequente nos recém-nascidos (RN) internados em unidades de tratamento intensivo (UTI) neonatais. Considera-se como valor normal de plaquetas no RN 150.000 a 450.000/mm³. Contagens inferiores a 150.000/mm³ são definidas como trombocitopenia.

A ocorrência de hemorragias é diretamente proporcional ao número de plaquetas circulantes. A trombocitopenia é classificada em:

- leve (100.000 a 150.000/mm³),
- moderada (50.000 a 99.000/mm³),
- grave (30.000 a 49.000/mm³)
- muito grave (< 30.000).

Considerada precoce quando ocorre nas primeiras 72 horas de vida e pode ser aloimune ou autoimune e em decorrência de hipóxia fetal crônica, asfixia perinatal, sepse precoce e de infecções congênitas; e tardia quando ocorre após 72 horas de vida, podendo ser autoimune, em decorrência de sepse tardia e de enterocolite necrosante.

A trombocitopenia grave ou persistente, com duração maior que 10 dias, deve ser investigada, mesmo no RN assintomático.

Suas causas podem ser congênitas ou adquiridas. Quanto à fisiopatologia, pode ocorrer por diminuição da produção, aumento da destruição (trombocitopenias imunes – mais frequente) ou mecanismo misto.

Nesse caso, a paciente apresentava trombocitopenia muito grave, precoce e decorrente de maior destruição das plaquetas por mecanismo imune devido à patologia materna (PTI), tendo permanecido assintomática durante a internação.

A trombocitopenia autoimune é mediada pela passagem transplacentária de anticorpos antiplaquetários do tipo IgG, de origem materna, que interagem com antígenos da membrana plaquetária ou levam à formação de complexos imunes, que se ligam aos receptores Fc das células reticuloendoteliais, causando a remoção das plaquetas da circulação, tanto maternas como fetais. Ocorre nos distúrbios maternos autoimunes, como lúpus eritematoso sistêmico e PTI, como nesse caso. Tanto a mãe como a RN eram trombocitopenias.

A PTI ocorre em 0,1 a 1 em cada 1.000 gestantes. A trombocitopenia neonatal (plaquetas < 150.000/mm^3) ocorre em 20% a 30% dos RN de mães com PTI e a trombocitopenia grave (plaquetas < de 50.000/^{mm3}) em 10%. Comumente, o RN é assintomático ou apresenta sangramentos leves (petéquias e equimoses). A hemorragia intracraniana é observada em 1% a 2% desses RN e seu risco diminui a partir do 3º ou 4º dia de vida.

O diagnóstico diferencial depende da época de início, da história materna e familiar, do estado clínico do RN, da idade gestacional, do uso de drogas maternas, das condições de nascimento, da presença de dismorfismos e de hepatoesplenomegalia associada.

Para o diagnóstico, é realizada coleta de hemograma com contagem plaquetária e volume plaquetário médio (plaquetas grandes provavelmente relacionam-se a um processo de destruição ou consumo, as plaquetas pequenas associam-se a um processo de diminuição da produção) e esfregaço de sangue periférico.

Pode ser necessário coleta de mielograma para diagnóstico diferencial, assim como sorologias para investigação de infecções congênitas, dosagem de anticorpos antiplaquetários no sangue materno e do RN, genotipagem plaquetária da mãe, pai e RN, cariótipo, aspirado de medula óssea, investigação de infecção e USG transfontanela.

O nadir das plaquetas geralmente ocorre entre dois e cinco dias de vida, podendo persistir por mais tempo, em especial nos pacientes amamentados no seio, os quais podem apresentar trombocitopenia persistente e os quatro meses de vida, por passagem de anticorpos antiplaquetários da classe IgA através do leite materno.

O tratamento tem como objetivo evitar a ocorrência e a gravidade de hemorragias, sobretudo de hemorragia intracraniana (HIC), o que depende da severidade da trombocitopenia. Nesse caso, a USG de transfontanela foi normal. O tratamento inclui transfusão de plaquetas, uso de imunoglobulina e corticosteroide.

Não existe um consenso sobre os valores indicativos de transfusão de plaquetas. A dosagem de 10 a 15 mL/kg em 30 minutos prevê um aumento das plaquetas de 50 a 100.000/mm³ dependendo da etiologia.

Na trombocitopenia autoimune neonatal, indica-se transfusão quando a contagem de plaquetas for inferior a 20.000/mm³ ou se houver sangramento clínico ativo. Sua eficácia é limitada em virtude dos autoanticorpos circulantes, que reagem contra as plaquetas transfundidas.

A imunoglobulina é indicada para os RN com contagem de plaquetas entre 30.000 e 50.000/mm³ ou se houver sangramento clínico, na dose de 1 g/kg intravenoso (IV). Pode ser repetida por até três vezes dependendo da resposta.

Nos casos de plaquetopenia severa e refratária ao tratamento com a imunoglobulina IV e com as transfusões de plaquetas, é sugerido o uso de corticosteroide, apesar de eficácia não comprovada. Usa-se a metilprednisolona na dose de 2 mg/kg/dia (IV) por cinco dias.

Nesse caso, foi realizada a transfusão de concentrado de plaquetas e imunoglobulina 1 g/kg IV (contagem plaquetária 20.000/mm³), com resposta satisfatória.

O diagnóstico pré-natal da doença materna auxilia no diagnóstico precoce da trombocitopenia neonatal assim como no seu tratamento, minimizando o risco de sangramento. A trombocitopenia materna é pouco preditiva da existência ou do grau de trombocitopenia fetal. O tipo de parto é definido de acordo com os critérios obstétricos.

Essas pacientes devem ser acompanhadas em serviços especializados até resolução do quadro.

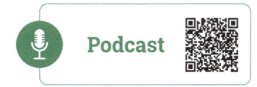

Podcast

✓ Respostas das atividades

Atividade 1

Resposta: D. Frente ao recém-nascido prematuro, com idade gestacional < 34 semanas, com risco infeccioso, é recomendável colher HMG e HMC e iniciar antibioticoterapia para tratamento de sepse precoce com ampicilina ou penicilina e amicacina ou gentamicina, dependendo do protocolo institucional. O teste de PCR é colhido entre 12 e 18 horas de vida, pois esse período torna o teste mais fidedigno. Caso o paciente evolua assintomático, com exames normais e cultura parcial ou final negativa, o antibiótico é suspenso e descartada a hipótese de infecção. A conduta expectante é mais arriscada no prematuro < 34 semanas devido à imaturidade imunológica e ao risco de infecção grave. A antibioticoterapia deve ser dirigida para os agentes mais frequentes nos primeiros 3 dias de vida. A sepse tardia ocorre após o 3º dia de vida e está relacionada, normalmente, a agentes hospitalares. Prescritas ampicilina e gentamicina pelo risco infeccioso e IG menor que 34 semanas. Após descartada infecção, suspensa antibioticoterapia no quarto dia de vida.

 Referências

1. Bertrand G, Blouin L, Boehlen F, et al. Management of neonatal thrombocytopenia in a context of maternal antiplatelet alloimmunization: expert opinion of the French-speaking working group. Arch Pediatr. 2019;26(3):191-197.

2. Gunnink SF, Vlug R, Fijnvandraat K, *et al.* Neonatal thrombocytopenia: etiology, management and outcome. Expert Rev Hematol. 2014;7(3):387-395.

3. Karakurt N, Uslu İ, Albayrak C, et al. Neonates born to mothers with immune thrombocytopenia: 11 years experience of a single academic center. Blood Coagul Fibrinolysis. 2018;29(6):546-550.

4. Khaspekova SG, Shustova ON, Golubeva NV, *et al*. Circulating antiplatelet antibodies in pregnant women with immune thrombocytopenic purpura as predictors of thrombocytopenia in the newborns. *Platelets*. 2019;30(8):1008-1012.

5. Melekoğlu NA, Bay A, Aktekin EH, *et al*. Neonatal outcomes of pregnancy with immune thrombocytopenia. Indian J Hematol Blood Transfus. 2017;33(2):211-215.

6. Resch E, Hinkas O, Urlesberger B, *et al*. Neonatal thrombocytopenia-causes and outcomes following platelet transfusions. Eur J Pediatr. 2018;177(7):1045-1052.

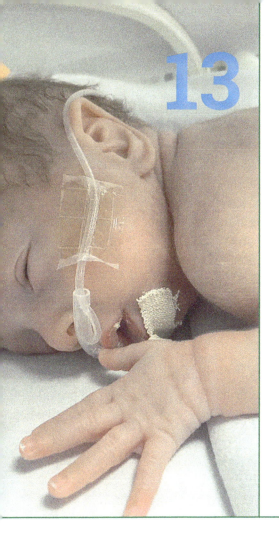

13 Aneurisma de Veia de Galeno

Daniela Matos Fiorenzano

APRESENTAÇÃO DO CASO CLÍNICO

Mãe, 26 anos, hígida, três gestações e dois partos prévios, sem intercorrências durante gestação. Negava etilismo ou tabagismo. Uso de ácido fólico e sulfato ferroso. Ultrassonografia (USG) morfológica fetal identificou aneurisma de veia de galeno e risco para coarctação de aorta. Sorologias de 3º trimestre negativas para o vírus da imunodeficiência humana (HIV), sífilis, hepatites B e C e toxoplasmose. Pesquisa para estreptococos B positiva. Devido à alteração ultrassonográfica, a gestante foi encaminhada para pré-natal de alto risco do Hospital da Clínicas da Faculdade de Medicina da Universidade de São Paulo (HC-FMUSP) no 6º mês de gestação.

Parto cesárea por alteração de vitalidade fetal em 25 de maio de 2019, fora de trabalho de parto, com idade gestacional de 35 semanas.

Recém-nascido de sexo indeterminado, com peso de nascimento (PN) de 2.050 g (Fenton percentil 10), estatura de 42,5 cm (Fenton percentil 10) e perímetro cefálico (PC) de 33 cm (Fenton percentil 50-90). Sem necessidade de manobras de reanimação em sala de parto, porém apresentou desconforto respiratório, sendo transferido para a unidade de tratamento intensivo (UTI) em pressão contínua de vias aéreas (CPAP) com pronga nasal e sistema com peça T com pressão expiratória final positiva (PEEP) de 6 cmH$_2$O e fração inspirada de oxigênio (FiO$_2$) de 100% devido à ausência de *blender* no transporte. Escore de Apgar 8/8/9. Colhido cariótipo em sala de parto.

Feitas as seguintes hipóteses diagnósticas:

- Recém-nascido pré-termo tardio, adequado para a idade gestacional, baixo peso
- Malformações fetais (USG fetal com aneurisma de veia de galeno, genitália ambígua e risco para coarctação de aorta)
- Desconforto respiratório precoce

Evolução

Ao exame físico de admissão no Centro de Terapia Intensiva Neonatal (CTIN) do Instituto da Criança e do Adolescente do HC-FMUSP (CTIN 1), apresentava sopro sistólico +/4+, sopro em fontanela anterior, pulsos e perfusão periférica adequados.

Paciente evoluiu com melhora progressiva do desconforto respiratório, com suspensão do CPAP nas primeiras 24 horas de vida, permanecendo em ar ambiente.

Exames iniciais mostraram acidose metabólica compensada com alcalose respiratória e lactato de 62, com melhora até o 4º dia de vida; hemograma normal, hiponatremia, hipercalemia e aumento de creatinina, ambos com normalização posterior (Tabelas 13.1 e 13.2).

Tabela 13.1. Resultados gasométricos

EXAME / DIAS DE VIDA	2º DV	3º DV	4º DV	7º DV
pH	7,37	7,31	7,42	7,56
pO$_2$ mmHg	72,6	85,5	78,3	86,2
pCO$_2$ mmHg	28,8	39,6	35	25,5
Bic mmol/L	16,5	19,6	23,5	22,8
BE mmol/L	-6,8	-5,8	1,7	1,3
Saturação %	97,5	98,1	99	98,5
Lactato mg/dL	62	49	23	62

Fonte: Desenvolvida pela autoria.

Tabela 13.2. Resultados de hemograma e eletrólitos

EXAME/DIAS DE VIDA	2ºDV	3ºDV	7ºDV
Hb g/dL	14,5		
Hto%	45,2		
Leucócitos/mm³	12.690		
Plaquetas/mm³	271.000		
Na mEq/L	128		134
K mEq/L	5,9		4,2
U mg/dL	42	36	13
Cr ng/dL	1,09	0,84	0,35
Mg mg/dL	1,87		1,73

Fonte: Desenvolvida pela autoria.

Radiografia de tórax anteroposterior com aumento da área cardíaca e discreto infiltrado peri-hilar. Abdome com distribuição gasosa homogênea e estômago evidente, sonda orogástrica bem posicionada (Figura 13.1).

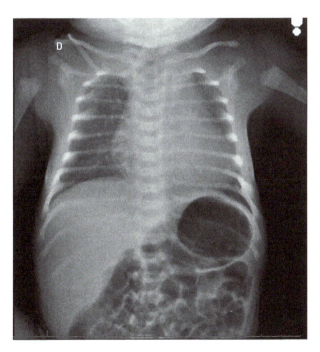

Figura 13.1. Radiografia de tórax e abdome anteroposterior.

Fonte: Acervo do Serviço de Radiologia do HC-FMUSP.

Permaneceu estável hemodinamicamente até o 3º dia de vida, quando houve piora clínica, com aumento do sopro sistólico e piora do padrão respiratório e quedas de saturação. Em discussão com a equipe de Cardiologia Pediátrica, orientado adrenalina endovenosa contínua 0,05 mcg/kg/min para vasodilatação periférica e diminuição do *shunt* e do fluxo pulmonar, além de diurético. Retornou ao CPAP, com pronga nasal, em ventilador pulmonar mecânico Bennett, PEEP de 6 cmH$_2$O e FiO$_2$ de 30% a 35%. Feita a hipótese diagnóstica de sobrecarga volêmica e insuficiência cardíaca congestiva devido ao aneurisma. Com a terapêutica instituída, houve estabilização clínica.

Nessa ocasião, o paciente apresentava insuficiência cardíaca congestiva (ICC) de alto débito em decorrência de *shunts* arteriovenosos do aneurisma da veia de Galeno, que apresenta baixa resistência vascular determinando roubo de fluxo sistêmico para dentro dessa rede arteriovenosa e, por conseguinte, o aumento do retorno venoso proveniente da veia cava superior. Com o uso do diurético e da adrenalina em dose baixa, houve estabilização do quadro.

Realizado ecocardiograma que mostrou canal arterial (CA) patente de 3 mm, forâmen oval pérvio (FOP) de 4 mm, com fluxo bidirecional, septo interventricular íntegro, abaulado para a esquerda, câmaras direitas com dilatação de grau importante. Refluxo tricúspide importante, com pressão sistólica de artéria pulmonar (PSAP) de 90 mmHg. Protrusão do tecido ductal para a luz da aorta descendente, sem obstrução ao fluxo. Fluxo reverso holodiastólico em aorta abdominal. Fração de ejeção 68%. Descartada coarctação da aorta.

No 5º dia de vida, realizada angiorressonância magnética de encéfalo, com sinais de persistência da veia prosencefálica mediana, confirmando o diagnóstico antenatal de aneurisma da veia de Galeno, provavelmente do tipo coroidal. Além de focos de restrição à difusão nos hemisférios cerebrais bilaterais, sugestivos de eventos isquêmicos recentes (Figuras 13.2 e 13.3).

---

1. **Diante da confirmação do diagnóstico de aneurisma da veia de Galeno, qual a abordagem mais adequada?**

    b) Neurocirurgia aberta para ressecção do aneurisma.

    c) Uso de anticoagulante pelo risco de trombose e isquemia cerebral.

    d) Embolização do aneurisma via cateterismo.

    e) Acompanhamento clínico.

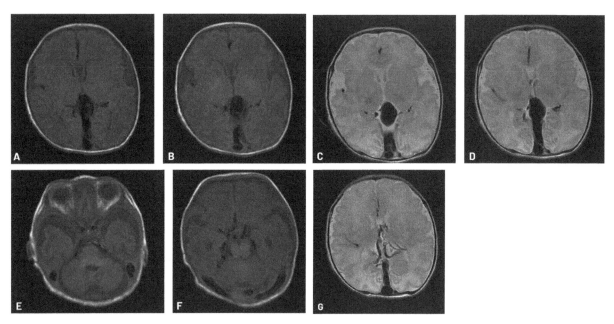

Figura 13.2. Imagens da ressonância magnética de encéfalo, corte transversal.

Fonte: Acervo do Serviço de Radiologia do HC-FMUSP.

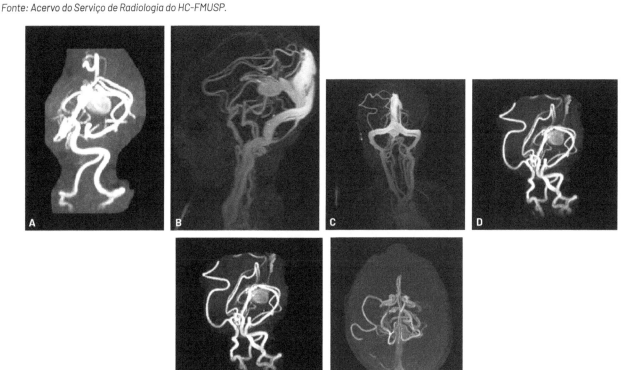

Figura 13.3. Imagens da ressonância magnética das estruturas venosas intracranianas.

Fonte: Acervo do Serviço de Radiologia do HC-FMUSP.

Diante da confirmação diagnóstica de aneurisma da veia de Galeno, foi programado, pela equipe de Neurocirurgia Pediátrica, abordagem cirúrgica. O procedimento foi realizado no 6º dia de vida e o método eleito para a abordagem foi a embolização da veia de Galeno por radiologia intervencionista. O procedimento transcorreu sem intercorrências, realizado através da cateterização da veia femoral, com melhora imediata da vascularização cerebral (Figura 13.4).

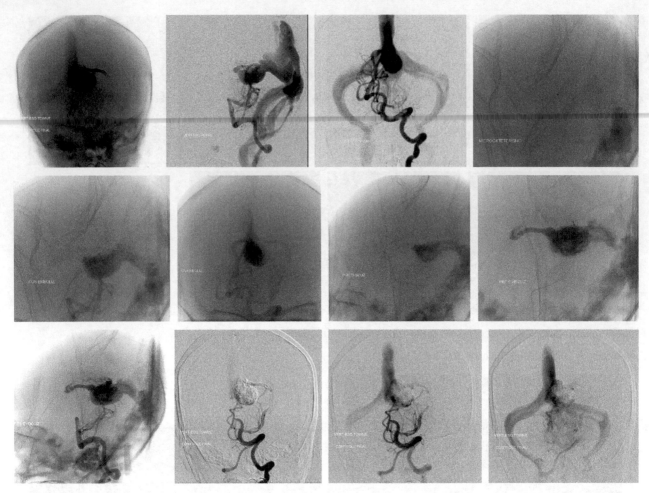

Figuras 13.4. Imagens de tomografia computadorizada de crânio durante embolização do aneurisma da veia de Galeno.
Fonte: Acervo do Serviço de Radiologia do HC-FMUSP.

Após o procedimento, paciente apresentou estabilização hemodinâmica, sendo mantido inicialmente o uso de diuréticos, mas suspensa a adrenalina intravenosa contínua. O paciente foi extubado e mantido em ar ambiente.

A USG transfontanelar, realizada cinco dias após o procedimento, identificou o material de embolização na veia de Galeno e o restante do exame ecográfico do encéfalo não mostrou anormalidades, assim como o eletroencefalograma.

Novo controle ultrassonográfico no 9º dia de vida também mostrou material de embolização na veia de Galeno determinando sombra acústica posterior, sem fluxo evidente.

O ecocardiograma de controle após o procedimento, mostrou dilatação moderada a importante de átrio esquerdo (AE), ventrículo direito (VD) com hipertrofia discreta, septo interventricular retificado, insuficiência tricúspide (IT) discreta, CA ocluído, FOP, arco aórtico sem obstruções, PSAP 48 mmHg e fração de ejeção do ventrículo esquerdo 68%. Com 9 dias de vida, novo ecocardiograma, FOP com fluxo E-D, dilatação discreta de átrio direito (AD), VD com dilatação e hipertrofia discretas, função sistólica biventricular normal, IT de grau discreto/moderado, com PSAP estimada em 35 mmHg e fração de ejeção 69%.

Realizou USG de abdome total e USG de rins e vias urinárias normais.

A investigação quanto à genitália ambígua foi feita pela equipe da Endocrinopediatria, que solicitou exames séricos hormonais e exames de imagens para identificação de gônadas. Em USG abdominal, foi possível a identificação de testículo direito justaposto à bexiga. Foi ainda solicitado avaliação da equipe da Genética, com coleta de cariótipo. Na 1ª amostra 46,XY, porém, estudo citogenético revelou cariótipo com duas linhagens celulares (sete metáfases com ausência do cromossomo Y e 23 metáfases com presença dos cromossomos sexuais X e Y), 2ª amostra teve como resultado 46,XY.

Evoluiu sem novas intercorrências, iniciada e progredida a dieta via oral. Recebeu alta com 25 dias de vida, peso de 2.330 g (Fenton percentil 3), PC de 34 cm (Fenton percentil 50), estatura de 46 cm (Fenton percentil 3-10). Encaminhado para acompanhamento ambulatorial com cardiologista pediátrico, neurocirurgião, Ambulatório de Seguimento de Puericultura, geneticista, neurologista pediátrico e endocrinologista pediátrico do Instituto da Criança do HC-FMUSP, sem sequelas neurológicas até então.

DISCUSSÃO

A veia de Galeno é uma veia cerebral profunda que recebe a drenagem das regiões anterior e central do cérebro e direciona-a para o seio da fossa posterior. A malformação da veia de Galeno decorre de conexões anormais entre os vasos intracranianos.

Origina-se da persistência da veia prosencefálica de Markowski, precursora embrionária da veia de Galeno, que costuma regredir entre as 6ª e 11ª semanas de gestação. A não regressão desse vaso embrionário favorece a persistência de múltiplos *shunts* arteriovenosos responsáveis pela sintomatologia relacionada a essa malformação. Representa 1% das malformações vasculares intracranianas e normalmente é uma malformação isolada.

São descritos dois tipos de aneurismas da veia de galeno.

- O primeiro tipo é o coroidal (dois terços dos casos), que resulta de múltiplas fontes arteriais que drenam diretamente na malformação aneurismática venosa, levando a uma dilatação importante da veia de galeno. Associa-se a quadros de ICC e pior prognóstico, achado no paciente em questão.
- O segundo tipo, o mural, é resultado de uma única fístula arteriovenosa que cursa com sintomatologia tardia na vida extrauterina e raramente é seguida de insuficiência cardíaca.

Na vida intrauterina, a apresentação inicial do aneurisma de veia de Galeno pode ser apenas a cardiomegalia, presente na radiografia precoce do paciente cujo caso é aqui descrito. A baixa resistência sistêmica leva a um menor grau de descompensação, uma vez que o fluxo na fístula ainda está diminuído. Após o nascimento, a descompensação cardíaca ocorre com maior frequência devido à elevação no fluxo circulante pelas fístulas aneurismáticas.

No caso descrito, a manifestação clínica inicial foi ICC de alto débito. Esses aneurismas podem sequestrar até 50% a 60% do débito cardíaco. O coração do recém-nascido é submetido a um aumento significativo do débito cardíaco quanto maior for a malformação vascular. Além disso, observa-se, em certos casos, baixa perfusão em algumas áreas cerebrais justamente por conta do fenômeno de roubo de fluxo, compatível com o encontrado no exame de ressonância nuclear magnética (RNM) de crânio desse paciente.

É essencial o diagnóstico precoce, o qual pode ser feito no período pré-natal, a partir da 14ª semana de gestação, por meio de USG obstétrica morfológica, mostrando dilatação cística da veia localizada na região mediana ou ligeiramente desviada da região central, situada abaixo do 3º ventrículo. São comuns ainda achados de hidrocefalia por compressão da formação cística sobre o sistema ventricular; oligoâmnio consequente ao baixo fluxo sanguíneo renal secundário à insuficiência cardíaca congestiva e à cardiomegalia, que pode ser a apresentação inicial. A hidropsia é uma complicação frequente, indicando pior prognóstico.

No caso descrito, a suspeita diagnóstica foi feita pela USG obstétrica realizada no 1º trimestre, com visualização da dilatação aneurismática da veia de galeno.

No período neonatal, a angiografia cerebral convencional é o padrão-ouro para o diagnóstico, sendo, muitas vezes, realizada como parte de um plano diagnóstico e terapêutico. A USG transfontanelar com estudo de doppler revela-se importante no diagnóstico por ser um exame facilmente disponível, não invasivo e que não requer sedação. A visualização da malformação aneurismática, permite identificar a ventriculomegalia e outras alterações do parênquima cerebral.

No caso descrito, o diagnóstico foi estabelecido por meio da angio-RNM de encéfalo, permitindo maior detalhamento da anomalia vascular, e a USG transfontanelar foi realizada após o procedimento cirúrgico e para acompanhamento no pós-operatório.

O tratamento consiste no controle hemodinâmico, uma vez que a principal manifestação clinica é a ICC, e na prevenção de sequelas como hemorragias e lesões isquêmicas cerebrais. As terapias cirúrgicas de escolha incluem derivação ventrículo peritoneal (quando há hidrocefalia importante) e ablação dos vasos que nutrem a malformação com terapia vaso-oclusiva, que atualmente é o tratamento de escolha. Consiste na passagem de um cateter arterial e injeção de N-butyl-cianoacrilato (NBCA) com agentes radiopacos, que diminuem os efeitos locais e sistêmicos provocados pelos *shunts* arteriovenosos.

O advento da terapia vaso-oclusiva mudou o prognóstico dessa malformação, possibilitando maior sobrevida para os pacientes diagnosticados precocemente no período neonatal. Na maioria dos casos, são necessárias múltiplas intervenções, evitando-se, assim, grandes alterações hemodinâmicas e maior risco de hemorragia do parênquima cerebral.

O paciente aqui descrito realizou a embolização endovascular após estabilização hemodinâmica. A evolução pós-procedimento foi favorável, sem indicação de nova abordagem.

O manejo da insuficiência cardíaca congestiva nesses pacientes é um desafio. Sabe-se que os diuréticos e a restrição de volume reduzem a pré-carga, sendo os pilares do tratamento. O uso de inotrópicos pode ser efetivo, como vimos nesse paciente.

A decisão do momento ideal para o tratamento deve envolver equipe multidisciplinar que inclua Neurocirurgia, Neuroradiologia, Neonatologia e Cardiologia. Apesar dos avanços das técnicas de embolização endovascular, as taxas de morbidade e mortalidade são elevadas: 21% a 88% e 23% a 75% respectivamente.

O prognóstico depende do momento do diagnóstico, do tamanho do aneurisma e da sintomatologia clínica. No caso descrito, o

Saiba mais

Leia o artigo disponível no link a seguir, que apresenta a revisão detalhada de um caso.

diagnóstico pré-natal favoreceu a confirmação precoce no período pós-natal. O manejo da insuficiência cardíaca congestiva previamente ao tratamento da embolização no 6º dia de vida foi essencial para melhorar o prognóstico neurológico.

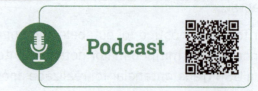

Podcast

☑ Respostas das atividades

Atividade 1

Resposta C. A abordagem do aneurisma da veia de Galeno depende da sintomatologia, da repercussão cardíaca, do tamanho do aneurisma e da idade do diagnóstico. O tratamento por cateterização e embolização do aneurisma, menos invasivo que a cirurgia aberta, é atualmente o tratamento de eleição por ser menos invasivo e ter melhorado muito a morbimortalidade desses pacientes. O uso de anticoagulante é evitado devido ao risco de hemorragia intracraniana.

Referências

1. Doumbia A, Kone Y. Malformation anévrismale de la veine de galien à Bamako à propos d'un cas. Pan African Medical Journal, 2019-34.52.
2. Goyal P, Mangla R, Gupta S, et al. Pediatric Congenital Cerebrovascular Anomalies. Journal of Neuroimaging. 2018. jon.12575.
3. Felix L, Souza AR, Queiroz AP, et al. Ultra sonografia pré-natal no diagnóstico de aneurisma da veia de Galeno. Acta Med Port 2010; 23:505-510.
4. Ibáñez Beltrán L, García Sánchez J M, Aliaga Vera J, et al. Malformación arteriovenosa de la vena de Galeno. Serie de casos. Anales de Pediatría. j.anpedi.2018.05.018
5. Martins R, Neves L, Marques R, Goulão A, Primo M, Fonseca J. Malformação aneurismática da veia de galeno: 2 casos tratados por via endovascular. Colóquios Garcia de Orta, vol.2015; 3; 1-5.
6. Puvabanditsin S, Mehta R, Palomares K, et al. Vein of Galen malformation in a neonate: A case report and review of endovascular management. World J Clin Pediatr. 2017;6(1):103-109.
7. Silva JF, Lacerda DA, Machado GH, et al. Malformação arteriovenosa da veia de Galeno no recém-nascido – relato de caso e revisão de literatura. Jornal Brasileiro de Neurocirurgia volume 27(3), 2018:231-239.

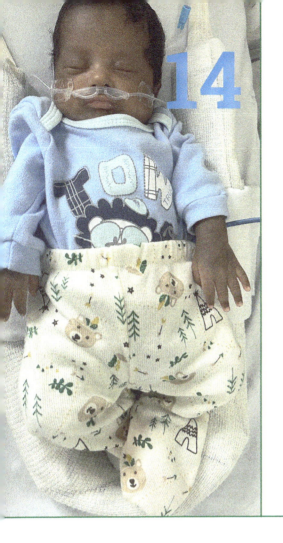

Atresia de Coanas

Clara d'Affonseca Canário
Patrícia Prado Durante

APRESENTAÇÃO DO CASO CLÍNICO

Secundigesta com um aborto anterior, sem comorbidades prévias à gestação e sem relato de uso de drogas ilícitas ou lícitas antes ou durante a gestação. Iniciou pré-natal em serviço externo, sem sorologias de 1º trimestre e com sorologias de 2º trimestre negativas para o vírus da imunodeficiência humana (HIV), sífilis, hepatites B e C, suscetível a toxoplasmose e imune à rubéola. Tipagem sanguínea A Rh-positivo.

Em seguimento pré-natal, ecografia obstétrica evidenciou suspeita de cardiopatia fetal congênita e polidrâmnio. Foi encaminhada, então, para seguimento de pré-natal no Hospital das Clínicas da Faculdade de Medicina da Universidade de São Paulo (HC-FMUSP) no 3º trimestre, tendo realizado duas consultas nesse serviço. Realizado ecocardiograma fetal com achados de defeito de septo atrioventricular total desbalanceado, com dominância ventricular esquerda e tetralogia de Fallot (valva pulmonar de 4,4mm, com Z-Escore -4,25).

A paciente evoluiu com rotura prematura de membranas ovulares em 18 de julho de 2021, com 35 semanas e cinco dias de IG. Pesquisa de *Streptococcus agalactiae* desconhecida.

Recém-nascida (RN) do sexo feminino, parto cesárea, sem trabalho de parto, às 08:47 de 27 de julho de 2021, idade gestacional de 37 semanas, bolsa rota de 9 dias, apresentação cefálica. Nasceu sem choro, hipotônica. Realizado clampeamento imediato de cordão umbilical, RN levada ao berço aquecido e realizados passos iniciais de reanimação neonatal, inclusive aspiração de vias aéreas superiores, com saída de grande quantidade de secreção hialina.

Auscultada frequência cardíaca menor que 100 batimentos por minuto (bpm), mantendo apneia, cianose central e tônus diminuído. Monitorizada e iniciada ventilação com pressão positiva (VPP) com dispositivo manual com peça em T, com recuperação da frequência cardíaca, porém mantendo cianose (aferição de saturação 50%) e apneia. Após segundo ciclo de VPP com técnica adequada e titulação de FiO_2 até 100%, optado por intubação orotraqueal, sem sucesso devido à grande quantidade de secreção hialina à laringoscopia.

A RN foi intubada após quarta tentativa, com cânula 3,5 cm e fixada em 8 cm em lábio superior, atingindo saturação-alvo, evoluindo com melhora da cianose e mantendo frequência cardíaca acima de 100 bpm. Recebeu escore de APGAR 6/8/8.

Antropometria ao nascimento: peso de 2.464 g (percentil 19 da curva de Fenton), comprimento de 46 cm (percentil 26 da curva de Fenton) e perímetro cefálico 33 cm (percentil 52 da curva de Fenton). Classificada como RN a termo, adequada para a idade gestacional.

Encaminhada à UTI neonatal logo após o nascimento. À admissão no Centro de Terapia Intensiva Neonatal 1 (CTIN-1) do Instituto da Criança e do Adolescente do HC-FMUSP, encontrava-se em ventilação invasiva com dispositivo manual com peça em T e foi acoplada à ventilação mecânica, confortável, sem sinais de desconforto respiratório.

Inicialmente mantida em jejum com soro de manutenção em veia periférica, passada a sonda orogástrica (SOG) e realizada a de radiografia de tórax e abdome pela suspeita de atresia de esôfago pelo histórico de polidrâmnio em ultrassonografia obstétrica (Figura 14.1).

Passada a SOG sem dificuldades, com topografia em estômago, sendo descartada atresia de esôfago, conforme visualizado à

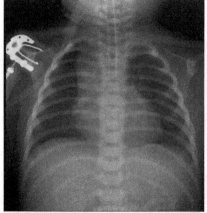
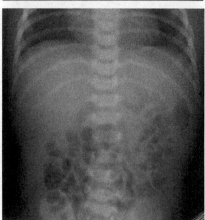

Figura 14.1. Radiografia de tórax e abdome.

Fonte: Acervo do Serviço de Radiologia do HC-FMUSP.

radiografia (Figura 14.1), bem como visto cânula orotraqueal bem locada, pulmões bem expandidos, sem atelectasias ou condensações. A paciente foi monitorada e foram realizados cuidados de rotina da recém-nascida (vitamina K e vacina contra hepatite B).

Ainda no dia 27 de julho, na primeira hora de vida, realizado ecocardiograma transtorácico, com os seguintes achados:

- defeito de septo atrioventricular total, boa abertura de valva ventricular única balanceada para ambas as câmaras ventriculares;
- tetralogia de Fallot (ampla comunicação interventricular do tipo via de entrada com extensão para via de saída, mau alinhamento subaórtico, com a aorta cavalgando o septo em aproximadamente 50%, desvio anterossuperior do septo infundibular, causando estreitamento moderado da via se saída do ventrículo direito e valva pulmonar de folhetos espessados, com anel valvar de dimensões reduzidas – Z escore -2,8);
- persistência do canal arterial (1 mm) e comunicação interatrial do tipo fossa oval (13 mm).

---

1. **Frente aos achados ecocardiográficos, qual a melhor conduta neste momento?**
   a) Acompanhamento clínico.
   b) Iniciar imediatamente o uso de prostaglandina E1 para manter canal arterial patente de modo a favorecer o fluxo sistêmico.
   c) Iniciar imediatamente o uso de prostaglandina E1 para manter canal arterial patente de modo a favorecer o fluxo pulmonar.
   d) Acompanhamento clínico e observação rigorosa após queda da pressão da artéria pulmonar, pois pode haver aumento do fluxo sanguíneo para o pulmão com consequente congestão pulmonar e comprometimento da dinâmica respiratória.

Solicitada a avaliação da Cardiologia para seguimento em conjunto.

A paciente foi mantida em parâmetros ventilatórios baixos e foi extubada ainda no primeiro dia de vida, com aproximadamente cinco horas de vida, mantendo-se, incialmente, confortável em respiração espontânea em ar ambiente, com episódios intermitentes e autolimitados de desconforto respiratório de resolução espontâ-

Tabela 14.1. Exames laboratoriais

Hemograma:
Hemoglobina 16,1 g/dL
Hematócrito 47,1%
Leuco 12.530/mm³
(segmentados 62,3%; linfócitos 24,1%; monócitos 12,5%; basófilos 0,8%; eosinófilos 0,3%)
Plaquetas 224.000/mm³
PCR: 5,4 mg/L
Cariótipo: 46, XX

Fonte: Desenvolvida pela autoria.

nea. Iniciada dieta enteral com fórmula de partida logo após extubação, via SOG, com boa aceitação.

Devido ao risco infeccioso relacionado à rotura prematura de membranas ovulares por mais de 18 horas, foram coletados os primeiros exames com 18 horas de vida (28 de julho).

Em 29 de julho, no terceiro dia de vida o RN evoluiu com piora do padrão respiratório, com importante queda de saturação de pulso de oxigênio, tiragens da musculatura subcostal, de fúrcula e intercostal. Avaliada pela equipe de Fisioterapia, com tentativas de aspiração de vias aéreas superiores, sem progressão de sonda de aspiração por ambas as narinas. Foi inicialmente acoplada a CPAP em 30 de julho, sem apresentar melhora do quadro respiratório.

Submetida a ventilação não invasiva no modo *bilevel*, mantendo desconforto respiratório importante. Solicitada nova radiografia de tórax para avaliar possíveis complicações pulmonares.

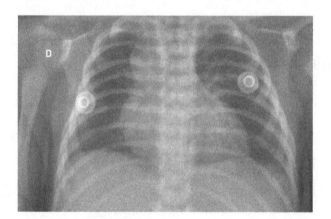

Figura 14.2. Radiografia de tórax.
Fonte: Acervo do Serviço de Radiologia do HC-FMUSP.

Ainda no dia 29 de julho, como a paciente não apresentava aparentes causas pulmonares para o desconforto respiratório, em associação à não progressão da sonda de aspiração por ambas as narinas, aventada a hipótese de atresia de coanas e solicitada a avaliação da equipe de Otorrinolaringologia (ORL).

Em 30 de julho, devido à suspeita diagnóstica e à manutenção do desconforto respiratório, a paciente foi novamente intubada. Após a intubação difícil com múltiplas tentativas devido ao edema de laringe, foi avaliada pela equipe da ORL no mesmo dia, com realização de nasofibroscopia no leito, com confirmação do diagnóstico de atresia de coanas bilateral.

Solicitada a tomografia de seios da face sem contraste, conforme sugerido pela especialidade, com os seguintes achados: estreitamento ósseo dos segmentos posteriores das cavidades nasais, com obliteração posterior e bilateral das coanas por membrana/componente de partes moles e secreção.

O estreitamento ósseo bilateral é determinado por espessamento do vômer e curvatura na parede medial dos seios maxilares (mais acentuada à direita); achados compatíveis com atresia de coanas.

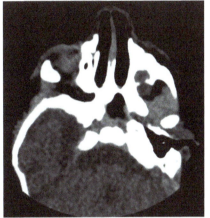 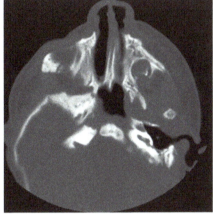 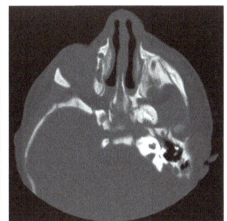

Figura 14.3. Corte axial de tomografia computadorizada mostrando atresia coanal bilateral (componente ósseo).

Fonte: Acervo do Serviço de Radiologia do HC-FMUSP.

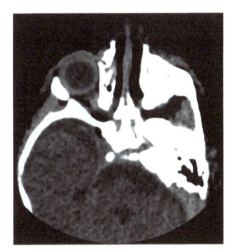

Figura 14.4. Corte axial de tomografia computadorizada mostrando atresia coanal bilateral (obliteração por membranas/partes moles e secreção).

Fonte: Acervo do Serviço de Radiologia do HC-FMUSP.

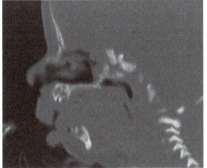

Figuras 14.5. Cortes sagitais de tomografia computadorizada mostrando atresia coanal bilateral.

Fonte: Acervo do Serviço de Radiologia do HC-FMUSP.

Ainda nessa tomografia de seios da face, evidenciados sinais de malformação das orelhas internas, notando-se: vestíbulos acentuadamente hipoplásicos e rudimentares; canais semicirculares não caracterizados ou rudimentares; e sinais de hipoplasia das espiras médias e apicais das cócleas, com aspecto de "cóclea desenrolada" (hipoplasia coclear tipo 4); alteração da forma do conduto auditivo interno esquerdo "em funil". Estrutura tubular na face posterior das pirâmides petrosas.

As alterações vestibulococleares descritas, em associação à atresia de coanas e à cardiopatia congênita, são sugestivas de associação de CHARGE (coloboma ocular, cardiopatia congênita, atresia de coanas, retardo de crescimento, anomalias genitais/urinárias, anomalia dos pavilhões auriculares, surdez). Solicitada a avaliação da equipe de Genética, que iniciou acompanhamento em conjunto.

Após laudo de tomografia de seios da face conclusivo para atresia de coanas, programada a cirurgia de correção pela ORL. Para ampliar investigação, realizadas ultrassonografias de abdome, rins e vias urinárias e transfontanela em 02 de agosto, sem alterações.

Tabela 14.2. Coletados exames pré-operatórios em 3 de agosto

Hemograma: Hemoglobina 14,2 g/dL Hematócrito 41,6% Leucócitos 7.660/mm^3 (segmentados 38,2%; linfócitos 40,5%; monócitos 17,8%; eosiófilos 2,6%; basófilos 0,9%) Plaquetas 477.000/mm^3
Eletrólitos: Sódio 146 mEq/L Potássio 4,4 mEq/L Cálcio total 9,2 mg/dL Magnésio 1,61 mg/dL Fósforo 7,2 mg/dL Cloro 112 mEq/L
Bilirrubina total 9,55 mg/dL Bilirrubina indireta 9,16 mg/dL Bilirrubina direta 0,39 mg/dL
Proteína C-reativa (PCR) 2,2 mg/L
Ureia 7 mg/dL Creatinina 0,61 mg/dL

Fonte: Desenvolvida pela autoria.

A paciente foi submetida ao procedimento endoscópico transnasal de correção da atresia de coanas bilateral em 5 de agosto de 2021, sob anestesia geral, sem intercorrências ou sangramentos excessivos no intraoperatório.

ATRESIA DE COANAS

2. Quais os cuidados após a cirurgia de correção da atresia de coana?

a) Extubação imediata e CPAP nasal.

b) Manter o recém-nascido com sonda nasal para evitar a recorrência da atresia de coana.

c) Aplicar corticosteroide nasal e evitar manipulação nasal.

d) Nenhuma das anteriores.

A paciente recebeu antibioticoprofilaxia com cefazolina e dexametasona como anti-inflamatório. Decidido pela equipe da ORL não colocar tubo nasal devido ao aumento de risco de estenose pós-cirúrgica. Evoluiu estável hemodinamicamente no pós-operatório, sem necessidade de expansões ou uso de medicações vasoativas. Foi mantida intubada até a primeira reavaliação da ORL em 9 de agosto, no quarto dia de pós-operatório, via nasofibroscopia no leito, evidenciando coanas pérvias bilateralmente, sem contraindicação da especialidade para extubação traqueal.

Realizada extubação no mesmo dia, mantida apenas com oxigênio na incubadora, objetivando saturação-alvo de 75%, devido à cardiopatia congênita, até dia 12 de agosto, e cateter nasal 0,1 L/min até dia 17 de agosto. Segue em ar ambiente desde então.

A paciente segue sob regime de internação hospitalar, em transição de enteral via sonda orogástrica para dieta oral, em acompanhamento com fonoaudiologia. Mantém seguimento em conjunto com Cardiologia, Genética e Otorrinolaringologia, sem contraindicações das especialidades para alta hospitalar.

DISCUSSÃO

Atresia de coanas é uma doença rara, caracterizada pela ausência de continuidade unilateral ou bilateral da parede posterior da cavidade nasal.

Apesar de os estudos epidemiológicos envolvendo atresia de coanas não serem frequentes, sua ocorrência é estimada em 1:5.000 a 1:8.000 nascimentos. Há prevalência duas vezes maior no sexo feminino e a apresentação unilateral é a mais comum (60% a 70% dos casos). Em aproximadamente 70% dos casos, há acometimento

> **Saiba mais**
>
> A maior complicação cirúrgica é a estenose da coana abordada, tornando-se necessária nova abordagem cirúrgica. Há alguns fatores que parecem contribuir para a reestenose das coanas, como atresia bilateral, associação com outras malformações e a presença de refluxo gastroesofágico. Para mais informações sobre o tema, consultar o estudo disponível em:
>
>

ósseo e membranoso, sendo rara a apresentação com comprometimento exclusivo ósseo.

Há associação em até 30% dos casos com Síndrome de CHARGE, uma associação multifatorial, caracterizada pela presença de ao menos quatro das seguintes anormalidades: atresia de coanas; coloboma; cardiopatias; retardo de crescimento; anormalidades genitais e de pavilhão auditivo.

A suspeita da atresia de coanas é clínica quando não há passagem de sonda de aspiração até a nasofaringe. A confirmação diagnóstica pode ser realizada mediante exame endoscópico ou tomografia computadorizada de seios da face, que auxiliam na diferenciação em mista ou óssea, e facilita a programação cirúrgica.

Quando unilateral, tal malformação pode não ser detectada durante a infância. Entretanto, quando é bilateral, deve ser suspeitada quando o recém-nascido apresentar sinais de asfixia e cianose que melhoram com o choro. Comparativamente, crianças com atresia unilateral são diagnosticadas, em média, entre os quatro meses e três anos de vida, enquanto crianças com tal malformação bilateral são diagnosticadas, em média, aos três meses. Para manter as vias aéreas pérvias, pode ser utilizada cânula de McGovern ou intubação orotraqueal, até que seja realizada correção cirúrgica.

O tratamento cirúrgico pode ser realizado de diversas maneiras, como transnasal, transantral, transpalatal e transseptal, e pode ser colocado *stent* para manter as coanas pérvias, por 4 a 6 semanas no pós-operatório. Ainda não há consenso na literatura quanto à melhor abordagem cirúrgica ou à necessidade de colocar *stent* para manter a perviedade do canal.

A paciente descrita no caso foi diagnosticada na primeira semana de vida, em tempo mais precoce que a média referida na literatura, com abordagem cirúrgica endoscópica transnasal, sem implante de *stent* no intraoperatório.

Após levantamento bibliográfico, verificamos que não há consenso na literatura quanto à melhor abordagem cirúrgica ou mesmo protocolada condução do pós-operatório. A paciente deste presente relato parece ter mais chances de reestenose do conduto, segundo levantado na literatura, pois apresentava atresia bilateral, com possível associação com Síndrome de CHARGE.

Respostas das atividades

Atividade 1

Resposta A. Nesse caso, há a presença do defeito de septo átrio ventricular completo, o que favorece, após a diminuição da pressão da artéria pulmonar, aumento do fluxo para o pulmão, levando à congestão. Porém, nesse paciente, em especial, há também um estreitamento de saída da pulmonar, o que pode funcionar como uma "bandagem fisiológica", diminuindo a chance de uma cogestão pulmonar significativa. O uso de prostaglandina E1 estaria indicado, se houvesse comprometimento significativo ao fluxo pulmonar. Nesse caso, a opção foi fazer o acompanhamento clínico até fechamento do canal arterial e a averiguação da ocorrência de hipofluxo pulmonar devido ao estreitamento moderado da via se saída do ventrículo direito e da valva pulmonar de folhetos espessados.

Atividade 2

Resposta: C. Após a cirurgia de correção de atresia de coana, a presença de dispositivos nasal pode favorecer a formação de tecido de granulação, interferindo no processo de cicatrização normal, podendo resultar em estenose do sítio cirúrgico, portanto o paciente não é mantido com sonda nasal no pós-operatório. A extubação depende das condições clínicas do paciente, sendo prudente a extubação traqueal após a reavaliação do cirurgião e contraindicado o uso de CPAP no pós-operatório. O uso de corticosteroide nasal tem ação anti-inflamatória, diminuindo edema local, que pode favorecer a recuperação pós-operatória.

Referências

1. Attya H, Callaby M, Thevasagayam R. Choanal atresia surgery: outcomes in 42 patients over 20 years and a review of the literature. Eur Arch Otorhinolaryngol. 2021 Jul;278(7):2347-2356.
2. Brown OE, Pownell P, Manning SM. Choanal atresia: a new anatomic classification and medical implications. Laryngoscope 1986;106(1 Pt 1):97.
3. Cedin AC, Atallah ÁN, Andriolo RB, *et al*. Surgery for congenital choanal atresia. Cochrane Database of Systematic Reviews 2012, Issue 2.
4. Pagon RA, Graham JM, Zonana J, *et al*. Coloboma, congenital heart disease and choanal atresia with multiple anomalies: CHARGE association. Journal of Pediatrics 1981;99(2):223-7.

15 Doença de Von Willebrand

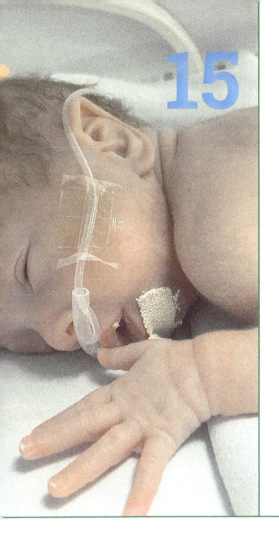

Carolina Carraro Braga
Daniela Matos Fiorenzano

APRESENTAÇÃO DO CASO CLÍNICO

Mãe primigesta, 20 anos de idade, realizou pré-natal externo e no Hospital das Clínicas da Faculdade de Medicina da Universidade de São Paulo (HC-FMUSP), 13 consultas. Portadora de doença de Von Willebrand (VW) tipo 2B, em acompanhamento com hematologia. Fez uso de progesterona, ácido fólico e sulfato ferroso na gestação. Sorologias do primeiro e terceiro trimestres negativas para vírus da imunodeficiência humana (HIV), sífilis (VDRL), hepatites B e C e toxoplasmose; imune para citomegalovírus e rubéola. Pesquisa de estreptococos do grupo B negativa. Como antecedentes pessoais, mãe, avó materna e tio materno portadores de doença de VW tipo 2B.

Recém-nascido prematuro (RNPT), sexo feminino, idade gestacional (IG) de 35 semanas e quatro dias, nascida em 3 de setembro de 2019, parto cesárea sob anestesia geral, com difícil extração (dois minutos e 46 segundos após indução anestésica), com bolsa rota no ato. Peso ao nascimento (PN) de 1.750 g (Fenton percentil < 1), estatura de 42 cm (Fenton percentil 2) e perímetro cefálico de 31,5 cm (Fenton percentil 18). Sem necessidade de manobras de reanimação em sala de parto. Escore de Apgar 9/9/10.

Ao exame físico imediato, notados hematomas em membros inferiores e hemiface direita, ferimento cortocontuso em região parietal esquerda de 1 cm com sangramento ativo volumoso. Realizada sutura pela equipe de neonatologia, com fio mononylon 5-0, em sala de parto. Colhido hemograma de cordão.

---

1. **Sobre a recém-nascida descrita, as hipóteses diagnósticas iniciais a serem feitas em sala de parto seriam:**

   b) RNPT moderada; adequada para idade gestacional (AIG); baixo peso (BP); depressão perinatal após a anestesia geral; filha de mãe com doença de VW tipo 2B.

   c) RN termo, pequena para a idade gestacional (PIG), muito baixo peso (MBP); tocotrauma; risco infeccioso; filha de mãe com doença de VW tipo 2B.

   d) RNPT tardia, PIG, BP; filha de mãe com doença de VW tipo 2B; tocotrauma (hematomas e ferimento cortocontuso parietal esquerdo).

   e) RNPT extrema, AIG, MBP; tocotrauma; plaquetopenia neonatal grave.

À admissão no Centro de Terapia Intensiva Neonatal 1 (CTIN – 1) do Instituto da Criança e do Adolescente do HC-FMUSP, a RN encontrava-se em ar ambiente, em bom estado geral.

SNAPPE II: 12 Taxa de mortalidade de 1,1%

Evolução

Introduzida a dieta enteral logo após o nascimento, porém, no segundo dia de vida (DV), a RN evoluiu com vômitos e distensão abdominal, sendo necessário mantê-la em jejum, iniciar soro de manutenção com oferta hídrica de 80 mL/kg/dia e velocidade de infusão de glicose (VIG) de 4 mcg/kg/min. Feito *screening* infeccioso (hemograma, hemocultura e proteína C-reativa (PCR)), com resultados normais. Reiniciada dieta enteral no quarto dia de vida (DV), com possibilidade de progressão até dieta plena.

No hemograma colhido do cordão umbilical, descrita a presença de macroplaquetas. hemograma colhido da RN; descrição de plaquetas agregadas (Tabela 15.1).

Tabela 15.1. Resultado de exames laboratoriais

EXAME/DIA	1º DV	2º DV	3º DV
Hb g/dL Ht %	15,7/46	13/34,7	12,1/32,9
Leucócitos/mm³	11.160	10.590	12.010
Seg./Linf.%	51,4/32,3	63,4/21	61,2/21,1
Eo./Basof. %	5,9/1	1,8/0,8	1,6/0,4
Monócitos %	9,4	13	11,7
Plaquetas/mm³	macroplaquetas	agregadas	agregadas
PCR mg/dL	0,8		
Hemocultura	negativa		

Fonte: Desenvolvida pela autoria.

Iniciado seguimento conjunto com equipe de Hematologia Pediátrica devido ao histórico materno. Orientada coleta de novo hemograma, com envio de lâmina para leitura no laboratório de hematologia, coagulograma e cofator de ristocetina (para avaliação da atividade do fator de VW) e fator VIII.

Na leitura da lâmina enviada ao laboratório de hematologia, a contagem de plaquetas era normal. Após resultado do cofator de ristocetina (19%), confirmado diagnóstico de doença de VW (Tabela 15.2).

Tabela 15.2. Resultados de exames laboratoriais

EXAME/DIA	2º DV	3º DV	7º DV	13º DV	30º DV
Tempo de trombina seg	17	20,1			25,8
TTPA/R	67,1 segs/2,15	44,6 segs/1,5	48,6 segs/1,63		42 segs./1,41
TP/INR/AP		17,8/1,21/70%			16,6/1,12/82%
Fator VIII		76%	146%		116%
Fator VW		125%	177%	132%	64%
Atividade fator VW %		19%	40%	22%	106%

Fonte: Desenvolvida pela autoria.

Devido ao ferimento cortocontuso parietal visto em sala de parto, realizada a ultrassonografia (USG) transfontanelar no 2º dia de vida, evidenciado hemorragia intraparenquimatosa em região têmporo-occiptal direita medindo 2,4 × 1,2 × 2,2cm. Em discussão com a equipe de Hematologia, orientadas transfusão de plaquetas e reposição do fator VIII + fator de VW, na dose de 70 UI/kg endovenoso por 5 dias (iniciada no 3º dia de vida).

---

2. Após o achado ultrassonográfico, qual seria a conduta mais adequada?

a) Solicitar avaliação da equipe de Neurologia Infantil, realização de USG transfontanelar semanal para seguimento evolutivo do sangramento e realização de exame de imagem complementar para ampliar a investigação diagnóstica.

b) Medida diária do perímetro cefálico e realização de eletroencefalograma para investigação de crises convulsivas subclínicas.

c) Conduta expectante, com novo controle ultrassonográfico no 30º dia de vida.

d) Solicitar avaliação da equipe de Neurocirurgia Infantil para considerar realização de derivação ventriculoperitoneal a depender da evolução do perímetro cefálico.

Iniciado acompanhamento com a equipe de Neurologia Infantil, com orientação de controle ultrasonográfico semanal e realização de angiorressonância de crânio.

Repetida a USG transfontanelar no sexto dia de vida, com foco de hemorragia em região têmporo-occiptal direita em reabsorção. Novo controle ultrassonográfico com um mês e quatro dias de vida, com total desaparecimento da imagem.

No 9º dia de vida, realizada a ressonância neuromagnética (RNM) de crânio que evidenciou hematoma intraparenquimatoso no polo temporal direito, com redução dos espaços liquóricos regionais, medindo 2 × 1,8 × 1 cm, sem desvio das estruturas centromedianas. Sem indicação de conduta neurocirúrgica.

Com 15 dias de vida, a paciente evoluiu com enterorragia, sendo aventada a hipótese diagnóstica de alergia à proteína do leite de vaca. Recebeu vitamina K 1 mg endovenosa e plasma fresco 15 mL/Kg. Rediscutido o caso com a Hematologia, decidiu-se manter reposição de fator VIII e fator VW até normalização da atividade do fator de VW e controle do sangramento gastrointestinal. Recebeu a última dose com 30 dias de vida. Orientada a dieta de exclusão para a mãe e trocada a fórmula infantil de partida por fórmula de aminoácidos livres.

A paciente recebeu alta hospitalar com um mês e cinco dias de vida, com orientação de fórmula de aminoácidos e seio materno, com dieta materna de exclusão de leite de vaca e derivados. Evoluiu sem novos sinais de sangramento e com dosagem de fator VIII e fator VW normais. Encaminhada para acompanhamento no Ambulatório de Seguimento de Prematuro do Instituto da Criança, Hematologia Pediátrica, Gastroenterologia Pediátrica e Neurologia Pediátrica.

DISCUSSÃO

A doença de Von Willebrand é a doença hereditária da coagulação de maior prevalência, atingindo cerca de 1% da população geral. Caracteriza-se por anormalidades quantitativas ou qualitativas do fator de VW. Na maioria dos casos, a herança é autossômica dominante, afetando sexo masculino e feminino igualmente. Somente 0,1(1%) dos pacientes são sintomáticos.

Habitualmente, os exames de triagem mostram uma contagem plaquetária normal e tempo de tromboplastina parcial ativada (TTPa) pouco alargado.

O fator de VW é uma glicoproteína existente no plasma e na membrana das plaquetas formada por multímeros de diversos pesos moleculares. Sua concentração plasmática normal é cerca de 10 mg/mL. Diferentemente da maioria dos fatores da coagulação, adquire atividade funcional durante a vida fetal.

Sintetizado por células endoteliais e megacariócitos, o fator de VW promove a adesão plaquetária ao endotélio vascular em locais de lesão por meio da ligação entre um receptor da superfície das plaquetas e o subendotélio exposto. Atua também mediando a aglutinação das plaquetas entre si. Protege o fator VIII da degradação plasmática, sendo, portanto, necessário para manter os níveis normais do fator VIII. Seus níveis podem estar temporariamente aumentados em resposta a estresse, exercício físico, infecção e inflamação e durante a gestação.

A doença é classificada em três tipos:

- **Tipo 1**: 75% a 80% dos casos. Defeito quantitativo do fator de VW. Herança autossômica dominante. Há diminuição do Ag plasmático do fator VW, da função do fator VW e do nível de fator VIII. O grau de diminuição é o que determina a gravidade do sangramento.

- **Tipo 2**: 15% a 20% dos casos. Deve-se a alterações qualitativas/funcionais do fator VW. Herança autossômica dominante ou recessiva. São descritas quatro variantes decorrentes de mutações genéticas:
  - 2A – perda da função de ligação plaquetária do fator VW (10% a 15%).
  - 2B – aumento da ligação do fator VW às plaquetas, o que paradoxalmente resulta no sequestro de plaquetas e do fator VW na circulação, aumentando o risco de hemorragias. Caracteriza-se por um valor de aglutinação plaquetária induzida pela ristocetina aumentado (devido à ligação aumentada entre plaquetas e o fator VW). As plaquetas aglutinam-se espontaneamente ou por concentrações de ristocetina baixas e o cofator da ristocetina está aumentado. Em concentrações tão baixas, no plasma normal, não ocorre a aglutinação.
  - 2M – diminuição da ligação do fator VW às plaquetas e níveis reduzidos do fator VW.
  - 2N – há diminuição da afinidade do fator VW ao fator VIII da coagulação. Pode confundir-se com a hemofilia A.
- **Tipo 3**: forma grave e rara da doença, caracterizada pela ausência do fator de VW. Herança autossômica recessiva.

Nos tipos 1 e 3, o déficit do fator VW reduz a adesão plaquetária e, consequentemente, causa alterações da hemostasia. Já no tipo 2, alterações funcionais do fator VW é que causam diminuição da adesão plaquetária ou da adesão do fator VIII.

Na grande maioria dos casos, a doença é assintomática. Deve-se suspeitar da doença nos pacientes com sangramento inexplicável, que tenham histórico familiar de diástase hemorrágica ou quando há manifestações hemorrágicas leves a moderadas, como: contusões com formação de hematomas em mínimos traumas; sangramento mucoso; sangramento em pequenos cortes cutâneos; ou sangramento prolongado após procedimentos cirúrgicos. Mais frequentes nos tipo 1 e 2.

No caso descrito, a gestante tinha o diagnóstico da doença do tipo 2B e histórico de familiares afetados, sem história de complicações hemorrágicas durante a gestação.

As manifestações hemorrágicas tornam-se menos severas com a idade. A terapêutica estrogênica e a gravidez diminuem a incidência de hemorragias nessas pacientes. Quando os níveis do fator VIII e do fator VW são muito baixos, o risco de hemorragias durante a gestação é grande, justificando o uso de desmopressina ou de terapia de reposição com fator VIII e de VW; sobretudo nas portadoras do tipo 2. No caso em questão, a paciente não recebeu terapêutica específica durante a gestação e não apresentou hemorragias no pré ou no pós-parto.

Sangramentos no pós-operatório são comuns, representam a maior complicação materna e a maior causa de óbito. Decorrem de atonia uterina. O parto cesárea não é obrigatório, devendo-se ponderar o risco materno.

Raramente ocorrem petéquias e púrpura, pois as plaquetas têm função preservada. Podem ocorrer outros sangramentos, como:

- Epistaxe (60%)
- Hemorragias gastrointestinais (10%)
- Menorragias (35% a 65%)
- Gengivorragias (35%)

> Nas formas graves, em que os níveis do fator VIII são baixos, podem ocorrer hemartroses e hematomas intramusculares graves.

O diagnóstico laboratorial pode ser difícil. O coagulograma pode ser feito como teste de rastreio, porém é pouco sensível: o tempo de protrombina (TP) é normal, o TTPA pode ser normal ou pouco alargado e a contagem de plaquetas é normal.

Os testes diagnósticos incluem a dosagem do fator VIII plasmático, que é diminuída em 90% dos pacientes com quadro clínico moderado ou grave e normal nos casos leves da doença. A dosagem do antígeno plasmático do fator VW pode ser normal se houver alterações qualitativas do fator VW e a determinação da atividade do cofator da ristocetina, que mede a capacidade do fator VW em aglutinar plaquetas na presença da ristocetina, é o mais sensível e específico na detecção da doença.

O diagnóstico é confirmado quando os níveis do antígeno VW plasmático estiverem diminuídos (< 30%) ou a atividade do fator VW for diminuída (< 30%). O diagnóstico pré-natal da doença de VW já é possível por meio de estudos genéticos.

O tratamento envolve o controle do sangramento. Pode-se tentar substituir o fator em déficit ou tentar induzir a produção do fator de VW como emprego de substâncias como a desmopressina. A escolha do tipo de tratamento depende do subtipo da doença e do objetivo imediato.

A desmopressina é um análogo da vasopressina (HAD), que induz aumento dos níveis do fator VIII e estimula a liberação fator de VW no plasma. Pode ser útil na doença tipo 1, mas não tem benefícios nos outros tipos. No subtipo 2B, pode haver piora da trombocitopenia.

Para os pacientes com tipo 2 ou 3 da doença, o tratamento é feito pela substituição do fator de VW por infusão de concentrados intermediários de pureza do fator VIII, que contêm componentes do fator VW. O objetivo é manter a atividade dos fatores entre 50% e 100% por até 14 dias nos casos de sangramentos mais graves ou procedimentos cirúrgicos maiores.

O tempo de tratamento varia de acordo com a gravidade do sangramento. Em pacientes com trombocitopenia, considerar transfusão de plaquetas se o sangramento não for controlado.

No caso descrito, foi realizada a transfusão de plaquetas inicialmente, após o diagnóstico da hemorragia intracraniana, e administrados fatores VIII e de VW até normalização dos valores e controle dos sangramentos.

Outras terapêuticas disponíveis descritas são:

- Terapia estrogênica;
- Agentes hemostáticos locais inibidores da fibrinólise, em especial nos casos de sangramento nasal e/ou oral;
- Drogas antifibrinolíticas que são usadas como profilaxia no pré-operatório.

☑ Respostas das atividades

Atividade 1

Resposta: C. A idade gestacional e o peso de nascimento conhecidos em sala de parto permitem a classificação dessa recém-nascida como RNPT tardia (idade gestacional 34 – 36 6/7 semanas); pequena para a idade gestacional (percentil de peso inferior ao percentil 10 da curva de referência – Fenton) e baixo peso (peso de nascimento entre 1.500 e 2.500 g). O histórico materno (pessoal e familiar) de doença de VW tipo 2B é relevante e obrigatoriamente deve ser investigado nessa RN, uma vez que a herança pode ser autossômica dominante ou recessiva e a paciente apresenta hematomas e sangramento em sala de parto. O escore de Apgar foi 9/9/10 e, portanto, não apresentou depressão perinatal. O tocotrauma é uma lesão provocada em consequência do trabalho de parto e/ou parto e, como essa RN apresenta um ferimento cortocontuso em região parietal esquerda de 1 cm, foi definido como tal. Não apresentava resultado de dosagem de plaquetas, portanto não é possível fazer a hipótese de plaquetopenia.

Atividade 2

Resposta: A. Na doença de VW tipo 2, pode ocorrer desde sangramento leve até sangramento grave. A ocorrência de sangramento de sistema nervoso central (SNC) é a manifestação clínica mais temida e grave, o que torna necessária, nesses pacientes, a avaliação neurológica específica, não só durante a internação, mas também após a alta hospitalar para acompanhamento do seu desenvolvimento neurológico a longo prazo. A hemorragia intraparenquimatosa pode cursar com crises convulsivas na sua evolução que raramente passam despercebidas, mas não cursa com dilatação ventricular; desta forma, a medida do perímetro cefálico isoladamente não é suficiente para indicar sua progressão e piora do prognóstico neurológico. A USG transfontanelar é o melhor exame a ser realizado para acompanhamento evolutivo da hemorragia por ser um exame de fácil realização, feito à beira do leito, sem necessidade de sedação ou exposição do RN à irradiação. Idealmente, deve ser realizada toda semana para seguimento do paciente. A complementação diagnóstica com outros exames de imagem é recomendada quando há instabilidade clínica.

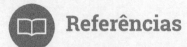

Referências

1. Boban A, Lambert CM, Hermans C. VWF-FVIII concentrates in the treatment of inherited von Willebrand disease: A single-centre retrospective study. Haemophilia. 2019;25(4):e300-e303.

2. Castaman G, James PD. Pregnancy and delivery in women with von Willebrand disease. Eur J Haematol. 2019;103(2):73-79.

3. Colling ME, Friedman KD, Dzik WH. In vitro assessment of von Willebrand factor in cryoprecipitate, antihemophilic factor/VWF complex (human), and recombinant von Willebrand factor. Clin Appl Thromb Hemost. 2019;25:1076029619873976.

4. Kruse-Jarres R, Johnsen JM. How I treat type 2B von Willebrand disease [published correction appears in Blood. 2018 May 17;131(20):2272]. Blood. 2018;131(12):1292-1300.

5. Leebeek FW, Eikenboom JC. Von Willebrand's disease. N Engl J Med. 2016;375(21):2067-2080.

6. Margaret E Rick, MD. Treatment of Von Willebrand disease. Up to date – September 2019.

7. Margaret E Rick. Cilnical presentation and diagnosis of Von Willebrand disease. Up to Date – September 2019.

8. Moonla C, Akkawat B, Kittikalayawong Y, et al. Bleeding symptoms and von Willebrand factor levels: 30-Year experience in a tertiary care center. Clin Appl Thromb Hemost. 2019;25:1076029619866916.

9. Proud L, Ritchey AK. Management of type 2b von Willebrand disease in the neonatal period. Pediatr Blood Cancer. 2017;64(1):103-105.

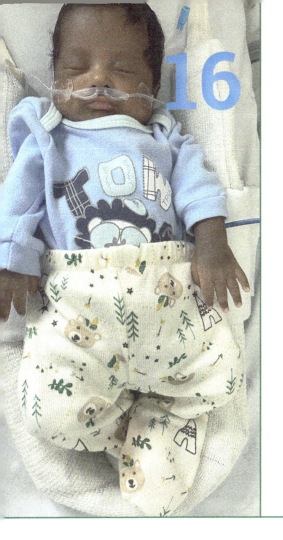

16 Encefalocele Occipital

Mariana Rocha Figueiredo
Laura Emília Monteiro Bigelli Cardoso

APRESENTAÇÃO DO CASO CLÍNICO

Mãe com 20 anos de idade, secundigesta, com um parto prévio, sem comorbidades. Em ultrassonografia (USG) morfológica fetal, identificado encefalocele (63,5 mm × 41,6 mm) com cerebelo herniado e ecocardiograma fetal com aumento de câmaras direitas. Casal não consanguíneo. Durante o pré-natal a gestante fez uso de sulfato ferroso e de ácido fólico. Sorologias não reagentes para HIV, toxoplasmose, sífilis, hepatites C e B; imune para rubéola. Tipagem sanguínea A Rh-positivo.

Gestante encaminhada com oito meses de gestação para acompanhamento no Hospital das Clínicas da Faculdade de Medicina da Universidade de São Paulo (HC-FMUSP), realizando três consultas de pré-natal, sendo encaminhada ao Grupo de Apoio Integral (GAI), com um único atendimento. Definido, durante a gestação, prognóstico fetal/neonatal indeterminado.

Recém-nascido a termo (RNT), sexo feminino, idade gestacional (IG) de 38 semanas, nascida de parto cesariana em 24 de junho de 2019, bolsa rota no ato, peso ao nascimento (PN) de 2.710 g (Fenton percentil 23), comprimento de 45 cm (Fenton percentil 7), perímetro cefálico (PC) não aferido devido a dificuldades impostas pela malformação anatomica, perímetro torácico de 30 cm e perímetro abdominal de 29,5cm.

Nasceu hipotônico, bradicárdico e sem esforço respiratório, necessitou de três ciclos de ventilação com pressão positiva com máscara e sistema com peça T, com pressão positiva expiratória final (PEEP) de 6 cmH$_2$O, pressão positiva inspiratória (Pinsp) de 20 cmH$_2$O e fração inspirada de oxigênio (FiO$_2$) titulada até 100%. Houve melhora da frequência cardíaca, mas manteve respiração irregular, sendo intubada com cânula 3,5 de diâmetro, fixada em 8 cm no lábio superior. Escore de Apgar 4/6/7.

Ao exame físico inicial, apresentava face com retrognatia, condução respiratória *(drive)* pobre, volumosa protuberância em região occipital com área de perda de continuidade da pele e equimoses (Figuras 16.1 e 16.2).

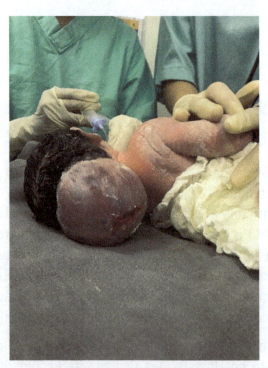

Figura 16.1. Imagem mostrando massa volumosa occipital com perda de continuidade da pele em região occipital.

Fonte: Acervo do CTIN 1 do Instituto da Criança e do Adolescente do HC-FMUSP.

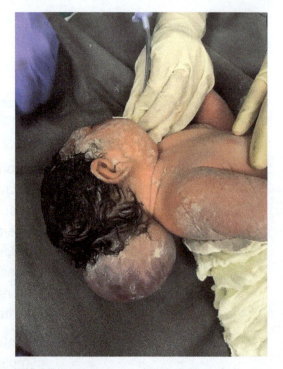

Figura 16.2. Imagem mostrando massa volumosa occipital.

Fonte: Acervo do CTIN 1 do Instituto da Criança e do Adolescente do HC-FMUSP.

À admissão no Centro de Terapia Intensiva Neonatal 1 (CTIN - 1) do Instituto da Criança e do Adolescente do HC-FMUSP, a RN encontrava-se intubada em ventilação mecânica intermitente sincronizada (SIMV) com pressão de suporte (PSV), com os seguintes parâmetros ventilatórios: PEEP 6 cmH$_2$O, Pinsp 13 cmH$_2$O, PSV 12 cmH$_2$O, tempo inspiratório (Tinsp) 0,45 segundos, frequência respiratória (FR) 25 ciclos por minuto (cpm), FiO$_2$ de 21% e pressão media das vias aeras (MAP) 7,9 cmH$_2$O.

Passado cateter venoso umbilical. Observe os resultados dos exames descritos nas Tabelas 16.1 e 16.2.

Tabela 16.1. Resultados de gasometria, eletrólitos e função renal

pH	7,44
PaO$_2$ mmHg	91,8
PaCO$_2$ mmHg	32,5
Bicarbonato de sódio mmol/L	23,3
Base excess (BE) mmol/L	-2,1
Lactato mg/dL	14
Sódio mEq/L	140
Potássio mEq/L	4,3
Cloro mEq/L	108
Fósforo mg/dL	5,8
Cálcio mg/dL	9,5
Ureia mg/dL	20
Creatinina mg/dL	0,78

Fonte: Desenvolvida pela autoria.

Tabela 16.2. Resultados do Hemograma

Hemoglobina g/dL	13,5
Hematócrito %	38,2
Leucócitos/mm³	10410
Índice neutrofílico	0
Plaquetas/mm³	211.000
Proteína C-reativa mg/L	0,3

Fonte: Desenvolvida pela autoria.

Permaneceu em jejum, com sonda orogástrica aberta, soro de manutenção com oferta hídrica (OH) de 60 mL/kg/dia, velocidade de infusão de glicose (VIG) de 4 mg/kg/minute, fentanil 1 mcg/kg/hora e cefuroxima devido à aparência de ruptura da encefalocele occipital.

Realizadas tomografia computadorizada (TC) de crânio e ressonância neuromagnética (RNM) de crânio com volumosa encefalocele occipital e saco herniário contendo meninges, líquido cefalorraquidiano (LCR), sistema ventricular e parênquima supra e infratentorial. Sem herniação de seios durais (Figuras 16.3 e 16.4).

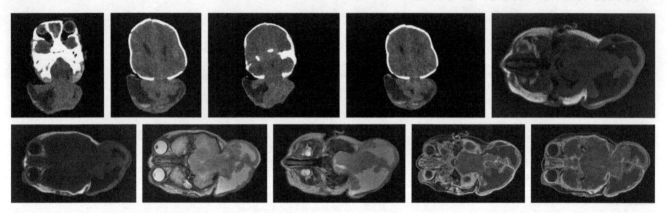

Figuras 16.3. Imagens de corte transversal de TC crânio mostrando descontinuidade óssea da região occipital e massa volumosa com conteúdo anecoico e denso.

Fonte: Acervo do Serviço de Radiologia do HC-FMUSP.

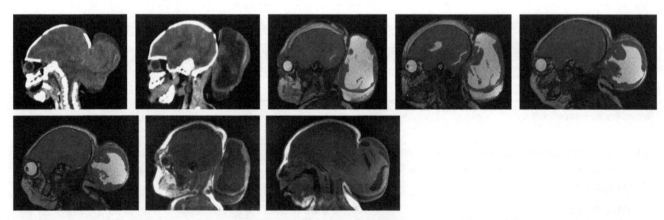

Figura 16.4. Imagens de corte Longitudinal de TC crânio mostrando descontinuidade óssea da região occipital e massa volumosa com conteúdo anecoico e denso.

Fonte: Acervo do Serviço de Radiologia do HC-FMUSP.

A Figura 16.5 demonstra o padrão vascular da massa occipital.

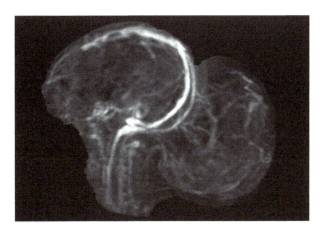

Figura 16.5. Imagem de corte longitudinal de ângio-TC de crânio mostrando vascularização de massa occipital.

Fonte: Acervo do Serviço de Radiologia do HC-FMUSP.

Laudo descritivo da TC de crânio e da RNM de crânio:

- Desproporção craniofacial, com predomínio da face.
- Descontinuidade na calota craniana occipital mediana, por cerca de 4 cm, por onde se protrai volumoso saco herniário, medindo 8,7 × 8,2 × 5 cm (CC × LL × AP) composto por meninges, líquido cefalorraquidiano (LCR), cornos posteriores dos ventrículos laterais, lobos occipitais, partes dos lobos parietais e temporais, cerebelo e tronco encefálico de aspecto dismórfico.
- Destacam-se áreas de perda tecidual corticossubcorticsal associados a focos de marcado hipossinal no SWI difusos no parênquima encefálico herniado e delineando os ventrículos laterais, relacionados a depósito de hemossiderina.
- Material hemático formando nível líquido nos cornos occipitais dos ventrículos laterais.
- Tórcula deslocada superiormente.
- Sem herniação de seios durais que apresentam calibre e fluxo preservado.
- Sem sinais de trombose venosa.
- Acentuada alteração morfológica do diencéfalo sem distinção estrutural.
- Corpo caloso não caracterizado.
- Restante dos ventrículos laterais com dimensões reduzidas. III e IV ventrículos não individualizados.

- Cisternas basais, fissuras encefálicas e sulcos corticais com dimensões reduzidas.
- Hematoma subgaleal frontoparietal esquerdo medindo 0,6 cm no plano coronal.
- Terço superior da medula cervical deslocado e comprimido posteriormente com hidrossiringomielia dos segmentos visualizado desde o nível da quinta vertebra cervical (C5).
- Ausência de realces anômalos pós-contraste. Material hidratado preenche as mastoides e cavidades timpânicas.

Conclusão: volumosa encefalocele occipital com saco herniário contendo meninges, LCR, sistema ventricular e parênquima supra e infratentorial. Sem herniação de seios durais.

Cariótipo: 46 XX.

Eletroencefalograma: atividade de base descontínua e difusamente desorganizada, caracterizada por maior teor de ondas lentas irregulares teta e delta, carência de ritmos fisiológicos e de diferenciação anteroposterior. Trechos de atenuação difusa da atividade elétrica cerebral (com duração de até cinco segundos). Ausência de paroxismos epileptiformes.

Ecocardiograma (eco) doppler: comunicação interatrial tipo fossa oval – disfunção sistólica biventricular. Fração de ejeção (FE) de 48% no segundo dia de vida.

Ultrassonografia de abdome: vesícula biliar com conteúdo compatível com bile espessa. Cateter venoso na veia porta. Bexiga com grande repleção (21,6 mL).

---

1. **Considerando a apresentação clínica do caso e resultado dos exames, qual a melhor conduta a ser tomada?**
   a) Instituir tratamento paliativo.
   b) Iniciar medicação vasoativa com a finalidade de melhorar insuficiência cardíaca e, após estabilização, indicar correção da Encefalocele.
   c) Extubação traqueal e manutenção da RN em ar ambiente.
   d) Expansão com solução salina a 0,9%, pois a paciente apresentava sinais clínicos de desidratação.

Hipóteses diagnósticas

- Recém-nascida a termo (RNT), adequada para a idade gestacional (AIG)
- Encefalocele occipital volumosa
- Retrognatia
- Insuficiência respiratória
- Disfunção biventricular + comunicação interatrial (CIA) de 2mm com FEVE 48% (em 25/06)

Indicada a cirurgia corretiva pela neurocirurgia no quarto dia de vida. A paciente recebeu vancomicina e ceftazidima na indução anestésica e concentrado de hemácias no intraoperatório.

Realizada dissecção de planos da dura-máter, abertura invertida de cisto da encefalocele, amputação de córtex do cerebelo bilateralmente, hemostasia e durotomia primária. Procedimento transcorreu sem intercorrências (Figura 16.5).

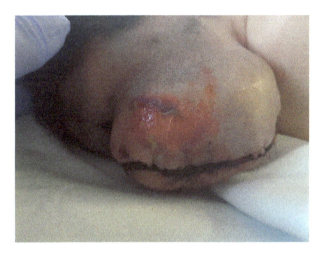

Figura 16.6. Imagem pós-operatória da correção da encefalocele occipital.
Fonte: Acervo do CTIN 1 do Instituto da Criança e do Adolescente do HC-FMUSP.

Permaneceu intubada, em ventilação mecânica intermitente sincronizada (SIMV) com frequência respiratória de 30 cpm, Tinsp 0,4 segundos, Pisp 11 cm H_2O, PEEP 6 cm H_2O, FiO_2 25%.

Mantida com antibioticoterapia de amplo espectro vancomicina 15 mg/kg/dose a cada 12 horas e ceftazidima 50 mg/kg/dose a cada 12 horas; fentanil 0,5 mcg/kg/hora, aumentado posteriormente para 1 mcg/kg/hora. Devido a pulsos finos, recebeu expansão 10 mL/kg.

Exames do pós-operatório descritos nas Tabelas 16.3 e 16.4.

Tabela 16.3. Resultados de hemograma

Hemoglobina g/dL	17,2
Hematócrito %	45,3
Leucócitos/mm³	6.570
Índice neutrofílico	0
Plaquetas/mm³	161.000

Fonte: Desenvolvida pela autoria.

Tabela 16.4. Resultados de gasometria arterial, eletrólitos e função renal

pH	7,45
PaO$_2$ mmHg	93,9
PaCO2 mmHg	22,7
Bicarbonato de sódio mmol/L	15,7
Base excess (BE) mmol/L	−5,5
SaO2 %	98,2
Lactato mg/dL	39
Sódio mEq/L	140
Potássio mEq/L	7
Cloro mEq/L	116
Fósforo mg/dL	6,7
Magnésio mg/dL	1,97
Cálcio iônico mg/dL	4,5
Cálcio total mg/dL	8,8
Ureia mg/dL	17
Creatinina mg/dL	0,55
Bilirrubina total/indireta mg/dL	9,43/9,22

Fonte: Desenvolvida pela autoria.

No primeiro dia do pós-operatório, a paciente apresentou espasmos de membros, sendo considerados a equivalente convulsivo, recebeu ataque de fenobarbital 20 mg/kg/dia e deixada com dose de manutenção 4 mgkKg/dia.

Não necessitou de medicações vasoativas, liberada a dieta no primeiro do pós-operatório e progredida até dieta plena por sonda nasogástrica, permaneceu em ventilação mecânica com condução respiratória (drive) pobre.

No segundo dia pós-operatório, apresentou hiponatremia e diminuição da diurese. Feito hipótese diagnóstica de Síndrome da Secreção Inapropriada do Hormônio Antidiurético (SSIADH).

Tabela 16.5. Resultados de hemograma

Hemoglobina g/dl	11,6
Hematócrito %	31,9
Leucócitos/mm³	11.050
Índice neutrofílico	0
Plaquetas/mm³	201.000
Proteína C-reativa mg/L	5,9

Fonte: Desenvolvida pela autoria.

Tabela 16.6. Resultados de gasometria arterial, eletrólitos e função renal

pH	7,48
PaO_2 mmHg	166,8
$PaCO_2$ mmHg	22,7
Bicarbonato de sódio mmol/L	16,8
Base excess (BE) mmol/L	-4,9
SaO_2 %	98,8
Lactato mg/dL	14
Sódio mEq/L	120
Potássio mEq/L	4,8
Cloro mEq/L	99
Magnésio mg/dL	1,58
Cálcio iônico mg/dL	4,53
Ureia mg/dL	26
Creatinina mg/dL	084
Nível sérico de fenobarbital	23,6
Proteína total/albumina	3,9/2,1

Fonte: Desenvolvida pela autoria.

Recebeu restrição hídrica e reposição de sódio. Realizado nova TC de crânio após a cirurgia, a qual descartou hidrocefalia.

Evoluiu dependente de ventilação mecânica, estabilização da SSIADH e hiponatremia, com evidente comprometimento neurológico. Com 40 dias de vida permitiu desmame da ventilação mecânica e extubação. Mantida em ventilação com pressão positiva intermitente nasal (NIPPV) até 3 meses e 13 dias, quando foi passada para pressão positiva contínua em vias aéreas (CPAP) nasal com PEEP de 5 cmH$_2$O e FiO$_2$ 21%.

Durante toda a internação, a paciente foi acompanhada pelas equipes de Neurocirurgia, de Neurologia Pediátrica e de Cuidados Paliativos e Dor; assim como acompanhamento com fisioterapeuta, nutricionista, assistente social e psicóloga.

Frente à condição clínica incapacitante grave, irreversível e de limitação de vida, uma vez que apresentava dependência de suporte ventilatório por comprometimento neurológico grave, discutido com equipe multiprofissional, com participação ativa da família, respeitando-se crenças e valores, foi optado por priorizar medidas de conforto, limitar medidas terapêuticas desnecessárias, evitar procedimentos dolorosos, com conforto e alívio de sintomas físicos. Paciente evoluiu para óbito com três meses e 21 dias de vida e foi mantido suporte emocional à família, após a morte, no período de luto.

DISCUSSÃO

A encefalocele é um defeito congênito do fechamento do tubo neural, durante o desenvolvimento fetal, em que ocorre uma herniação de cérebro e/ou das meninges através de um defeito na calota craniana, sendo a forma mais comum occipital (75%). O defeito do osso occipital ocorre nas primeiras quatro semanas de embriogênese. Entretanto, pode ocorrer em toda a extensão do crânio. A associação com hidrocefalia é frequente.

A maioria dos defeitos de fechamento do tubo neural pode ser diagnosticada com ultrassonografia morfológica durante o segundo trimestre de gestação. A imagem demonstra descontinuidade do osso do crânio e o conteúdo da encefalocele pode ser anecogênico ou denso, demonstrando presença de líquido ou conteúdo cerebral, respectivamente, como foi visto na paciente do caso descrito.

A grande maioria dos defeitos abertos do tubo neural está relacionada a causas multifatoriais. Entretanto, é de consenso, na literatura, a importância da reposição de ácido fólico para as fases do desenvolvimento embrionário, pois essa vitamina do complexo B participa de diversos processos do metabolismo celular. Por isso, o Ministério da Saúde preconiza a administração preventiva de ácido fólico no período pré-gestacional na dose de 5 mg/dia, 60 a 90 dias antes da concepção.

Contudo, deve-se considerar que, mesmo havendo a suplementação correta dessa vitamina, ela não é capaz de prevenir plenamente a ocorrência de defeito de fechamento do tubo neural. A gestante em questão fez uso de ácido fólico durante a gestação.

A incidência de encefalocele está entre 1:3000 e 1:10.000, representa 10% a 20% de todos os disrafismos cranioespinais. Aproximadamente 90% envolvem a linha média.

O prognóstico depende da localização e do tamanho do conteúdo herniado. Frequentemente o tecido neural herniado é não funcional e, por isso, sua remoção no momento da correção cirúrgica é irrelevante para o futuro desenvolvimento neurológico. No caso aqui descrito, havia conteúdo cerebral no interior da encefalocele e, durante a cirurgia, houve ressecção de parte desse conteúdo; e a paciente apresentava, desde o nascimento, uma condução respiratória pobre e comprometimento neurológico evidente, inclusive cursando com síndrome convulsiva.

A encefalocele pode resultar em paralisia de membros superiores e inferiores, incoordenação da musculatura esquelética, atraso do desenvolvimento neuropsicomotor (DNPM), problemas de visão, convulsões e comprometimento da condução respiratória *(drive)*.

A paciente do caso relatado apresentava malformação maior de sistema nervoso central (SNC), com comprometimento da condução respiratória e outras funções neurológicas de forma irreversível e incapacitante para a sobrevivência, o que determinou a decisão conjunta da equipe multiprofissional, com participação da família, de oferecer conforto à paciente e acolhimento familiar.

A participação ativa da família durante a internação e a ajuda nos cuidados da paciente foram muito importantes para o entendimento da doença e aceitação da evolução natural da mesma.

✓ Respostas das atividades

Atividade 1

Resposta B. Em paciente com insuficiência respiratória provavelmente devido à malformação encefálica, ecocardiograma com disfunção ventricular, fração de ejeção de ventrículo esquerdo de 48% (normal > 55%), devemos iniciar medicação vasoativa, com ação de inotropismo e melhora da pós-carga, como a dobutamina. Após estabilização, indicar a correção da encefalocele. O tratamento paliativo, de conforto, deverá ser uma opção após o acompanhamento clínico, caso seja definido como uma doença clínica incapacitante grave, irreversível e de limitação de vida, com anuência da família e do corpo clínico. O paciente não deve ser extubado, pois tem insuficiência respiratória. Não há indicação de volume, pois está com insuficiência cardíaca e não há indícios de desidratação. Devido a disfunção biventricular em ecocardiograma e repercussão hemodinâmica (pulsos finos e perfusão > 5 segundos), iniciado dobutamina 5 mcg/kg/minuto. Suspensa a medicação vasoativa após 48 horas em decorrência de estabilização clínica e hemodinâmica. Permaneceu com sonda vesical no pré e pós-operatório.

📖 Referências

1. Bernardi ME, de Bortoli BKZ, Mezzomo DM, *et al*. Encefalocele occipital: revisão bibliográfica com um relato de caso. Evidência, 2019: *19*(1), 73-84.
2. Markovic I, Bosnjakovic P, Milenkovic Z. Occipital encephalocele: cause, incidence, neuroimaging and surgical management. Curr Pediatr Rev. 2020;16(3):200-205.
3. Murthy PS, Kalinayakanahalli Ramkrishnappa SK. Giant occipital encephalocele in an infant: a surgical challenge. J Pediatr Neurosci. 2019;14(4):218-221.
4. Rewane A, Munakomi S. Embryology, central nervous system, malformations. [Updated 2021 Mar 6]. In: StatPearls [Internet]. Treasure Island (FL): StatPearls Publishing; 2021 Jan-.
5. Vargo JD, Hasan A, Andrews BT. Identification and management of cranial anomalies in perinatology. Clin Perinatol. 2018;45(4):699-715.

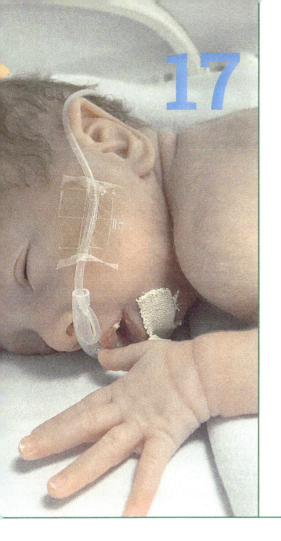

17 Perfuração Gástrica em Recém-Nascido Prematuro

Patrícia Prado Durante

APRESENTAÇÃO DO CASO CLÍNICO

Mãe com 37 anos de idade, seis gestações, quatro partos e um aborto, tipagem sanguínea O Rh+. Portadora de hipertensão arterial crônica, diabetes *mellitus* gestacional controlado com dieta, bexiga neurogênica e depressão. Fez uso de metildopa, anlodipina, levopromazina, ácido acetilsalicílico e nitrofurantoína profilática durante a gestação.

Realizou pré-natal no Hospital das Clínicas da Faculdade de Medicina da Universidade de São Paulo (HC-FMUSP) desde o primeiro trimestre. Evoluiu com doença hipertensiva específica da gestação (DHEG) e oligoâmnio (índice 4 de líquido amniótico - ILA). Sorologias negativas para o vírus da imunodeficiência humana (HIV), sífilis (VDRL), toxoplasmose e hepatite C. Imune para hepatite B e rubéola.

Recém-nascido do sexo feminino, idade gestacional (IG) de 34 semanas e quatro dias, nascido em 2 de maio de 2019, parto cesariana, raquianestesia com bupivacaína, fentanil e morfina, devido ao oligoâmnio e às comorbidades maternas. Bolsa rota no ato. Apresentação cefálica. Peso de nascimento (PN) de 2.280 g (Fenton percentil 40), estatura de 43 cm (Fenton percentil 11), perímetro cefálico (PC) de 30,5 cm (Fenton percentil 15).

Nasceu hipotônico e com respiração irregular, necessitou de um ciclo de ventilação com pressão positiva com peça em T e máscara, com pressão positiva expiratória final (PEEP) de 6 cmH$_2$O e fração inspirada de oxigênio (FiO$_2$) de 21%, com melhora do padrão respiratório. Manteve desconforto respiratório com tiragens intercostais, gemência audível sem estetoscópio e batimento de haletas nasais – boletim de Silverman Andersen (BSA) de 5. Mantido em pressão positiva contínua de vias aéreas (CPAP). Escore de Apgar 7/7/8. Tipagem sanguínea A Rh+ Coombs direto negativo.

Classificado como recém-nascido prematuro (RNPT) tardio, adequado para a idade gestacional (AIG), baixo peso (BP).

À admissão no Centro de Terapia Intensiva Neonatal 1 (CTIN – 1) do Instituto da Criança e do Adolescente do HC-FMUSP, encontrava-se em CPAP com PEEP de 6 cmH$_2$O e FIO$_2$ 21%, suspenso com 10 horas de vida. Permaneceu em ar ambiente desde então.

Escore SNAPPE II: 8 (mortalidade 0,3%).

Realizada radiografia de tórax anteroposterior (AP) devido ao desconforto respiratório, evidenciados área cardíaca no limite superior da normalidade, discreto infiltrado pulmonar perihilar, cânula orogástrica locada no estômago e distribuição gasosa homogênea no segmento superior do abdome (Figura 17.1).

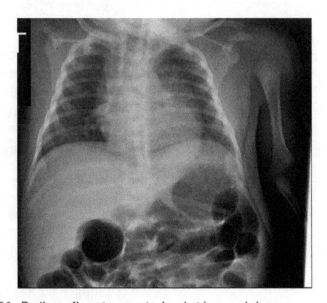

Figura 17.1. Radiografia anteroposterior de tórax e abdome.

Fonte: Acervo do Serviço de Radiologia do HC-FMUSP.

PERFURAÇÃO GÁSTRICA EM RECÉM-NASCIDO PREMATURO

1. **Frente ao que foi apresentado, opte abaixo pelas hipóteses diagnósticas inicias para esse recém-nascido:**

   b) Recém-nascido a termo, adequado para a idade gestacional, baixo peso; filho de mãe com hipertensão arterial crônica, doença hipertensiva específica da gestação, diabetes *mellitus* gestacional, bexiga neurogênica; depressão perinatal e desconforto respiratório precoce.

   c) Recém-nascido pretermo moderado, pequeno para a idade gestacional; oligoâmnio; Síndrome do Pulmão Úmido; risco infeccioso.

   d) Recém-nascido pretermo tardio, adequado para a idade gestacional, baixo peso; filho de mãe com hipertensão arterial crônica, doença hipertensiva específica da gestação, diabetes *mellitus* gestacional, bexiga neurogênica; desconforto respiratório precoce.

   e) Recém-nascido pré-termo, pequeno para a idade gestacional, extremo baixo peso; síndrome do desconforto respiratório; asfixia perinatal.

Foi iniciada dieta enteral (fórmula láctea de termo) 5 mL a cada três horas, via sonda orogástrica (SOG). No segundo dia de vida (DV), o recém-nascido (RN) evoluiu com resíduo gástrico bilioso e volumoso associado à distensão abdominal. Foi mantido em jejum com SOG aberta e soro de manutenção com oferta hídrica de 80 mL/kg/dia e velocidade de infusão de glicose (VIG) de 5,5 mcg/kg/min. Apresentou pico febril de 38 °C, sendo colhidos exames de triagem infecciosa e iniciado antibioticoterapia com ampicilina e gentamicina. Solicitada radiografia de abdome.

Radiografia de tórax e abdome AP rodado, campos pulmonares com aeração característica e área cardíaca desviada para a direita. Abdome com imagem de pneumoperitônio contrastando as cúpulas diafragmáticas (Figura 17.2).

A Figura 17.3 Imagem de tórax e abdome em AP, com pneumoperitônio desenhando o fígado, contrastando a cúpula diafragmática e o estômago com paredes irregulares. SOG posicionada no estômago.

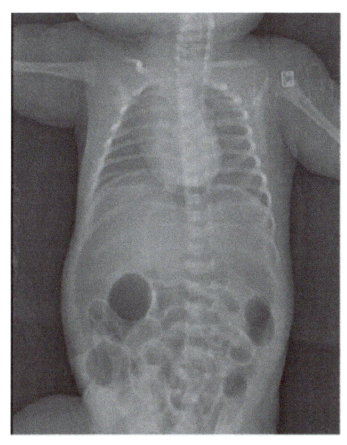

Figura 17.2. Radiografia AP de tórax e abdome.
Fonte: Acervo do Serviço de Radiologia do HC-FMUSP.

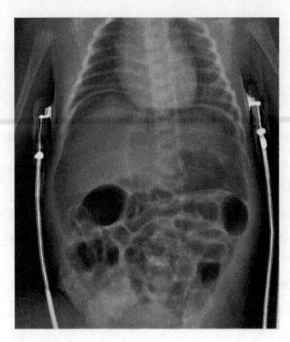

Figura 17.3. Radiografia AP de tórax e abdome.
Fonte: Acervo do Serviço de Radiologia do HC-FMUSP.

A Figura 17.4 demonstra a imagem da radiografia de tórax e abdome em decúbito lateral esquerdo, com volumoso pneumoperitônio contrastando o fígado.

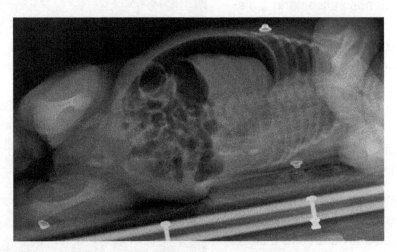

Figura 17.4. Radiografia AP em decúbito lateral esquerdo de tórax e abdome.
Fonte: Acervo do Serviço de Radiologia do HC-FMUSP.

Paciente evoluiu com crises de apneia e quedas de saturação de pulso de oxigênio, necessitando de suporte ventilatório. Submetido à intubação orotraqueal com cânula 3,5 de diametro, fixada em 8,5 cm no lábio superior. Permaneceu em ventilação mandatória intermitente sincronizada (SIMV), com frequência respiratória (FR) de 30 cpm, FiO_2 de 21%, PEEP de 6 cmH_2O, Pinsp de 16 cmH_2O e Tinsp de 0,45 segundos. Pressão média de vias aéreas (MAP) de 8 cmH_2O. Necessitou de duas expansões com solução salina a 0,9%, devido a diminuição da diurese.

2. **Diante do achado radiológico de pneumoperitônio, quais os possíveis diagnósticos diferenciais?**
   a) Enterocolite necrosante.
   b) Perfuração intestinal espontânea.
   c) Perfuração intestinal secundária a malformações intestinais, como volvo e divertículo de Meckel.
   d) Perfuração gástrica traumática.
   e) Todas as anteriores.

Frente ao diagnóstico de pneumoperitônio, realizada drenagem de urgência pela equipe de cirurgia infantil com dreno de Penrose em fossa ilíaca esquerda, sob anestesia local com xilocaína e sedoanalgesia com fentanil. Houve saída de ar e de grande quantidade de líquido amarelo citrino, semelhante ao da drenagem da cânula gástrica. No terceiro dia de vida, o paciente foi encaminhado para laparotomia exploradora. Ampliado antibioticoterapia para ampicilina, cefotaxima e metronidazol.

No intraoperatório, foi identificada uma perfuração em parede anterior de estômago, próxima à cárdia, de aproximadamente 2 cm. Realizada a sutura primária. Mantida a sonda orogástrica aberta.

Passado cateter venoso central por dissecção em veia facial direita.

Radiografia de tórax e abdome AP no pós-operatório com distribuição gasosa homogênea, sem sinais de pneumatose ou de pneumoperitônio. Radiografia de perfil com raios horizontais, com distensão gástrica e cânula gástrica bem locada. Campos pulmonares livres (Figuras 17.5 e 17.6).

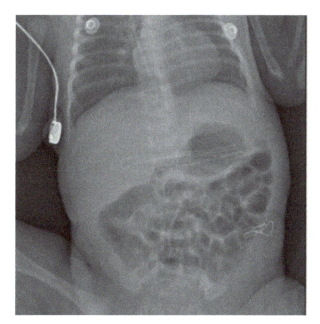

Figura 17.5. Radiografia AP de tórax e abdome.
Fonte: Acervo do Serviço de Radiologia do HC-FMUSP.

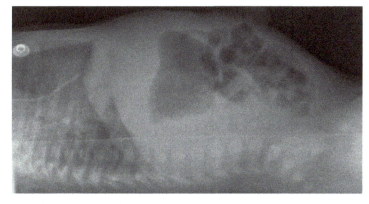

Figura 17.6. Radiografia de tórax e abdome, vista do perfil a direita com raios horizontais.
Fonte: Acervo do Serviço de Radiologia do HC-FMUSP.

No primeiro e no segundo dias de vida (DV), os exames séricos mostravam hiponatremia, hipercalemia, aumento de ureia e da creatinina nos primeiros quatro DV, que se normalizaram na evolução clinica. Durante toda a internação, a proteína C-reativa (PCR) manteve-se normal e a hemocultura (HMC) foi negativa. Apresentou icterícia fisiológica, sem necessidade de fototerapia (Tabela 17.1).

Tabela 17.1. Resultados dos Exames Séricos

DIA – MÊS DIAS DE VIDA (DV)	03/MAIO 1 DV	04/MAIO 2 DV	06/MAIO 5 DV	10/MAIO 8 DV	18/MAIO 16 DV	20/MAIO 18 DV	22/MAIO 20 DV
Sódio (mEq/L)	134	128	136	147	138	141	---
Potássio (mEq/L)	6,3	6,5	3,8	5,8	4,1	4,6	---
Ureia (mg/dL)	60	64	80	---	24	19	---
Creatinina (mg/dL)	1,34	1,06	0,75	---	0,27	0,5	---
Magnésio (mg/dL)	2,18	1,87	1,95	1,56	1,96	1,91	---
Fósforo (mg/dL)	6,2	6	5	3,7	4,9	6,4	---
Cálcio total (mg/dL)	7,80	7,5	8,5	9,4	9,2	9,4	---
Cálcio iônico (mg/dL)		4,44	5,08	---	---	---	---
Cloro (mEq/L)	103	100	106	115		103	
Triglicérides (mg/dL)				49			
TGO (U/L)				15	48		
TGP (U/L)				9	24		
Gama GT (U/L)				48	130		
Fosfatase alcalina (U/L)				141	220		
Albumina (g/dL)				2,9			
Bilirrubina total/bilirrubina direta (mg/dL)			6,45/0,45	1,06/0,61	1,06/0,86		
Tempo de tromboplastina (seg)	14,6	---	---	---	---	---	---
Proteína C-reativa (mg/dL)	3,8	---	---	2,3	6,1	---	6,7
Hemocultura	negativa	---	---	---	---	---	negativa

Fonte: Desenvolvida pela autoria.

Permaneceu em ventilação mecânica de suporte no pós-operatório, com pressão média nas vias aéreas (MAP) máxima de 8 cmH$_2$O e gasometrias com discreta acidose metabólica, sem necessidade de correção (Tabela 17.2).

Tabela 17.2. Resultados das gasometrias arteriais

	04/MAIO – 02 DIAS DE VIDA	6/MAIO – 04 DIAS DE VIDA
pH	7,246	7,286
PaO_2 (mmHg)	70,6	112
$PaCO_2$ (mmHg)	41,7	35,3
Bicarbonato de sódio (mmol/L)	17,5	16,3
Bese excess (mmol/L)	-9,2	-9,1
SaO_2 (%)	97,1	99
Lactato (mg/dL)	29	21
Pressão média nas vias aéreas (cmH$_2$O)	8	7,2
Índice de oxigenação	2,4	1,3

Fonte: Desenvolvida pela autoria.

Extubado no 4° dia de vida, 24 horas após o procedimento cirúrgico e mantido em ar ambiente.

Permaneceu em jejum com SOG aberta e com antibioticoterapia por 10 dias. Iniciada dieta no 11° pós-operatório, com boa aceitação. Com 17 dias de vida, suspensa a nutrição parenteral e sacado o cateter venoso central.

Necessitou de transfusão sanguínea com 16 dias em decorrência de hemoglobina (Hb) de 7,4 g/dl e hematócrito (Hto) de 22% (Tabela 17.3).

Tabela 17.3. Resultados do Hemograma

DATA/MES DIAS DE VIDA (DV)	03/MAIO 01 DV	03/MAIO 01 DV	04/MAIO 02 DV	10/MAIO 08 DV	18/MAIO 16 DV	20/MAIO 18 DV	22/MAIO 20 DV
Hemoglobina g/dL	14,5	20,3	15,5	11,1	7,3	10	11,1
Hematócrito %	44,1%	61,5	45,5	32,8	21,6	28,9	32,7
Leucócitos/mm³	9.430	13.050	8.460	18.240	9.660	11.490	23.890
Indice neutrofílico	0	0	0	0,1	0,19	0	0
Plaquetas/mm³	300.000	309.000	256.000	461.000	278.000	396.000	253.000

Fonte: Desenvolvida pela autoria.

Foram realizados os seguintes exames complementares durante a internação da RN na CTIN-1:

- Ultrassonografia transfontanela: normal
- Ultrassonografia de rins e vias urinárias: normal

- Ecocardiograma *doppler*: forame oval pérvio, com fluxo da esquerda para a direita, estenose relativa de ramos pulmonares (tronco da pulmonar 7,6 mm, artéria pulmonar direita 4,8 mm e esquerda 3,4 mm, posteriormente repetido ecocardiograma, com laudo normal).

A paciente recebeu alta hospitalar com um mês e nove dias de vida, com idade gestacional (IG) corrigida de um dia pós-termo, peso de 3.010 g, estatura de 47 cm e PC de 32,5 cm.

Encaminhado para acompanhamento ambulatorial com a cirurgia pediátrica e no Ambulatório de Seguimento do Recem-nascido Prematuro da instituição.

DISCUSSÃO

A perfuração gástrica é responsável por aproximadamente 7% de todas as perfurações gastrointestinais (GI) em neonatos, com alta taxa de mortalidade. É uma emergência cirúrgica. A incidência relatada é de 1: 5.000 nascidos vivos. A maioria das perfurações gástricas neonatais ocorre na primeira semana de vida.

As causas da perfuração podem ser espontâneas (idiopáticas) ou secundárias à lesão iatrogênica causada por sonda gástrica e pelo uso de ventilação com pressão positiva (invasiva ou não) ou obstruções gástricas mecânicas (ou funcionais) por atresia, estenose hipertrófica do piloro, íleo meconial ou presença de bridas. Outras causas incluem mudança do pH gástrico, divertículo de Meckel e má rotação intestinal.

Como fatores de risco maiores, podemos citar prematuridade, baixo peso ao nascer, restrição de crescimento intrauterino, sexo masculino, estresse, infecção materna, sepse neonatal, asfixia perinatal, hipotensão, persistência do canal arterial, hipotensão, uso de medicações como indometacina, ibuprofeno e hidrocortisona.

O paciente em questão apresentou a perfuração gástrica provavelmente associada à prematuridade e à presença da sonda orogástrica. Como a grande maioria das perfurações que podem ocorrer em RNs prematuros, neste caso, ocorreu na primeira semana de vida.

A prematuridade é um fator importante consequente à imaturidade da parede muscular gástrica, determinando uma fragilidade intrínseca, assim como imaturidade das células de "marca-passo" intestinal, o que determina incoordenação da motilidade esofagogástrica e/ou hipomobilidade do sistema gastrointestinal, predispondo à perfuração. A regulação circulatória pode não estar totalmente desenvolvida nos RNs de menor IG, podendo causar redução do fluxo sanguíneo em determinadas situações como hipotensão e uso de medicamentos.

A manifestação clínica da perfuração gástrica neonatal inclui distensão abdominal, intolerância alimentar, dificuldade respiratória, hipoatividade, sangramento gastrointestinal, eritema abdominal, sinais de septicemia e alterações hemodinâmicas como choque. No caso relatado, as manifestações clínicas incluíram resíduo gástrico, distensão abdominal, apneia com insuficiência respiratória, diminuição da diurese e febre.

Fatores de mau prognóstico incluem sexo masculino, baixo peso ao nascer, acidose metabólica (pH < 7,3), hiponatremia (sódio sérico < 130 mEq/L), diagnóstico tardio da perfuração do sistema gastrointestinal, tempo entre o aparecimento dos sintomas e a intervenção cirúrgica prolongado e tamanho da perfuração (> 1,5 cm). O diagnóstico precoce diminui a morbimortalidade, pois antecipa o tratamento e os suportes hidroeletrolítico e acidobásicos adequados e, fornece o suporte ventilatório necessário, antes que tais anormalidades se tornem irreversíveis.

O diagnóstico é realizado identificando-se o pneumoperitônio na radiografia de abdome, podendo não se identificar a bulha gástrica. A confirmação é feita no intraoperatório.

O tratamento é cirúrgico, associado à manutenção do equilíbrio hídrico e eletrolítico, do suporte ventilatório, da estabilidade da temperatura, da correção da acidose, da administração de antibióticos de amplo espectro e do uso de medicações vasoativas, quando necessidade. A gastrorrafia é o procedimento de escolha e raramente a gastrectomia é indicada. A causa anatômica subjacente, se existir, deve ser identificada e corrigida. Pode ser necessário drenagem abdominal para estabilização clínica pré cirúrgica, como realizado nesse caso. Após o procedimento, é indicado manter sonda orogástrica aberta para evitar distensão, protegendo, assim, o local reparado.

Há estratégias conservadoras para o tratamento da perfuração gástrica; entre elas, o jejum, a retirada da sonda gástrica, a antibioticoterapia e a drenagem do pneumoperitônio. Sabe-se que a taxa de sucesso de até 85% quando se opta pelas estratégias conservadoras. Entretanto, neste caso clínico relatado, os achados de peritonite, a instabilidade hemodinâmica, a leucocitose, o extravasamento de conteúdo do sistema gastrointestinal na cavidade abdominal e a falha do tratamento conservador justificam a realização de abordagem cirúrgica.

Nesse caso relatado, o diagnóstico foi clínico associado à imagem radiológica de pneumoperitônio extenso. Foi indicada a drenagem abdominal imediata para estabilização clínica, com posterior abordagem cirúrgica. Realizada a sutura primária, não sendo identificados outros fatores contribuintes associados.

Entre os diagnósticos diferenciais, podemos citar enterocolite necrosante, septicemia, obstrução intestinal e pneumoperitônio espontâneo.

Evoluiu sem outras intercorrências, o que provavelmente está relacionado ao diagnóstico precoce e à intervenção cirúrgica rápida. Mesmo a perfuração sendo maior que 1,5 cm, o RN prematuro e ser de baixo peso ao nascimento, houve sucesso no tratamento. As características do RN são fatores que aumentam a morbimortalidade nestes casos.

É de extrema importância o cuidado no manejo do recém-nascido, especialmente do prematuro, no que se refere ao uso de ventilação com pressão positiva (invasiva ou não) e sonda orogástrica. O diagnóstico da perfuração gástrica e o seu tratamento precoce diminuem a morbimortalidade. Prematuridade, baixo peso ao nascer e perfuração do sistema gastrointestinal maior que 1,5 cm são fatores de risco para aumento da morbimortalidade.

☑ Respostas das atividades

Resposta: C. Conhecendo a idade gestacional (IG) e o peso de nascimento, é possível classificar o recém-nascido ainda em sala de parto. Nesse caso, trata-se de um RN pretermo tardio (IG entre 34 e 36 ou 37 semanas), adequado para idade gestacional (peso entre o percentil 10 e 90 da curva de referência - Fenton) e baixo peso (peso de nascimento < 2.500 g) de nascimento. O desconforto respiratório em sala de parto foi definido como desconforto respiratório precoce, podendo ser de diferentes etiologias. Pela IG de nascimento, podemos inferir os diagnósticos etiológicos mais prováveis, porém o diagnóstico de certeza é realizado mediante a evolução clínica e radiológica do RN. O escore de Apgar (7/7/8) do RN não configura quadro de depressão perinatal ou asfixia perinatal.

Atividade 2

Resposta: E. "Pneumoperitônio" é o termo usado para designar a presença de ar livre na cavidade abdominal em exame de imagem, sendo geralmente secundário à perfuração intestinal. Na população neonatal, a principal causa associada a esse achado radiológico é a enterocolite necrosante (ECN). Mas existem diversas outras doenças que podem cursar com pneumoperitônio. O principal fator de risco para a perfuração intestinal espontânea é a prematuridade associada ao baixo peso ao nascer, como é o caso do RN deste relato. O diagnóstico diferencial com a ECN é feito pela época de aparecimento dos sintomas, gravidade do quadro clínico e presença de outros achados radiológicos típicos da ECN, como pneumatose intestinal e ar no sistema porta. As perfurações intestinais secundárias às malformações podem cursar com pneumoperitônio e a confirmação diagnóstica é feita somente durante a abordagem cirúrgica. A perfuração gástrica nos recém-nascidos é incomum e seu prognóstico é ruim. As prováveis causas incluem diminuição da vascularização da parede gástrica, medidas de ressuscitação vigorosas, uso de ventilação com pressão positiva (invasiva ou não), pressão intragástrica aumentada, mudança do pH gástrico e anormalidades anatômicas; somado a alterações secundárias aos traumas e as iatrogênicas, com alta incidência em recém-nascidos.

Referências

1. Babayigit A, Ozaydın S, Cetinkaya M, et al. Neonatal gastric perforations in very low birth weight infants: a single center experience and review of the literature. Pediatr Surg Int. 2018;34(1):79-84.
2. Chen TY, Liu HK, Yang MC, et al. Neonatal gastric perforation: a report of two cases and a systematic review. Medicine (Baltimore). 2018;97(17): e0369.
3. Gupta G, Kumar S, Gupta S, et al. Neonatal gastric perforations: are they really spontaneous? Indian J Surg. 2014;76(4):319-320.
4. Iacusso C, Boscarelli A, Fusaro F, et al. Pathogenetic and prognostic factors for neonatal gastric perforation: personal experience and systematic review of the literature. Front Pediatr. 2018; 6:61.
5. Thanhaeuser M, Lindtner-Kreindler C, Berger A, et al. Conservative treatment of iatrogenic perforations caused by gastric tubes in extremely low birth weight infants. Early Hum Dev. 2019; 137:104836.

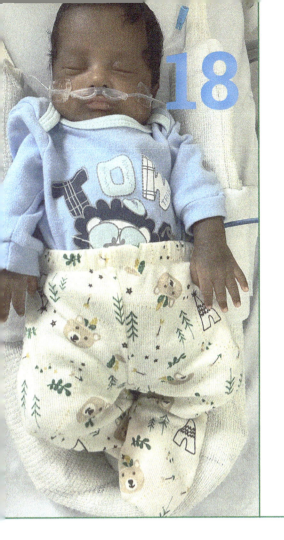

Hérnia Diafragmática Congênita – Seguimento Ambulatorial

Marcela Ludwig Macedo da Aguiar
Ana Paula Andrade Telles
Rafael Gonçalves Comparini
Juliana Zoboli de Bigio
Mário Cícero Falcão

APRESENTAÇÃO DO CASO CLÍNICO

Mãe com 37 anos de idade, primigesta, evoluiu durante a gestação com diabetes gestacional sem necessidade de insulina. No pré-natal foi realizado o diagnóstico de hérnia diafragmática à direita, contendo fígado e alças intestinais e índice cabeça/pulmão de 0,99. Realizou procedimento para colocar balão traqueal com melhora do referido índice para 1,86. Realizou ecocardiograma fetal com risco reduzido para coarctação de aorta e aumento de câmaras cardíacas direitas e cariótipo mostrou mosaicismo (45X0-46XY), que não se confirmou no cariótipo pós-natal.

O nascimento ocorreu por parto cesariano, sendo intubado na sala de parto e encaminhado ao Centro de Terapia Intensiva Neonatal 2 (CTIN 2); o recém-nascido (RN) do gênero masculino, idade gestacional (IG) de 39 semanas e peso ao nascimento de 3.300 g.

Evoluiu com hipertensão pulmonar, com ecocardiograma apresentando hipoplasia do arco transverso e istmo, canal arterial amplo, ausência da porção infra-hepática da veia cava inferior, dilatação importante das câmaras direitas, com disfunção sistólica discreta de ventrículo direito, com pressão sistólica de artéria pulmonar (PSAP) de 58 mmHg, sendo introduzido milrinone. Evoluiu com choque refratário com necessidade de adrenalina, noradrenalina e hidrocortisona. Evoluiu com estabilização do quadro e redução gradual da medicação vasoativa.

1. **Em recém-nascido com hérnia diafragmática congênita, qual a melhor conduta?**
   a) Após atendimento inicial em sala de parto, encaminhar para centro cirúrgico para correção cirúrgica da hérnia.
   b) O uso de ventilação não invasiva é recomendado para diminuir lesão pulmonar.
   c) A intubação traqueal é indicada precocemente em sala de parto, evitando-se o uso de ventilação com pressão positiva com máscara facial.
   d) O recém-nascido não deve ser submetido à correção cirúrgica da hérnia diafragmática no 1º mês de vida.

No 9º dia de vida foi submetido à correção cirúrgica com colocação de tela. Após o procedimento, apresentou quadro de sepse neonatal tardia, sem meningite e sem agentes isolados; recebeu vancomicina e meropenem por sete dias.

Repetiu ecocardiograma com 13 dias de vida (DV) e, devido a persistência dos sinais indiretos de hipertensão pulmonar, manteve-se o milrinone. Com 14 DV foi iniciada a dieta enteral e com 16 dias DV, o RN foi extubado e colocado em oxigenoterapia nasal de alto fluxo (ONAF).

Com 20 DV, foi iniciado o uso de sildenafil 8 mg/kg/dia (a cada seis horas) por via enteral, visando tratar a hipertensão pulmonar persistente.

O ecocardiograma com 29 DV mostrou hipoplasia da artéria pulmonar esquerda e disfunção leve sistólica do ventrículo direito. Como o RN mantinha dependência do oxigênio, com 55 DV foi realizada prova de titulação, mostrando necessidade de 0,2 L/min de oxigenio.

2. **A hipertensão pulmonar persistente, em casos de hérnia diafragmática congênita, deve ser tratada precocemente com:**

   a) Hiperventilação pulmonar, mantendo pH >7,5.

   b) Oxigenoterapia, vasodilatador pulmonar como óxido nítrico inalatório (NOi), inotrópico com efeito de vasodilatação sistêmico/pulmonar como milrinone, vasopressina e hidrocortisona.

   c) Sildenafil.

   d) Bicarbonato de sódio para elevar pH sanguíneo.

Recebeu alta hospitalar com 59 dias DV, pesando 4.260 g, em desmame de sildenafil (dose de 2 mg/kg/dia), polivitamínico oral, fórmula antirregurgitação (devido a vômitos e/ou regurgitação) e 0,2 L/min de oxigênio via cateter nasal.

Encaminhado para acompanhamento no Ambulatório de Segmento para Recem-nascidos Prematuros da instituição, onde foi realizada a primeira consulta, RN com dois meses e nove DV. O RN apresentou-se sem intercorrências no período de uma semana após a alta hospitalar, estava mantendo o uso de oxigênio contínuo (0,2 L/min) e sildenafil na mesma dose (2 mg/kg/dia).

Retornou à segunda consulta com dois meses e 23 dias, sem intercorrências no período. O ecocardiograma de controle mostrava comunicação interatrial (CIA) de 2,5 mm com fluxo esquerdo-direito, hipoplasia de artéria pulmonar esquerda e ausência de sinais de hipertensão pulmonar, permitindo a redução da dose do sildenafil para 1 mg/kg/dia.

Repetiu-se o teste de titulação do oxigênio de rotina, também na segunda consulta, quando o RN completou três meses de idade, sendo possível suspender seu uso, pois não mostrou sinais Clínicos de dependência do oxigênio.

A terceira consulta do RN foi aos seis meses de idade, na qual a mãe relatou broncopneumonia com necessidade de internação hospitalar em serviço externo por 10 dias, com necessidade de intubação orotraqueal por cinco dias. Durante essa internação foi suspenso o sildenafil. Sem outras intercorrências após a alta hospitalar.

Realizada radiografia de tórax de controle, por ter sido o RN submetido à colocação de tela no ato cirúrgico, que mostrou deformidade da caixa torácica anterior com *pectus excavatum*, pulmão direito hipoexpandido e escassez vascular, tênue opacidade em projeção paratraqueal à direita, indefinição da margem anterolateral da cúpula diafragmática correspondente, no hemitórax esquerdo havia leve boceladura ipsilateral e desvio traqueal para a direita.

Realizados emissão otoacústica normal bilateral e potencial evocado auditivo, também com resultado dentro da normalidade. Evoluiu com déficit de crescimento, apresentando escore Z -2 de peso para a idade em todas as consultas. À avaliação da equipe de , pela escala de Denver II, mostrou interpretação suspeita (falha em rolar), orientando-se a mãe quanto aos cuidados visando a funcionalidade global da criança em curto, médio e longo prazos.

Fez uso do sildenafil por 123 dias, sem apresentar nenhum efeito colateral relacionado ao fármaco. Apesar da internação hospitalar pelo quadro pulmonar, apresentou boa evolução clínica, sem necessidade de retorno ao suporte de oxigênio, também apresentou boa evolução ecocardiográfica com redução gradativa da pressão pulmonar, até a completa resolução do quadro Clínico.

À pedido da família, o seguimento foi transferido para Porto Alegre, local de seu domicílio.

DISCUSSÃO

No seguimento de crianças submetidas à correção de hérnia diafragmática congênita (HDC), em uso de sildenafil, devemos estar atentos às seguintes morbidades: pulmonar; doença do refluxo gastroesofágico ; atraso no neurodesenvolvimento e transtornos do comportamento; perda auditiva; recorrência de hérnia diafragmática; e deformidades ortopédicas. Também será abordada a vigilância com o uso prolongado de sildenafil.

Essas crianças podem necessitar de tratamento a médio e longo prazo, somado a hospitalização inicial por hipertensão pulmonar e hipoplasia pulmonar (presentes nesse caso), pode ocorrer doença pulmonar crônica e broncoespasmo recorrente, pneumonias e broncopneumonias associadas.

Quase um quarto dessas crianças tem doença obstrutiva de vias aéreas aos cinco anos de idade e algumas têm hipertensão pulmonar persistente por meses ou anos, necessitando de tratamento farmacológico. Anormalidades persistentes na função pulmonar também foram demonstradas em exames de ventilação/perfusão.

Embora a incidência de doença pulmonar crônica seja de 33% a 52% à alta hospitalat, a maioria das crianças apresenta melhora clínica com o tempo, no entanto quase 50% dos sobreviventes, quando alcança a idade adulta, apresentam comprometimento nos testes de função pulmonar.

Refluxo gastroesofágico ou dismotilidade intestinal ocorrem em 45% a 90% das crianças com HDC. Anatomia hiatal anormal na junção gastroesofágica, falta de ângulo de His e herniação do estômago para o tórax com distorção são mecanismos possíveis para explicar a alta incidência da doença do refluxo gastroesofágico. Aproximadamente 70% desses pacientes apresentam doenças grave, sendo a gravidade diretamente proporcional ao tamanho do defeito congênito e à necessidade de reparo com colocação de tela.

Várias dessas crianças não apresentam crescimento adequado e requerem vigilância nutricional e, algumas vezes, intervenção mais agressiva como a realização de uma gastrostomia. A doença do refluxo gastroesofágico frequentemente associada e a alta frequência de aversão oral são fatores relacionados ao *déficit* de crescimento.

> Atrasos significativos no desenvolvimento e distúrbios comportamentais são relatados em um grande número de crianças com HDC. Grandes defeitos diafragmáticos aumentam o risco dessas afecções, que podem ter incidência entre 33% e 67%.

A perda auditiva neurossensorial é descrita em várias crianças com HDC. A causa dessa perda permanece desconhecida, mas especula-se que esteja relacionada a tratamentos para insuficiência respiratória (p. ex., hiperventilação, medicamentos ototóxicos ou o uso de bloqueadores neuromusculares). Hipoxemia grave e ventilação mecânica prolongada também são fatores de risco. Aproximadamente metade das crianças com avaliações auditivas inicialmente normais desenvolve perda auditiva mais tarde na infância.

Hérnias diafragmáticas recorrentes são relatadas em 8% a 50% dos pacientes. O preditor mais importante de recorrência é a presença de um grande defeito no diafragma que requer a colocação de uma tela para reparo. Recorrências podem se manifestar de meses a anos após a hospitalização inicial, ou o paciente pode permanecer assintomático. A detecção de recorrências pode ser descoberta acidentalmente em radiografias de tórax realizadas para vigilância ou por outros motivos.

Deformidades e assimetria progressiva da parede torácica são descritas em crianças com HDC. A incidência destas alterações ortopédicas varia de 21% a 48%, no entanto a maioria delas é leve e não necessita de intervenção cirúrgica. Entre esses defeitos, a escoliose aparece com uma incidência entre 10% e 27%.

A hipertensão pulmonar pode ser definida como uma vasculatura pulmonar patológica, levando a pressões cardíacas suprafisiológicas do lado direito com subsequente *shunt* circulatório, hipóxia, hipercapnia e/ou disfunção cardíaca. É classificada como primária (idiopático) ou secundária (resultante de uma variedade de entidades distintas de doença).

A Organização Mundial da Saúde (OMS) classifica a hipertensão pulmonar da seguinte forma:

- hipertensão pulmonar arterial;
- hipertensão pulmonar venosa devido à doença cardíaca esquerda;
- hipertensão pulmonar devido à doença pulmonar e/ou hipóxia;
- hipertensão pulmonar tromboembólica crônica;
- hipertensão pulmonar com mecanismos multifatoriais.

Existem diversos tratamentos farmacológicos que visam redução da pressão pulmonar, entre eles óxido nítrico inalatório (NOi), milrinone, bosentana e sildenafil. Em hipertensões pulmonares graves, essas medicações podem ser utilizadas em conjunto por apresentarem diferentes mecanismos de ação. O milrinone tem efeito inotrópico positivo e ação vasodilatadora, relaxando a musculatura lisa de artérias e veias, inclusive pulmonares. Sildenafil é um inibidor da fosfodiesterase 5 que prolonga a meia-vida do monofosfato cíclico de guanosina e potencializa a ação vasodilatadora pulmonar do óxido nítrico endógeno. Bosentana, por ser um antagonista dos receptores das endotelinas A e B, reduz a resistência vascular sistêmica e pulmonar.

Em pacientes cronicamente afetados pela hipertensão pulmonar, as medicações de escolha por via enteral são sildenafil e bosentana. O sildenafil é uma opção prática e econômica, visando a alta hospitalar e o seguimento ambulatorial para tratamento e controle dessa condição clínica, pois a bosentana é extremamente cara, limitando seu uso de rotina.

DESTAQUE Após várias controvérsias, o sildenafil foi liberado para as seguintes condições clinicas em recém-nascidos: adjuvante ao óxido nítrico inalatório (NOi) ou para facilitar seu desmame; tratamento primário de hipertensão pulmonar persistente quando o NOi não está disponível ou é contraindicado; primeira opção no tratamento crônico da hipertensão pulmonar em displasia broncopulmonar e HDC.

Tabela 18.1. Exames e avaliações realizados de acordo com idade cronológica da criança

	APÓS ALTA	1-3 MESES	4-6 MESES	9-12 MESES	15-18 MESES	ANUAL ATÉ 5 ANOS
Antropometria	x	x	x	x	x	x
Radiografia de tórax	x	S/N[a]	S/N[a]	S/N[a]	S/N[a]	S/N[a]
Ecocardiograma	x	S/N[b]	S/N[b]	S/N[b]	S/N[b]	S/N[b]
Tomografia de crânio	S/N[c]	-	-	-	-	-
Potencial Evocado Auditivo	x	-	x	x	-	x
Avaliação do desenvolvimento neuropsicomotor	x	x	x	x	x	x
Avaliação fonoaudiológica	S/N[d]	S/N[d]	S/N[d]	S/N[d]	S/N[d]	S/N[d]

S/N: se necessário. [a] Se submetido à cirurgia com colocação de tela. [b] Se ecocardiograma anterior alterado. [c] Se ultrassonografia de crânio alterada. [d] Se dificuldade de deglutição e coordenação.
Fonte: Desenvolvida pela autoria.

As principais morbidades de crianças com HDC corrigida são: pulmonares (hipertensão pulmonar, hipoplasia pulmonar, doença pulmonar crônica e broncoespasmo); doença do refluxo gastroesofágico; atraso no neurodesenvolvimento e transtornos do comportamento; perdas auditivas; recorrência de hérnia diafragmática; e deformidades ortopédicas.

Em relação às morbidades, o caso descrito evoluiu com morbidade pulmonar (hipoplasia pulmonar dependente de oxigênio, resolvida com o crescimento do pulmão ao redor dos dois meses de idade, hipertensão pulmonar resolvida ao redor dos três meses de idade e um episódio de broncopneumonia), refluxo gastroesofágico com melhora após introdução de fórmula antirregurgitação. Apresentou leve atraso do neurodesenvolvimento pela triagem realizad por meio da Escala Denver II; sem alterações auditivas; sem recorrência de hérnia diafragmática; apresentando deformidades da caixa torácica.

Em relação à vigilância do uso prolongado de sildenafil (por quatro meses), não foram observados efeitos colaterais. Os principais efeitos colaterais do sildenafil são gastrointestinais, vasculares e neurológicos. Vale ressaltar que vários desses efeitos são subjetivos (dispepsia, cefaleia, hiperatividade, visão anormal, mialgia, pirexia) e difíceis de serem avaliados e/ou mensurados em lactentes jovens, podendo passar desapercebidos no seguimento ambulatorial.

Assim, no acompanhamento ambulatorial dessas crianças, deve-se inquerir sobre todos os efeitos colaterais listados. As famílias devem ser orientadas a monitorar esses efeitos e relatá-los nas consultas periódicas para que as devidas providências sejam tomadas. O acompanhamento multiprofissional é fundamental nestes casos, visando a melhor funcionalidade global para a criança.

☑ Respostas das atividades

Atividade 1

Resposta: C. O recém-nascido com diagnóstico de hérnia diafragmática deve ser submetido à intubação precoce em sala de parto, evitando-se o uso de ventilação com pressão positiva com máscara facial, uma vez que esse procedimento leva à distensão gástrica, o que compromete a expansibilidade pulmonar, piorando a ventilação e as trocas gasosas, com piora da oxigenação e aumentando a chance de acidose tanto respiratória como metabólica, piorando ainda mais a hipertensão pulmonar, frequente nesses casos. A correção cirúrgica da hérnia é indicada quando há estabilização clínica do recém-nascido, estabilidade dos parâmetros de ventilação mecânica e controle da hipertensão pulmonar, exceto naqueles em ventilação de alta frequência ou uso de óxido nítrico inalatotio. O momento cirúrgico dependerá das condições clínicas do recém-nascido.

Atividade 2

Resposta: B. Sabe-se que na hérnia diafragmática congênita há vasculatura estruturalmente anormal e que a maioria dos acometidos apresenta hipoplasia do ventrículo esquerdo, com deficiente enchimento ventricular. O tratamento inicial é a oxigenoterapia e o suporte ventilatório, no intuito de manter alvéolos aerados e favorecer a troca gasosa. O milrinone é uma droga interessante, pois tem propriedades inotrópicas (melhora a função sistólica), lusitrópicas (melhora a função diastólica) e efeito vasodilatador pulmonar direto e não aumenta o consumo de oxigênio pelo miocárdio. Em casos de hipotensão refratária, a vasopressina melhora a hemodinâmica sistêmica e as trocas gasosas é feita sem efeito adverso sobre a resistência vascular pulmonar e hipertensão pulmonar. Em casos refratários a catecolaminas, lembrar que a insuficiência adrenal é uma hipótese e, nesses pacientes, devemos iniciar a hidrocortisona. Quando há hipertensão pulmonar tardia, a terapia vasodilatadora pulmonar com sildenafil ou treprostinil deve ser considerada. Não são indicados a hiperventilação ou o uso de bicarbonato de sódio, pois o aumento do pH pode levar à vasocontrição de vasos cerebrais com risco de isquemia; além disso, o uso do bicarbonato de sódio pode desencadear acidose intracelular paradoxal. A correção da acidose metabólica está indicada quando pH < 7,1 e/ou bicarbonato de sódio < 10.

Referências

1. Barst RJ, Beghetti M, Pulido T, et al. Long-term survival with oral sildenafil monotherapy in treatment-naïve pediatric pulmonary arterial hypertension. Circulation. 2014.129:1914-23.

2. Behrsin J, Cheung M, Patel N. Sildenafil weaning after discharge in infants with congenital diaphragmatic hernia. Pediatr Cardiol. 2013;34(8):1844-7.

3. Canadian Congenital Diaphragmatic Hernia Collaborative. Diagnosis and management of congenital diaphragmatic hernia: a clinical practice guideline. CMAJ. 2018.29;190:E103-12.

4. Cortes RA, Keller RL, Townsend T, Harrison MR, Farmer DL, Lee H et al. Survival of severe congenital diaphragmatic hernia has morbid consequences. J Pediatr Surg. 2005;40(1):36-45.

5. Gien J, Kinsella JP. Management of pulmonary hypertension in infants with congenital diaphragmatic hernia. J Perinatol. 2016;36 Suppl 2: S28-31.

6. Hansmann G. Pulmonary hypertension in infants, children, and young adults. J Am Coll Cardiol. 2017.23;69(20):2551-2569.

7. Kirby E, Keijzer R. Congenital diaphragmatic hernia: current management strategies from antenatal diagnosis to long-term follow-up. Pediatr Surg Int. 2020;36(4):415-429.

8. Lally KP, Lally PA, Van Meurs KP, et al. Treatment evolution in high-risk congenital diaphragmatic hernia: ten years' experience with diaphragmatic agenesis. Ann Surg. 2006; 244 (4):505-513.

9. Moss RL, Chen CM, Harrison MR. Prosthetic patch durability in congenital diaphragmatic hernia: a long-term follow-up study. J Pediatr Surg. 2001;36(1):152-4.

10. Muratore CS, Utter S, Jaksic T, et al. Nutritional morbidity in survivors of congenital diaphragmatic hernia. J Pediatr Surg. 2001;36(8):1171-6.

11. Rasheed A, Tindall S, Cueny DL, et al. Neurodevelopmental outcome after congenital diaphragmatic hernia: extracorporeal membrane oxygenation before and after surgery. J Pediatr Surg. 2001;36(4):539-44.

12. Siehr SL, McCarthy EK, Ogawa MT, et al. Reported sildenafil side effects in pediatric pulmonary hypertension patients. Front Pediatr. 2015.9;3:12.

13. No link a seguir você pode consultar mais informações sobre monoterapia oral a longo prazo com sildenafil para hipertensão arterial pulmonar pediátrica não tratada: https://www.ahajournals.org/doi/10.1161/CIRCULATIONAHA.113.005698.

19 Síndrome de Berdon

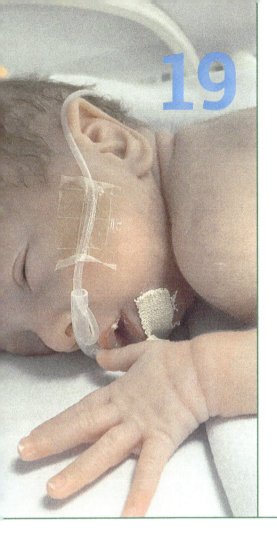

Patrícia Prado Durante

APRESENTAÇÃO DO CASO CLÍNICO

Mãe 38 anos de idade, primigesta, pré-natal externo desde oito semanas e encaminhada para acompanhamento no Hospital das Clínicas desde 30 semanas (duas consultas), devido à ultrassonografia fetal com dilatação pielocalicial bilateral e megabexiga. Evoluiu durante a gestação com diabetes gestacional e uso de insulina.

Submetida a parto cesariana por trabalho de parto prematuro e por desproporção cefalopélvica, em 30 de Julho de 2018, com idade gestacional (IG) de 35 semanas e três dias. O recém-nascido (RN) deprimido, necessitou de um ciclo de ventilação com pressão positiva com bolsa autoinflavel e máscara com fração inspirada de oxigênio (FiO_2) de 21%, com retorno da frequência cardíaca (FC) e respiração.

Como mantinha cianose central e saturação pulso de oxigênio (SpO$_2$) abaixo do alvo, foi aumentada a FiO$_2$ para 30% e mantido em pressão positiva contínua em vias aéreas (CPAP), com máscara facial e ventilação manual em peça T, com pressão positiva expiratória final (PEEP) de 6 cmH$_2$O. Ao exame físico, apresentou de bexigona, com saída de grande quantidade de diurese à compressão.

Gasometria de cordão umbilical: ph 7,21; bicarbonato de sódio 22,1 mmOsm/L; *base excess* de -6,1. Peso ao nascimento de 3.390 g (Fenton percentil 97), estatura de 47 cm (Fenton percentil 75) e perímetro cefálico de 34 cm (Fenton percentil 96). Escore de Apgar 6/7/9. Tipagem sanguínea AB Rh positivo.

Escore de risco – SPAPPE II: 0

Evoluiu com melhora do padrão respiratório, permitindo suspensão da CPAP no primeiro dia de vida.

---

1. **De acordo com os dados de pré-natal e do nascimento, quais os exames devem ser solicitados?**

    a) Hemograma completo, proteína C-reativa (PCR) e hemocultura.

    b) Cariótipo.

    c) Ecocardiograma e ultrassonografia (USG) transfontanela.

    d) USG de abdome, rins e vias urinárias.

Paciente permaneceu com sonda vesical de demora de forma intermitente durante toda a internação, com dois episódios de urosepse por *Klebsiella pneumoniae* tratada com amicacina. Mantido tratamento posteriormente com antibiótico profilático.

Evoluiu com intolerância alimentar e dependência de nutrição parenteral durante toda a internação e um episódio de sepse relacionada ao cateter por *Staphylococcus aureus*, sensível à oxacilina, tratada por 10 dias e outro por *Stafilococcus haemolyticus*.

Exames demonstraram:

- Cariótipo: 46 XX
- Ecocardiograma: normal
- USG abdome (1° dia de vida): bexiga repleta e distendida
- USG abdome (8° dia de vida): rins tópicos, morfologia, contornos, dimensões e ecogenicidade normais. Parênquima

com espessura e ecotextura preservados. Pequena dilatação pielocalicial bilateral, sem fator obstrutivo. Pelve renal com diâmetro de 0,7/0,8 cm, bilateralmente. Rins 5,3 cm.

- USG renal (17° dia de vida): moderada/acentuada dilatação pielocalicinal bilateral, sem evidência de fator obstrutivo. Bexiga com parede de aspecto espessado.
- USG renal (29° dia de vida): dilatação pielocalicinal bilateral, sem evidência de fator obstrutivo (redução da dilatação em relação ao exame anterior). Ureteres não visualizados. Rins: 5,5 cm. Diâmetro anteroposterior da pelve 1,2 cm à direita e 0,7 cm à esquerda. Bexiga com bom enchimento, parede regular e espessura preservada, conteúdo anecogênico.
- Trânsito intestinal (24° dia de vida): radiografia simples do abdome com sonda gástrica e distensão gástrica, com esvaziamento muito lento. Alças do delgado de difícil análise (Figuras 19.1 e 19.2).
- Clister opaco (2 meses e 24 dias): redução de calibre na região superior do reto com extensão aproximada de 4 cm, circunferencial e dilatação a montante.
- Uretrocistografia miccional (UCM) (3 meses e 21 dias):
  - Radiografia simples: distensão gasosa difusa de alças intestinais.
  - Bexiga urinária: morfologia normal, contornos regulares e capacidade preservada, continente para 35 mL. Ausência de refluxo vesicoureteral.
- Cintilografia renal dinâmica (DTPA) (4 meses):
  - Estudo funcional: rim esquerdo tópico, de forma e dimensões normais, apresentando acúmulo e eliminação do radiofármaco conservados. Rim direito tópico, de forma e dimensões normais, apresentando acúmulo do radiofármaco conservado. Observa-se estase do radiofármaco em via excretora direita, com boa resposta à furosemida e à micção.
  - Função renal relativa: rim direito = 46%; rim esquerdo = 54%. Interpretação da função glomerular: conservada bilateral. Via excretora pérvia no rim esquerdo. Estase funcional no rim direito.
- Cintilografia renal estática (DMSA) (4 meses):
  - Rins tópicos, de forma e dimensões normais, apresentando boa concentração e distribuição homogênea do radiofármaco.

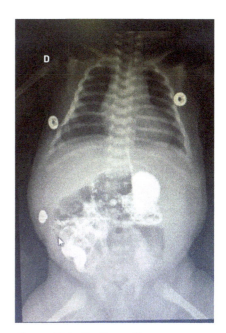

Figura 19.1. Radiografia de tórax e abdome contrastado, durante trânsito intestina.

Fonte: Acervo do Serviço de Radiologia do HC-FMUSP.

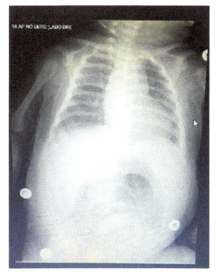

Figura 19.2. Radiografia de tórax e abdome contrastado, após 45 dias do trânsito intestinal.

Fonte: Acervo do Serviço de Radiologia do HC-FMUSP.

Tabela 19.1. Resultado dos Exames Séricos

EXAME/IDADE	01 DIA DE VIDA (DV)	09 DV	02 MESES E 09 DV	04 MESES E 20 DV	05 MESES E 19 DV
Hemoglobina g/dL	15,3		9		12,3
Hematócrito %	44,4		28,2		34,5
Leucócitos/mm³ índice neutrofílico	23.250 0,1		8.710 0		14.920 0
Plaquetas/mm³	171.000		324.000		338.000
Proteína C-reativa mg/dL	0,5	33,3			0,9
Transaminase oxalacética U/L			79	165	42
Transaminase pirúvica U/L			39	139	56
Fosfatase alcalina U/L			512		
Gama GT U/L			840		
Triglicérides mg/dL			197	154	
Bilirrubina total mg/dL		12,05	4,28	1,20	0,71
Bilirrubina direta mg/dL		0,4	3,78	0,82	0,4
Bilirrubina indireta mg/dL		11,64	0,5	0,38	0,31
Sódio mEq/L	138	142	140	135	138
Potássio meq/L	5,3	5,4	4,2	5	5,2
Ureia mg/dL	34	44	31	26	47
Creatinina mg/dL	0,93	0,14	0,29	0,19	0,23
Magnésio mg/dL	1,73	1,88	1,95	1,78	2,07
Cálcio total mg/dL	8,3	8,9	10,3	9,9	10,3
Cálcio iônico mg/dL	4,42	5,37	5,35	5,01	
Fósforo mg/dL	5,5	5,1	5,2	5,6	
Cloro mEq/L	108	106	103	106	99
Lactato mg/dL	29	10		26	
Proteína total g/dL	5			5,7	
Albumina g/dL	3,7			4,3	
Globulina g/dL	1,3			1,4	
Tempo de protrombina ativada % INR	12,7" 88 1,07				
Tempo de tromboplastina parcialmente ativada Relação	35,6" 1,4				

Fonte: Desenvolvida pela autoria.

- Função renal relativa: rim direito = 52%; rim esquerdo = 48%. Interpretação da função tubular: preservada bilateralmente.
- Ressonância magnética de crânio (4 meses): normal
- Duodenoscopia de esôfago e estômago (5 meses): normal
- Ultrassonografia renal (6 meses): hidronefrose moderada à Esquerda e discreta dilatação ureteral bilateral.
- Urina I (1° dia): pH 7 DU 1005 leucócitos 3/campo > 100 eritrócitos/campo de presença de hemácias dismórficas
- Urocultura (1° dia): negativa
- Urina I (9°dia): pH 6; DU 1005; leucócitos 6/campo; eritrócitos 13/campo; ausência de hemácias dismórficas
- Urocultura (9° dia): negativa
- Gasometria (1° dia): pH 7,39; PaO$_2$ 64,5 mmHg; PaCO$_2$ 34,7 mmHg; bicarbonato 20,6 mmOsm/L BE-1
- Gasometria (9°dia): pH 7,35; PaO$_2$ 106,1mmHg; PaCO$_2$: 23,2 mmHg; bicarbonato 21,9 mOsm/L; BE -2,8; saturação 98,5%
- Gasometria (4 meses 20 dias): pH 7,51; PaO$_2$ 113 mmHg; PaCO$_2$ 23,3 mmHg; bicarbonato 18,7 mOsm/L; BE-3,2; saturação 99,3%
- Líquido cefalorraquidiano (9°dia): 36 células/mm (61 linfócitos, 33 monócitos, 1 neutrófilo, 1 basófilo, 4 macrófagos), gL 54, PT 116, 1 hemácia/mm
- Cultura de líquido cefalorraquidiano (9°dia): negativo
- Hemocultura (9°dia): *Stafilococcus haemolyticus* oxacilinar-resistente
- Hemocultura (8 meses): *Stafilococcus aureus* oxacilinas-sensível
- Urocultura (5 e 8 meses): *Klebsiella pneumoniae*

2. **De acordo com a evolução clínica apresentada (megabexiga com dilatação ureteral e intolerância alimentar), quais os diagnósticos possíveis?**

   a) Sepse tardia.
   b) Insuficiência renal aguda pós renal.
   c) Alergia à proteína do leite de vaca.
   d) Doença multissistêmica que acomete bexiga, intestino e estômago.

Em virtude de disfagia e de má aceitação via oral, foi necessário fazer uma gastrostomia, realizada com seis meses.

Após seis meses, iniciada papa de frutas e, posteriormente, papa salgada, duas vezes ao dia.

Recebeu alta hospitalar em 10 de maio de 2019, com nove meses e 10 dias, idade gestacional (IG) corrigida de oito meses e oito dias, peso de 10.450 g, recebendo dieta enteral plena e sem nutrição parenteral, que foi suspensa três dias antes. Orientada sondagem vesical de alívio intermitente a cada três horas e antibiótico profilático para infecção urinária.

Permaneceu em acompanhamento multiprofissional com Gastroenterologia, Cirurgia Infantil, Genética, Nefrologia, Urologia, Fisioterapia, Fonoaudiologia, Psicologia e Assistência Social.

DISCUSSÃO

A Síndrome de hipoperistalse intestinal, microcólon e megabexiga (MMIHS) é uma causa congênita rara, a qual, geralmente, eh fatal a obstrução intestinal funcional em RNs. Foi descrita pela primeira vez, em 1976, por Walter Berdon, por isso a nomenclatura de Síndrome de Berdon.

Caracteriza-se por miopatia visceral, com disfunção contrátil visceral, o que determina megabexiga não obstrutiva, hidronefrose, microcólon com má rotação e uma hipomotilidade e/ou ausência de peristaltismo intestinal. Pode ser diagnosticada no período pré-natal, como no caso descrito, por USG morfológica mostrando megabexiga e hidronefrose.

No período pós-natal, observam-se intolerância alimentar, distensão abdominal e vômitos biliosos persistentes, devido à dismotilidade gastrointestinal. São descritos também pacientes com disfagia, como ocorreu nesse caso. Os pacientes necessitam do uso prolongado, se não permanente, de nutrição parenteral, com aumento da morbimortalidade devido a complicações relacionadas ao cateter venoso, do uso de nutrição parenteral prolongada, da insuficiência renal e de processos sépticos.

Após o nascimento, o diagnóstico é clínico, associado ao exame de USG de rins e vias urinárias e radiografia abdominal que pode identificar a dilatação das alças intestinais e o enema opaco, microcólon e má rotação intestinal, quando não há progressão de contraste, como visto nos exames desse paciente.

Doença de herança autossômica recessiva, pois pode haver relação com consanguinidade entre pais e recorrência em irmãos. Entretanto, na maioria dos casos de Síndrome de Berdon este achado seja esporádico.

Até o momento, são descritos quatro genes que podem estar envolvidos na ocorrência da doença: ACTG2; LMOD1; MYH11; MYLK. Estudos moleculares identificaram que há um prejuízo na expressão normal do gene MYLK (miosinacinase de cadeia leve), que codifica uma importante quinase necessária para a ativação da miosina e posterior interação com os filamentos de actina. É provável que, na sua ausência, a contração das células musculares lisas seja afetada causando miopatia visceral do músculo liso do paciente acometido, causando um déficit de proteínas e aumento do colágeno, o que leva a alterações em órgãos ricos em músculos lisos como bexiga e intestino.

Acomete mais o sexo feminino, com relação de 4F:1M, apesar de mais grave no sexo masculino.

Várias hipóteses são propostas para explicar a patogênese da doença: genético; neurogênico; miogênico; e hormonal. Porém, a causa da doença ainda não está clara.

O tratamento do paciente portador da Síndrome de Berdon é de suporte; medicações procinéticas e hormônios gastrointestinais foram usados, sem sucesso.

O objetivo do tratamento é o controle dos déficits funcionais, principalmente descompressão da bexiga, descompressão intestinal e ingestão nutricional adequada.

As opções de tratamento para descompressão da bexiga incluem cateterismo vesical intermitente ou vesicostomia. No paciente em questão, foi feito cateterismo intermitente, por ser menos invasivo, e uso de antibioticoterapia profilática.

As opções de tratamento para sintomas gastrointestinais incluem cirurgias temporárias, como ileostomia, gastrostomia e cateter jejunal são comuns. A única solução de longo prazo disponível é o transplante de intestino ou multivisceral, de acesso limitado. Este paciente foi submetido a gastrostomia.

O acompanhamento multiprofissional do paciente e de sua família é necessário, incluindo aconselhamento genético, em especial para casais consanguíneos. O avanço da tecnologia de sequenciamento de exoma pode ajudar no diagnóstico e entendimento melhor da doença.

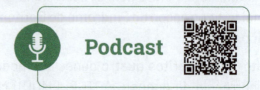

Respostas das atividades

Atividade 1

Resposta: D. O resultado do USG fetal com dilatação pielocalicial bilateral e megabexiga, o exame físico do RN com bexigoma e saída de urina em grande quantidade após manobra de Credé, determinam a necessidade da realização da USG abdominal, de rins e vias urinárias, para definição da malformação. Não há risco infeccioso, nem sinais clínicos de infecção, não sendo necessária a coleta de hemograma, hemocultura e PCR. Também não há indício de alteração cardíaca ou neurológica que implique a necessidade de ecocardiograma e USG transfontanela neste momento, assim como coleta de cariótipo.

Frente à suspeita pré-natal de megabexiga e hidronefrose, realizada a USG de abdome que confirmou os achados pré-natais: megabexiga e hidronefrose moderada à esquerda e discreta dilatação ureteral bilateral.

Atividade 2

Resposta: D. Paciente apresenta doença com acometimento de dois sistemas, sistema urinário com megabexiga e dilatação ureteral e sistema digestório, com intolerância alimentar. A hipótese mais plausível, nesse caso, é a Síndrome de Berdon. A sepse tardia pode interferir na tolerância alimentar, sendo um coadjuvante na piora clínica. A insuficiência renal, nesse caso, pode decorrer de megabexiga e de dilatação ureteral. Com a instituição da sondagem vesical, o paciente evoluiu com melhora progressiva da função renal. Alergia à proteína do leite de vaca não é uma hipótese para esse caso, uma vez que a intolerância é por dismotilidade do sistema digetório e não há nenhum outro sintoma ou sinal que leve a esse diagnóstico.

Devido à presença de megabexiga com dilatação ureteral e intolerância alimentar, feito a hipótese de Síndrome de Berdon.

O início e a progressão da dieta foram extremamente lentos e com várias interrupções, especialmente em presença de sepse. O paciente apresentava dificuldade na aceitação via oral, com vômitos. Permaneceu em uso de domperidona e dimeticona. Recebia também sulfato ferroso, vitaminas A e D e antibioticoterapia profilática com sulfametoxazol trimetoprim.

Referências

1. Berdon WE, Baker DH, Blanc WA, *et al*. Megacystis-microcolon-intestinal hypoperistalsis syndrome: a new cause of intestinal obstruction in the newborn. Report of radiologic findings in five newborn girls. AJR Am J Roentgenol 1976: 126:957-964.

2. Buinoiu N, Panaitescu A, Demetrian M, *et al*. Ultrasound prenatal diagnosis of typical megacystis, microcolon, intestinal hypoperistalsis syndrome. Clin Case Rep. 2018;6(5):855-858.

3. Kocoshis S A, Goldschmidt M L, Nathan J D, *et al*. Esophageal dysmotility: an intrinsic feature of megacystis, microcolon, hypoperistalsis syndrome (MMIHS). Journal of Pediatric Surgery. 2019(54) 7:1303-1307.

4. Lim J, Hua J, Arcement C. Imaging findings of a twin male neonate with megacystis microcolon intestinal hypoperistalsis syndrome. Radiol Case Rep. 2021;16(3):628-630.

5. Nakamura H, O'Donnell AM, Puri P. Consanguinity and its relevance for the incidence of megacystis microcolon intestinal hypoperistalsis syndrome (MMIHS): systematic review. Pediatr Surg Int. 2019(35):175-180.

6. Quinaluisa CA, Albán JG, Naranjo SA, *et al*. Síndrome de Berdon: reporte de caso clínico en Ecuador. MEDICIENCIAS UTA.2020;4 (4):59-66.

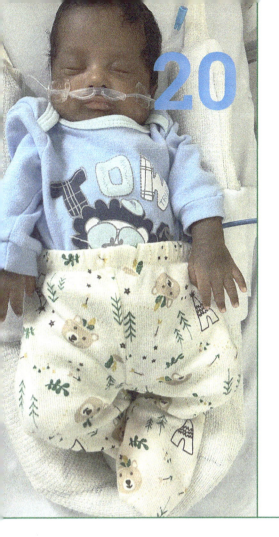

20

Hidropsia Fetal Não Imune – Galactosialidose

Vanessa Lisbethe Bezerra Maropo
Patrícia Prado Durante
Roberta Berardi

APRESENTAÇÃO DO CASO CLÍNICO

Mãe de 33 anos de idade, tercigesta, com dois partos anteriores: primeiro filho nascido de 27 semanas com higroma cístico, ascite, atresia de esôfago, hepatoesplenomegalia e hipoplasia nasal; óbito com sete dias de vida (DV). O laudo da autópsia sugeria o diagnóstico de sialidose tipo A. Segundo filho nascido com idade gestacional (IG) de 30 semanas apresentando perfil da face não habitual, ventriculomegalia, polidrâmnio, mãos fechadas, sobreposição de dígitos, pés mal posicionados e rins hiperecogênicos; evoluiu com óbito no primeiro dia de vida. Sem resultado de autópsia.

Paciente portadora de hipotireoidismo, asma leve controlada e obesidade. Fez uso de ácido fólico, sulfato ferroso e levotiroxina durante a gestação. Realizou pré-natal no Hospital das Clínicas da Faculdade de Medicina da Universidade de São Paulo

(HC-FMUSP) desde o segundo trimestre de gestação. Evoluiu com sangramento no primeiro trimestre, fazendo uso de ultrogestan. Diagnosticado polidrâmnio, com necessidade de amniodrenagem (IG de 29 semanas e seis dias).

Apresentou urocultura positiva para estreptococos β hemolítico do grupo B com idade gestacional de 35 semanas e cinco dias. Negava tabagismo, etilismo e uso de drogas ilícitas. Sorologias negativas para vírus da imunodeficiência humana (HIV), sífilis, citomegalovírus, hepatites B e C. Imune para toxoplasmose e rubéola. Tipagem sanguínea materna B positivo, Coombs indireto negativo. Pai hígido. Sem consanguinidade.

Realizado exoma dos pais: portadores em heterozigose de genes associados à hidropisia fetal. Teste de compatibilidade genética do pai: uma variante missense em SLC3A1, uma variante missense em CTSA e uma variante missense em SPG7. Teste de compatibilidade genética da mãe: uma variante missense DAG1 e uma variante missense em SLC26A4.

Recém-nascido do sexo feminino, IG de 36 semanas e três dias, nascida em 27 de julho de 2021, parto cesárea por anidrâmnio, anestesia com bupivacaína, sulfentanil e morfina, bolsa rota no ato, apresentação cefálica. Nasceu em apneia e com frequência cardíaca menor que 100 bpm, necessitando de três ciclos de ventilação com pressão positiva com sistema de peça T e máscara facial, pressão positiva expiratória final (PEEP) de 6 cmH$_2$O e fração inspirada de oxigênio (FiO$_2$) máxima de 50%. Evoluiu com desconforto respiratório em sala de parto, sendo mantida em pressão positiva contínua das vias aéreas (CPAP).

Escore de Apgar 4/9/9. Tipagem sanguínea AB positivo, *coombs* direto negativo.

Peso de 2.620 g (Fenton percentil 43); comprimento de 43,5 cm (Fenton percentil 9); perímetro cefálico de 33 cm (Fenton percentil 62). Classificada como recém-nascido prematuro (RNPT) tardio, adequado para a idade gestacional (AIG) e peso adequado (PA).

Investigação fetal

Líquido amniótico (LA) com IG de 21 semanas: cariótipo 46 XX; pesquisa de vírus negativa para parvovírus B19, herpes simples I e II, herpes humano 6 e 7, parechovírus, varicela-zóster, adenovírus, citomegalovírus, Epstein-Barr e enterovírus.

Exoma fetal com IG de 21 semanas: variantes patogênicas ou provavelmente patogênicas nos genes SLC26A4/SPG7. Detectada uma mutação no gene CTSA (c.308G>T) em heterozigose composta com o alelo c.1369G > A de origem paterna, podendo estar relacionada ao diagnóstico de galactosialidose.

Ecocardiograma fetal com IG de 29 semanas e seis dias: anatomia cardíaca normal; hidropisia de causa não cardíaca.

Ultrassonografia (USG) obstétrica com IG de 36 semanas e três dias: anidrâmnio; *doppler* de árteria umbilical normal; hidropisia (edema subcutâneo e ascite); e índice cardiotorácico anormal.

Evolução clínica

RN admitida no Centro de Terapia Intensiva Neonatal 1 (CTIN 1) do Instituto da Criança e do Adolescente do Hospital das Clínicas da Faculdade de Medicina da Universidade de São Paulo (HC-FMUSP), em CPAP com PEEP de 6 cmH$_2$O e a FIO$_2$ 50%. No segundo dia de vida (DV) foi suspenso o suporte ventilatório não invasivo e a RN permaneceu respirando em ar ambiente. Ao exame físico, apresentava dismorfimos: face mais plana e edemaciada; edema bipalpebral bilateral; pouca sobrancelha; narinas antevertidas; filtro nasolabial apagado e mais alongado; orelhas com baixa implantação; cabelos claros; e pé torto congênito bilateral.

SNAPE II 0. Taxa de mortalidade esperada de 0,3%.

Inicialmente, foi mantida em jejum devido à suspeita de erro inato do metabolismo. Porém, após discussão com equipe da genética, considerando que não há descrição de tratamento específico na literatura para o possível diagnóstico de galactosialidose, foi iniciada dieta no segundo DV por sonda orogástrica em virtude da ausência de coordenação para sucção. No oitavo DV, a RN estava em dieta enteral plena.

---

1. **Diante dessa recém-nascida com déficit de sucção, a conduta mais adequada seria:**
    a) Realização de gastrostomia com fundoplicatura logo após o nascimento.
    b) Iniciar seguimento com equipe de Fonoaudiologia.
    c) Introduzir medidas antirrefluxo gastroesofágico.
    d) Manter jejum com nutrição parenteral plena.

Realizado treinamento com fonoterapia para dieta via oral. Observado anquiloglossia importante no exame físico. Com 20 DV, foi realizada a frenulectomia, porém não houve melhora da aceitação via oral.

Com 17 DV, iniciou quadro de oscilação da saturação de oxigênio, sendo colocada em cateter nasal de O_2 0,1 L/min com estabilização. Com 20 DV apresentou hipertensão arterial sistêmica e hiponatremia. Com um mês e quatro DV, evoluiu com distensão abdominal e piora da perfusão periférica. Neste momento, realizado ecocardiograma com evidência de piora da fração de ejeção de ventrículo esquerdo (FEVE). Colhida a triagem infecciosa e iniciada a antibioticoterapia para sepse neonatal tardia, com vancomicina e amicacina. Evoluiu com edema, congestão pulmonar, mantendo hipertensão arterial sistêmica. Iniciados uso de diuréticos, droga vasoativa (milrinone) e anti-hipertensivo (hidralazina). Houve melhora da hipertensão arterial, mas evoluiu com anasarca e ascite importante. Encontrava-se em catéter nasal de oxigênio 0,1 L/min, porém por piora do padrão respiratório, foi submetida a CPAP e punção de alívio da ascite. Com a punção, houve saída de 70 mL de líquido amarelo citrino e melhora parcial do desconforto respiratório. Recebeu albumina, sem melhora do quadro Clínico.

O cariótipo coletado de sangue do cordão umbilical confirma 46XX. O exame anatomopatológico da placenta confirmou o diagnóstico de galactosialidose. Colhidos marcadores urinários (Sialil – oligosscarídeos urinários por cromatografia) para complementar a investigação diagnóstica. Considerada a coleta de amostra para dosagem de neuraminidase e betagalactosidase por meio de biópsia de pele, porém optado por aguardar resultados dos demais exames para indicação da biópsia na evolução.

Tabela 20.1. Exames Laboratoriais

EXAME	CORDÃO UMBILICAL	2º DV	4º DV	12º DV	22º DV	32º DV	37º DV
pH	7,16					7,46	7,48
PaO_2 (mmHg)	9,2					60,1	81,9
$PaCO_2$ (mmHg)	67,5					32,2	31,1
BIC (mmol/L)	23,1					22,8	23,1
BE (mmol/L)	-7,3					-0,1	0,8
SaO_2 (%)	12,9					94,1	96,6
Ânion Gap						4,2	
Lactato (mg/dL)						15	12
Hb (g/dL)		18,9	10,2	15,1	12,1	10,8	14,2

(Continua)

HIDROPSIA FETAL NÃO IMUNE – GALACTOSIALIDOSE

Tabela 20.1. Exames Laboratoriais (*Continuação*)

EXAME	CORDÃO UMBILICAL	2º DV	4º DV	12º DV	22º DV	32º DV	37º DV
Ht (%)		56,6	31,2	47,6	34,9	32,8	42,1
Leucócitos (mm³)		9200 (897N)	5.880 (31,3N/ 4,3E/ 0,5B/ 46,6 L/ 17,3 M)	4.950 (790N) Presença de linfócitos vacuolizados	5.490 (1830N) Presença de linfócitos vacuolizados	6.250 (1970N)	5.300 (1730N)
		Presença de linfócitos vacuolizados					
Plaquetas (mm³)		80.000	221.000	114.000	208.000	228.000	181.000
PCR (mg/dL)		1,5	16,3	1,3			21
Glicose (mg/dL)						93	90
Na (mEq/L)			132			135	132
K (mEq/L)			5,1			4,7	4,3
U (mg/dL)			7			4	
Cr (mg/dL)			0,16			0,15	
Mg (mg/dL)			2,01			1,93	2
P (mg/dL)			5,6			5,1	5,5
Cat (mg/dL)			8,5			8,3	8,4
Cai (mg/dL)						4,81	4,53
Cloro (mEq/L)			100			106	100
TGO (U/L)						18	
TGP (U/L)						30	
GamaGT (U/L)						143	
FA (U/L)						437	
Albumina (g/dL)						2,4	
Globulina (g/dL)							1,4

Fonte: Desenvolvida pela autoria.

Tabela 20.2. Analise do Líquido Ascítico

	44º DV
Líquido ascítico	
Celularidade (mm³)	650 (6N/1E/26L/65M)
Glicose (mg/dL)	86
DHL (U/L)	162
Globulina (mg/dL)	0,8
Albumina (mg/dL)	1,6
Triglicerídeos (mg/dL)	17

Fonte: Desenvolvida pela autoria.

Tabela 20.3. Exames Complementares

EXAME	DATA	RESULTADO
Anatomopatológico da placenta	27/07/2021	Presença de células trofoblásticas, estromais vilosas e histiócitos com citoplasma espumoso e inclusões eosinofílicas citoplasmáticas, compatível com diagnóstico de sialidose.
Ecocardiograma	2º DV	Forâmen oval pérvio com fluxo bidirecionado, ventrículo direito hipertrófico e dilatado com função sistólica preservada, ventrículo esquerdo com dimensões normais e boa função sistólica, valva pulmonar com sinais de hipertensão de grau importante, hipoplasia do istmo aórtico sem coarctação atual, canal arterial pérvio com 4 mm em cada extremidade e 6,3 mm no comprimento. Fração de ejeção 74%.
	7º DV	Fração de ejeção 71%, forâmen oval pérvio, canal arterial medindo 1,8 mm, com fluxo contínuo da aorta para artéria pulmonar e gradiente máximo de 32 mmHg.
	28º DV	Comunicação interatrial tipo fossa oval, medindo cerca de 2,5 mm. Estenose relativa de ramos pulmonares. Ventrículo direito com função sistólica normal, porém ventrículo esquerdo com função no limite inferior da normalidade. Fração de ejeção de 57%. Presença de extrassístoles frequentes.
	38º DV	Comunicação interatrial tipo fossa oval 2,5 mm com fluxo E-D. Dilatação discreta do ventrículo esquerdo. As demais cavidades cardíacas têm dimensões normais. Hipocinesia difusa do VE com disfunção sistólica importante do ventrículo esquerdo com fração de ejeção estimada pelo método de Simpson biplanar de 39%. O miocárdio do ventrículo direito tem espessura e contratilidade normais, evidenciando boa função sistólica. O TAPSE é de 5,3 mm.
	45º DV	CIA (FO) medindo 3 mm com fluxo E-D. Dilatação discreta do ventrículo esquerdo. Hipocinesia difusa do VE com disfunção sistólica discreta ventrículo esquerdo com fração de ejeção estimada pelo método de Simpson de 52%. O miocárdio do ventrículo direito tem espessura e contratilidade normais, evidenciando boa função sistólica. Presença de refluxo tricúspide mínimo. PSAP = 36 mmHg.
USG transfontanela	2º DV	Ecogenecidade difusa do parênquima cerebral, calcificações puntiformes esparsas e difusas, calcificações lineares em tálamos.
USG de abdome	2º DV	Hepatomegalia, rins ecogênicos bilateralmente, ascite com partículas em suspensão.
	37ºDV	USG doppler renal normal. Espessura e ecogenicidade do parênquima de aspecto normal. Relação corticomedular preservada bilateralmente. Rim direito: 4,1 cm. Rim esquerdo: 4,5 cm. Bexiga vazia. Observa-se moderada quantidade de líquido livre na cavidade abdominal, de conteúdo anecoico.
Fundo de olho	7º DV	Disco óptico corado, contornos nítidos, brilho macular preservado, retina aplicada. Meios ópticos (córnea e cristalino) transparentes.

Realizada reunião multiprofissional com os pais. Eles estavam cientes do diagnóstico, da gravidade, evolução e limitação terapêutica, mas esperançosos da recuperação e decididos pelo investimento pleno.

Fonte: Desenvolvida pela autoria.

DISCUSSÃO

A hidropisia fetal define-se por coleções de fluidos em pelo menos duas cavidades serosas fetais (ascite, derrame pleural e/ou derrame pericárdico), frequentemente associada a edema de pele. A hidropisia fetal imune, classicamente, é causada pela incompatibilidade Rh, podendo ainda ocorrer na incompatibilidade por subgrupos sanguíneos menores e, mais raramente, por incompatibilidade ABO. A hidropisia fetal não imune (HFNI) decorre de múltiplas etiologias.

Com o uso generalizado de imunoglobulina Rh (D), a prevalência da isoimunização Rh foi reduzida drasticamente. Como resultado, a HFNI agora representa quase 90% dos casos de hidropisia descritos na literatura mundial.

Uma revisão sistemática da literatura realizada em 2009 sobre HFNI incluiu 51 artigos descrevendo um total de 5.437 casos. Esses pacientes foram subclassificados em 14 categorias diagnósticas, com os seguintes resultados: cardiovasculares (21,7%); hematológicas (10,4%); cromossômicas (13,4%); síndromes (4,4%); displasia linfática (5,7%); erros inatos do metabolismo (1,1%); infecções (6,7%); torácicas (6%); malformações urinárias (2,3%); tumores extratorácicos (0,7%); transfusão fetofetal (5,6%); gastrointestinais (0,5%); outros (3,7%); e idiopática (17,8%) (Bellini at al, 2009).

Outra revisão sistemática de literatura realizada de 1979 a 2014, a incidência geral de doença de armazenamento lisossomal (DAL) foi de 5,2% de todos os casos de HFNI e 17,4% dos casos de HFNI idiopáticos. Houve 35 casos de DAL, sendo os mais comuns a mucopolissacaridose tipo VII, a doença de Gaucher e a gangliosidose GM1. Se uma avaliação abrangente dos casos idiopáticos for concluída, 29,6% destes seriam reclassificados como DAL (Gimovsky, 2015). Em outro estudo de 28 casos, as alterações mais frequentes foram: galactosialidose (28,6%), doença de armazenamento de ácido siálico (17,9%), mucopolissacaridose tipo VII (17,9%) e doença de Gaucher (14,3%) (Al-Kouatly, 2020).

A galactosialidose é uma doença neurodegenerativa rara, de herança autossômica recessiva. É causada por mutações no gene CTSA, que codifica a enzima catepsina A. Isso leva a uma deficiência das enzimas betagalactosialidose e neuroaminidase, o que, por sua vez, inibe o funcionamento normal dos lisossomos celulares, resultando em um acúmulo de substâncias tóxicas nos tecidos. Pode haver comprometimento das células de vários tecidos incluindo cérebro, olhos, ossos e músculos.

Os sintomas da doença podem variar desde leves até graves, dependendo da idade de seu aparecimento e do subtipo da doença. Quanto mais precoce o aparecimento dos sintomas, maiores a gravidade e a progressão da doença.

De acordo com a idade de início e a gravidade dos sintomas Clínicos, três fenótipos clínicos são reconhecidos: forma congênita ou infantil precoce; infantil tardia; e forma juvenil/adulta.

- Infantil precoce — forma mais grave, tendo início geralmente entre o nascimento e os primeiros três meses de vida. Esses pacientes podem apresentar hidropisia fetal, edema, ascite, hepatoesplenomegalia, distúrbios neurológicos, insuficiência renal com piora progressiva da função renal, dismorfismo facial, atraso neuropsicomotor, desenvolvimento esquelético atípico e alterações oftalmológicas (manchas vermelho-cereja e cegueira precoce). O ecocardiograma pode mostrar cardiomegalia. A insuficiência cardíaca e/ou renal é frequentemente a causa de morte nesses indivíduos, geralmente no primeiro ano de vida.

- Infantil tardia — normalmente os sintomas surgem por volta dos seis meses de idade e tendem a ser menos graves. Caracteriza-se por opacificação da córnea, problemas auditivos, envolvimento cardíaco, visceromegalias, raramente retardo neuropsicomotor e crises convulsivas.

- Juvenil/adulta — representa 60% dos casos da doença. Podem ocorrer mioclonia, ataxia, deterioração neurológica, manchas vermelho-escuras na pele, perda visual, convulsões e angioceratoma, na ausência de visceromegalias. Os sintomas costumam ser mais leves do que nos outros dois subtipos, tipicamente iniciam-se na adolescência.

Os sintomas característicos da doença e os testes específicos podem ser utilizados para confirmação diagnóstica. Os resultados são confirmados medindo-se a atividade enzimática da alfaneuraminidase-1 e betagalactosidase ou carboxipeptidase A em fibroblastos, amniócitos ou trofoblastos. Níveis diminuídos da atividade enzimática indicam deficiência de catepsina A. A análise de amostras de urina apresenta um perfil cromatográfico característico, por meio de oligossacarídeos identificados nas amostras. A análise genética molecular com identificação da mutação no gene CTSA, associada ao exame clínico, completa o diagnóstico da doença.

Não existe tratamento específico, sendo o controle dos sintomas o único tratamento possível. É importante garantir o seguimento do paciente com geneticista, neurologista e oftalmologista.

O prognóstico varia muito entre os pacientes, dependendo da idade e da severidade dos sintomas. Não há possibilidade de cura para nenhuma das formas da doença.

Embora as doenças de armazenamento lisossomal sejam raras, elas estão entre os poucos casos de hidropisia não imune em que há um risco de recorrência e, portanto, seu diagnóstico torna-se importante para o aconselhamento genético familiar.

☑ Respostas das atividades

Atividade 1

Resposta: B. A coordenação entre a sucção, deglutição e respiração inicia-se a partir da 34ª semana de idade gestacional; assim, os RNs com IGs menores devem receber dieta enteral exclusivamente por sonda orogástrica até que essas funções estejam bem estabelecidas. O seguimento com a equipe de fonoaudiologia é fundamental para uma melhor avaliação do RN e abordagem dos possíveis fatores que podem interferir nessa dinâmica. A realização de gastrostomia seria uma possibilidade na evolução, caso esse RN, mesmo após iniciado o treinamento fonoaudiológico, não seja capaz de estabelecer uma sucção efetiva ou coordená-la com a deglutição, caracterizando o quadro de disfagia.

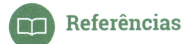

Referências

1. Al-Kouatly, et al. Lysosomal storage disease spectrum in nonimmune hydrops fetalis: a retrospective case control study. Prenatal Diagnosis. 2020;40:738-745.
2. Bellini C, Hennekam RC, Fulcheri E, et al. Etiology of nonimmune hydrops fetalis: a systematic review. Am J Med Genet A. 2009;149A(5):844-51.
3. Caciotti A, et al. Galactosialidosis: review and analysis of CTSA gene mutations. Journal of Rare Diseases 2013; 2;8:114.
4. Carvalho S, et al. Galactosialidosis presenting as nonimmune fetal hydrops: a case report. Prenatal Diagnosis 2009; 29: 895-896.
5. Fritsch A, et al. Hidropisia fetal não imune: experiência de duas décadas num hospital universitário. Revista Brasileira Ginecologia Obstetrícia 2012; 34(7):310-5.
6. Gimovsky AC, Luzi P, Berghella V. Lysosomal storage disease as an etiology of nonimmune hydrops. Am J Obstet Gynecol 2015; 212:281.

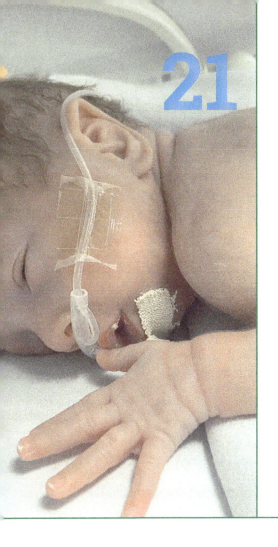

21 Isoimunização Rh

Andressa Monesi
Patrícia Prado Durante

APRESENTAÇÃO DO CASO CLÍNICO

Mãe de 34 anos de idade, quintigesta, dois partos anteriores e um aborto (gestação ectópica). Pré-natal no Hospital das Clínicas da Faculdade de Medicina da Universidade de São Paulo (HC-FMUSP) desde os cinco meses de gestação (total de oito consultas). Tipagem sanguínea O Rh-negativo, Coombs indireto + (título 1:64). Sem consanguinidade. Sorologias negativas para o vírus da imunodeficiência humana (HIV), sífilis, hepatite B, toxoplasmose e hepatite C.

Durante o acompanhamento pré-natal, a ultrassonografia (USG) fetal evidenciou derrame pericárdico e hepatoesplenomegalia, *doppler* de artéria cerebral média com pico de velocidade sistólica aumentada, sugestivo de anemia fetal.

Cogitada a possibilidade de realização de transfusão intraútero, mas a placenta de inserção posterior dificultaria o procedimento. Optado por antecipação do parto. Devido à prematuridade (idade gestacional - IG de 33 semanas e um dia), foram administradas duas doses de corticosteroide previamente ao nascimento.

Parto cesárea indicado por hidropsia e anemia fetal, com impossibilidade de realizar transfusão intraútero. Bolsa rota no ato, apresentação cefálica.

O recém-nascido (RN) apresentava-se bradicárdico (frequência cardíaca - FC<100) e com irregularidade respiratória ao nascimento, necessitando de dois ciclos de ventilação com pressão positiva (VPP) com máscara e fração inspirada de oxigênio (FiO_2) de 30%, sem resposta efetiva. Intubado com cânula orotraqueal número 3, com recuperação da FC. Escore de Apgar 4/7/9.

Classificado como RN pretermo (RNPT) moderado, adequado para a idade gestacional (AIG), sexo masculino. Peso ao nascimento de 1.880 g (Fenton percentil 28), comprimento de 41 cm (Fenton percentil 12) e PC de 31 cm (Fenton percentil 59).

O paciente foi encaminhado ao Centro de Terapia Intensiva Neonatal 1 (CTIN 1) sem intercorrências.

Escore de risco SNAPPE II: 49 (mortalidade 15,4%).

Evolução Clínica

À admissão, prescritos jejum, soro de manutenção com oferta hídrica de 80 mL/kg/dia e velocidade de infusão de glicose (VIG) de 4 mcg/kg/min. Colocado sob fototerapia e passado cateter venoso umbilical. Recebeu transfusão de concentrado de hemácias 30 mL/kg por hemoglobina de 9,1 g/dL.

Com quatro horas de vida, recebeu surfactante pulmonar por necessidade de aumento dos parâmetros ventilatórios e manutenção de saturação de pulso de oxigênio limítrofe. Realizada a radiografia de tórax, evidenciado infiltrado pulmonar retículo granular e broncogramas aéreos.

Após os resultados dos exames séricos iniciais (duas horas de vida), comprovou-se taxa de hemólise aumentada (aumento da bilirrubina total (BT) > 0,5 mg/dL/hora), com BT de 8,23 mg/dL, foi indicada exsanguinotransfusão com sangue total reconstituído. A troca programada era de 380 mL (equivalente a duas volemias do RN - 200 mL/kg), porém, devido ao mau funcionamento do cateter venoso umbilical durante o procedimento, foi realizada apenas troca de 50% desse volume, em 1 hora e 25 minutos.

Recebeu concentrado de plaquetas (15 mL/kg) e imunoglobulina 1 g/kg após o procedimento.

Tabela 21.1. Exames laboratoriais (antes e após a primeira exsanguinotransfusão- EXT)

EXAMES	CORDÃO	02 HORAS DE VIDA	ANTES DA EXT	0 HORA APÓS A EXT	03 HORAS APÓS A EXT	06 HORAS APÓS A EXT	12 HORAS APÓS A EXT (24H DE VIDA)
pH	7,27	7,33	7,33		7,55		
pCO_2 (mmHg)	48	36,8	19,2				
pO_2 (mmHg)	24,9	34,8	40,1		37,7		
Bicarbonato de sódio (mEq/L)	21,6	19,6	21,5		22,5		
Base excesso (mEq/L)	-4,4	-6	-3,3		-5,3		
Sódio (mEq/L)		140	136		125		
Potássio (mEq/L)		3,9	5,1		6,0		
Cálcio iônico (mg/dL)		4,64	4,09		3,52		
Glicemia (mg/dL)		26	58		52		
Bilirrubina total Bilirrubina indireta (mg/dL)		8,23 8,13	12,4 12,03	7,93 7,84	17,6	16,7 16,5	20,7 20
Velocidade hemólise (mg/dL/hora)						0,5	
Hemoglobina (g/dL)		9,1	14,6				15

Fonte: Desenvolvida pela autoria.

Houve novo aumento da bilirrubina após 24 horas de vida (BT 20,7), sendo indicada nova exsanguinotransfusão. Foi possível a troca de duas volemias conforme o programado, sem intercorrências.

1. **A necessidade de nova exsanguinotransfusão após 24 horas de vida poderia ser explicada pelas seguintes hipóteses, exceto:**
   a) Uso de fototerapias com lâmpadas de menor eficácia após realização do primeiro procedimento.
   b) Alto grau de hemólise decorrente da passagem transplacentária de anticorpos maternos.
   c) Velocidade de hemólise persistentemente alta, acima de 0,5 mg/dL/hora.
   d) Troca de volume inferior a duas volemias no procedimento anterior.

Tabela 21.2. Exames (antes e após a segunda exsanguinotransfusão - EXT)

EXAME	ANTES DA EXT	0H APÓS A EXT
Bilirrubina total (mg/dL)	22,32	10,54
Bilirrubina indireta (mg/dL)	20,69	10,22
Hemoglobina (g/dL)	14,8	17,4
Hematócrito %	41,8	49,1

Fonte: Desenvolvida pela autoria.

Tabela 21.3. Exames laboratoriais (Após a segunda exsanguinotransfusão - EXT)

EXAMES	03 HORAS APÓS A EXT (42 HV)	06 HORAS APÓS A EXT (45 HV)	3º DV	4º DV	5º DV
pH			7,33		
$PaCO_2$ (mmHg)			36,5		
PaO_2 (mm Hg)			71,2		
Bicarbonato de sódio (mEq/L)			20,1		
base excess (mEq/L)			-6		
lactato (mmol/L)			6		
Bilirrubina total (mg/dL)	15,57	16,8	13,8	12,19	10,66
Bilirrubina indireta (mg/dL)	15,12	15,6	12,17	10,7	9,72
Bilirrubina direta (mg/dL)	0,45	1,2	1,63	1,49	0,94
Sódio (mEq/L)	149		142		
Potássio (mEq/L)	3,2		5		
Cálcio (mg/dL)	7,2		8,6		
Magnésio (mg/dL)			1,67		
Hemoglobina (g/dL)			18,7	17,7	19
hHematócrito (%)			52,9	52,8	53,5
Leucócitos (mm³)			6.720	7.920	
Índice neutrofílico			0	0,12	
Plaquetas (mm³)	63.000		120.000	133.000	
Reticulócitos (%)			5,5		

Tipagem sanguínea RN: O Rh+ / Coombs direto +.
Fonte: Desenvolvida pela autoria.

Após a segunda exsanguinotransfusão, evoluiu com distúrbios metabólicos (hipocalemia, hipocalcemia, hipernatremia), corrigidos durante a evolução.

Permaneceu sob fototerapia desde o nascimento, suspensa após controle da hiperbilirrubinemia.

Tolerou progressão da dieta por sonda gástrica. Suspenso soro de manutenção no sexto DV.

Tolerou bem redução de parâmetros ventilatórios após receber surfactante, sendo extubado no segundo DV. Colocado em CPAP nasal com boa tolerância, com suspensão do mesmo no quinto DV. Mantido em ar ambiente desde então.

Manteve-se estável do ponto de vista hemodinâmico, sem necessidade de medicações vasoativas durante toda a internação.

2. **Conhecendo a tipagem sanguínea materna (O Rh-/coombs indireto + com título 1:64) e diante dos achados da ultrassonografia fetal (hepatoesplenomegalia, derrame pericárdico e aceleração da velocidade de fluxo na artéria cerebral média), temos como principal hipótese diagnóstica:**

   a) Hidropsia fetal imune secundária à aloimunização Rh.

   b) Hidropsia fetal associada às infecções congênitas do grupo TORSCH.

   c) Anemia fetal secundária ao mau posicionamento da placenta.

   d) Cardiopatia congênita com insuficiência cardíaca congestiva fetal e hidropsia.

DISCUSSÃO

A incompatibilidade Rh refere-se à discordância entre o tipo sanguíneo materno e o fetal: o fator Rh é um antígeno existente na superfície das hemácias. O sistema Rh é composto por múltiplos antígenos (> 50), sendo frequentemente identificados: D; C; c; E; e. O antígeno D é o maior responsável pela doença hemolítica Rh em razão de sua maior imunogenicidade. Indivíduos podem ser Rh+ ou Rh-, dependendo da existência ou não do antígeno D na superfície das suas hemácias, respectivamente.

Representa a causa mais frequente e grave de doença hemolítica imune, podendo causar anemia e hidropsia fetal severa. Sua incidência é de 276:100.000 por nascidos vivos.

A gravidade da doença depende da carga de imunoglobulina materna que atinge a circulação fetal, da IG e da atividade enzimática do feto.

Quando não diagnosticada, sua taxa de mortalidade é alta (24%). A profilaxia materna com a imunoglobulina Rh tem reduzido significativamente a mortalidade neonatal.

Na hiperbilirrubinemia severa, a fração não conjugada da bilirrubina livre na corrente sanguínea pode atravessar a barreira hematoencefálica levando a um quadro neurológico denominado "kernicterus" ou "encefalopatia bilirrubinica crônica". Os locais comumente acometidos são gânglios da base, núcleo subtalâmico, hipocampo, cerebelo e tronco cerebral. Clinicamente, as manifestações neurológicas ocorrem em três fases:

- Inicial: letargia, hipotonia e sucção débil;
- Intermediária: hipertonia, opistótono, febre, choro agudo e apneias;
- Avançada: coma, tônus flutuante (hipotonia ou hipertonia), convulsões.

A longo prazo, a morbidade dos RNs que sobrevivem inclui paralisia cerebral, perda auditiva e déficits intelectuais. O diagnóstico é confirmado pela ressonância magnética, em que se observa hiperintensidade em T2 bilateral e simétrica.

O manejo da hiperbilirrubinemia é feito com fototerapias potentes, imunoglobulina e, quando indicada, a realização de exsanguinotransfusão.

Fisiopatologia

A doença hemolítica Rh ocorre quando a mulher Rh negativa é exposta a células sanguíneas Rh+ e passa a produzir anticorpos anti--D. A isso, denominamos "isoimunização".

A gestante Rh-negativo pode ser sensibilizada quando exposta ao fator D por transfusão sanguínea, transplante de medula óssea, gestação prévia Rh+, gestação ectópica Rh+, manipulação de gestação com feto Rh+, hemorragia na gestação ou aborto de feto Rh+. Na primeira exposição (sensibilização), desenvolvem-se anticorpos da classe IgM, que não atravessam a barreira placentária. Uma vez sensibilizada, em novas exposições, serão produzidos anticorpos da classe IgG que atravessam a placenta a partir da 10ª semana de gestação.

Os anticorpos da classe IgG, ao atravessarem a placenta, se ligam às hemácias fetais Rh+. Estas, por sua vez, serão destruídas no sistema reticulo endotelial. A hemólise causa anemia fetal e liberação do grupo heme, com consequente aumento de bilirrubina. A anemia estimula a eritropoiese medular e extramedular, causando alteração da arquitetura hepática, menor produção de albumina, diminuição da pressão oncótica com consequente edema e, evolutivamente, insuficiência cardíaca e hidropsia fetal.

A gestante Rh-negativa deve ser acompanhada com teste de Coombs indireto mensalmente até a 24ª semana de gestação. No 3º trimestre, deve-se repetir o teste mais frequentemente. O Coombs será negativo se esta mãe não tiver sido sensibilizada; e positivo, caso ela já tenha sido exposta ao fator Rh previamente.

Se o Coombs indireto for negativo, a gestante deve receber imunoglobulina Rh (Rhogan) com 28 semanas. Caso o RN seja Rh+, deve-se repetir a imunoglobulina Rh até 72 horas após o parto.

Se o Coombs indireto for positivo, deve-se determinar os títulos do anticorpo e o feto deverá ser monitorizado com ultrassonografia seriada para identificação de sinais indiretos de anemia, incluindo doppler de artéria cerebral média a cada uma a duas semanas.

Quando há alterações sugestivas de anemia fetal, indica-se coleta de hemoglobina (Hb) e hematócrito (Hto) de sangue do cordão umbilical. Quando Hb < 10 mg/dL, há indicação de transfusão intraútero (TIU).

> Achados de alerta: espessamento e alteração da ecogenicidade placentária, hepatoesplenomegalia, derrames cavitários (derrame pericárdico, pleural, ascite); doppler da artéria cerebral média (ACM) com pico da velocidade sistólica maior que 1,5 múltiplo da mediana (MoM) para a respectiva IG (pico inversamente proporcional ao nível da hemoglobina, com sensibilidade 100% e taxa de falso positivo 12%).

Ao nascimento, é indicada a coleta de bilirrubina total e frações (BTF), Hb e Hto do sangue de cordão umbilical para avaliar o grau de hemólise e necessidade de exsanguinotransfusão.

Nos casos severos de doença hemolítica Rh, a trombocitopenia decorrente do aumento da eritropoiese e da supressão da produção de outras linhagens celulares é comum (26%), assim como a leucopenia. Representa um fator independente de mortalidade perinatal. O paciente aqui descrito necessitou de duas transfusões de plaquetas na evolução.

O RN é colocado sob fototerapia assim que observada a icterícia, o que, na maioria dos neonatos, é capaz de controlar os níveis de bilirrubina, exceto quando há hemólise severa. A fototerapia representa o principal tratamento para a hiperbilirrubinemia neonatal. Ela age causando fotoisomerização da bilirrubina impregnada na pele em isômeros hidrossolúveis, que serão excretados pelos rins e fezes. Sua eficácia depende do tipo de lâmpada utilizada e da área corpórea exposta à luz. A indicação é baseada nos níveis de bilirrubina total, variando de acordo com a rotina dos serviços. É um tratamento seguro, sem toxicidade para o RN.

O RN instável hemodinamicamente por anemia deve receber transfusão sanguínea para estabilização e, posteriormente, avalia-se a necessidade de exsanguinotransfusão.

A exsanguinotransfusão é a intervenção que controla a hiperbilirrubinemia severa reduzindo o risco de kernicterus, por diminuir os altos níveis de bilirrubina e remover os anticorpos anti-D maternos da circulação fetal. Quando realizada com o volume adequado (2 × a volemia do RN: 100 mL/kg no prematuro e 80 mL/kg no recém-nascido a termo), diminui em 50% as taxas de bilirrubina, corrigindo anemia. Entretanto, não é um procedimento isento de riscos: as taxas de mortalidade são menores que 0,3% em RN termo, porém ultrapassam os 10% em RNPTs.

A necessidade da exsanguinotransfusão teve uma importante diminuição após o advento das fototerapias mais potentes e uso da imunoprofilaxia materna.

Indicações

- Sangue do cordão: BI > 4 mg/dL e/ou Hb < 13 g/dL.
- Nas primeiras 24 horas de vida: velocidade de hemólise de bilirrubina total > 0,5 mg/dL/hora.
- Após 24 horas de vida, a indicação para exsanguinotransfusão passa a ser o nível de bilirrubina total, o que varia de acordo com a rotina usada em cada Serviço.

Utiliza-se sangue total reconstituído irradiado (hemácias + plasma fresco congelado) – bolsa de até 72 horas. Para avaliação laboratorial da bolsa de sangue utilizada no procedimento, dosam-se sódio (Na), potássio (K), hemoglobina (Hb, e pH. Os resultados de segurança são: Na < 170, K < 7, Hb > 13 e pH > 6,8.

O procedimento é realizado por cateter venoso central, que apresente bom influxo e refluxo, em alíquotas de 3 a 5 mL, com duração máxima de 1h30min. Durante o procedimento, devem ser feitas avaliação dos sinais vitais, monitorização cardíaca e oximetria de pulso contínua.

Ao início e término do procedimento, são colhidos Hb, Hto e BTF, realiza-se controle de glicemia após 1, 3, 6 e 12 horas. Depois de três horas do procedimento, devem ser colhidos gasometria, eletrólitos, hemograma (para controle de hemoglobina e plaquetas). A dosagem de bilirrubina é repetida seis, 12 e 24 horas após.

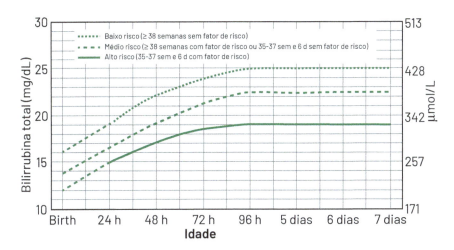

Figura 21.1. Níveis de exsanguinotransfusão.

Fonte: American Academy of Pediatrics. Subcommittee on hyperbilirubinemia. Management of hyperbilirrubinemia in the newborn infant 35 or more weeks of gestation. Pediatrics, 2004. Normograma de Buthani

Tabela 21.4. Indicação de exsanguinotransfusão

PESO	NÍVEIS DE BI (MG/DL)
> 2.500 g	20 a 22
2.000 a 2.499 g	18 a 20
1.500 a 1.999 g	16 a 18
1.000 a 1.499 g	12 a 15
< 1.000 g	10

Indicação de exsanguinotransfusão – RNPT < 35 semanas e/ou peso de nascimento < 2.500 g (modificada de Cockington, 1979).

Fonte: Cockington, R. A. A guide to the use of phototherapy in the management of neonatal hyperbilirubinemia. The Journal of Pediatrics. 1979; 95(2), 275-276.

A morbidade do procedimento é superior a 25%, mesmo em RN a termo. Inclui:

- Distúrbios hidroeletrolíticos (hipocalcemia, hipercalemia), devido ao sangue citratado que quela o cálcio, e hipercalemia quando o sangue disponível está estocado há mais de 72 horas.
- Hipoglicemia decorrente de bolsa de sangue conter citratofosfatoglicose (CPD), o que estimula as células B pancreáticas a liberarem insulina.
- Instabilidade hemodinâmica e respiratória: devido ao fato de o procedimento ser realizado em vaso calibroso.
- Embolia.
- Apneia.
- Trombocitopenia.
- Complicações relacionadas ao catéter (infecção).
- Doença do enxerto contra hospedeiro.

Deve-se lembrar que os anticorpos maternos permanecem na circulação fetal por meses, podendo causar anemia prolongada e tardia. Essa anemia tardia ocorre em 83% dos RNs independentemente da IG. Frequentemente, resolve-se após o terceiro mês de vida. Até essa idade, geralmente, são necessárias algumas transfusões sanguíneas.

Estudos recentes mostram correlação entre transfusão intrauterina (TIU) e maior risco de anemia tardia pós-natal: quanto maior o número de TIU, mais comum é a ocorrência de anemia tardia por supressão da eritropoiese. O mecanismo fisiopatológico não é conhecido.

Recentemente, trabalhos têm mostrado que o uso da imunoglobulina endovenosa parece reduzir a necessidade de exsanguinotransfusão. Ela age ligando-se aos receptores Fc dos macrófagos; com isso, diminui a destruição das hemácias circulantes e, consequentemente, os níveis de bilirrubina circulante.

A Academia Americana de Pediatria indica o seu uso quando os níveis de bilirrubina total estiverem em ascensão apesar da fototerapia intensa e/ou quando os níveis de bilirrubina total estão entre 2 e 3 mg/dL acima do nível indicativo de exsanguinotransfusão.

Recomenda-se a dose de 0,5-1 grama/Kg endovenosa, podendo ser repetida após 12 horas, quando indicado.

☑ Respostas das atividades

Atividade 1

Resposta: C. A velocidade de hemólise é utilizada para indicação de exsanguinotransfusão somente nas primeiras 24 horas de vida. Após esse período, o valor da bilirrubina total é o que indica a necessidade do procedimento. Esse valor deve ser relacionado ao peso, à IG de nascimento e às horas e dias de vida. O uso de fototerapias com lâmpadas de menor eficácia, o grau da hemólise decorrente da passagem transplacentária de um grande número de anticorpos maternos que se ligam à superfície das hemácias fetais e a troca de um volume inferior a duas volemias no procedimento realizado anteriormente interferem diretamente na maior ascensão dos níveis séricos de bilirrubina, aumentando o risco para a realização de um novo procedimento. Quando é possível a troca de duas volemias, como o preconizado, há uma queda de pelo menos 50% dos níveis de bilirrubina.

Atividade 2

Resposta: A. A incompatibilidade Rh refere-se à discordância entre o tipo sanguíneo materno e o fetal. Toda a gestante Rh- deve realizar o teste de *Coombs* indireto durante o acompanhamento pré-natal. O Coombs indireto positivo indica que a paciente foi sensibilizada pelo fator Rh; o que pode ter acontecido em uma gestação anterior com feto Rh+, gestação ectópica, transfusões sanguíneas ou abortos de fetos Rh+. Uma vez sensibilizada, em uma nova exposição ao fator Rh, a paciente passa a produzir anticorpos da classe IgG. Esses anticorpos são capazes de atravessar a barreira hematoplacentária e atingir a circulação fetal, onde se ligam à superfície das hemácias Rh+ do feto, ocasionando a destruição destas pelo sistema reticuloendotelial. Essa hemólise ocorre em diferentes graus e é a responsável pela hiperbilirrubinemia, anemia fetal, hepatoesplenomegalia, hipoalbuminemia com diminuição da pressão oncótica e consequente edema podendo evoluir com insuficiência cardíaca. As causas não imunes da hidropsia fetal incluem as infecções congênitas do grupo TORSH, as anemias fetais por outras etiologias, erros inatos do metabolismo, cromossomopatias, hepatopatias, nefropatias, cardiopatias congênitas e outras. Porém, esses diagnósticos não se encaixam no caso descrito: gestante Rh-, com teste de *Coombs* indireto positivo (indicativo de sensibilização pelo fator Rh) e histórico de gestação ectópica prévia. As sorologias maternas realizadas durante o pré-natal eram todas negativas, não havia histórico de sangramento materno apesar da placenta de inserção anômala, bem como de cardiopatia fetal.

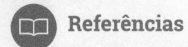

Referências

5. Cockington RA. A guide to the use of phototherapy in the management of neonatal hyperbilirubinemia. The Journal of Pediatrics. 1979; 95(2), 275-276.

6. Hendrickson, Jeanne E, Delaney, et al, Transfus Med Rev, 2016 ;30(4): 59-64.

7. JCostumbrado J, Trina M, Sassan G. Rh incompatibility In StatPearls Publishing 2020.

8. Ree Isabelle MC, Smits-Wintens V,Van der Bom J, el at. Neonatal manage and outcome in alloimmune hemolytic disease. Expert Review of Hematology, 2017. VOL. 10 nº 7: 607-616.

9. Sarwar A, Divyaswthi C. Rh hemolytic disease. In StatPearls Publishing. 2021.

10. Zwiers C, Van Kamp IL, Oepkes D. Blood cell alloimmunization. Management of red cell alloimmunization. In. Kilby MD, Johnson A, Oepkes D. Fetal therapy: scientific basis and critical appraisal of clinical benefits. Cambridge Medicine. 2ª ed. 2020. p. 91-98. Publishing, Jan. 2021

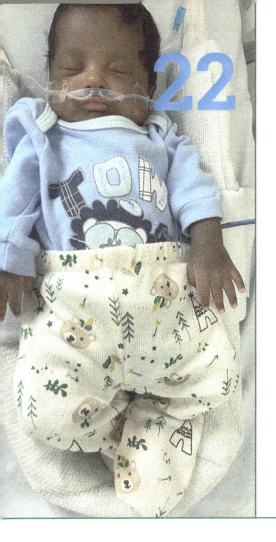

22 Trombo em Aorta Abdominal

Carolina Carraro Braga
Patrícia Prado Durante

APRESENTAÇÃO DO CASO CLÍNICO

Mãe 30 anos de idade, tercigesta, um parto e um aborto prévio, sem vícios ou consanguinidade. Pré-natal no Hospital das Clínicas da Faculdade de Medicina da Universidade de São Paulo (HC-FMUSP) desde o terceiro mês de gestação por hipertensão arterial crônica, transtorno de ansiedade e psoríase. Evoluiu com doença hipertensiva específica da gestação (DHEG) grave superajuntada, restrição do crescimento fetal índice de líquido amniótico (ILA) 8,7 cm. Fez uso de metildopa, nifedipina, ácido acetilsalicílico, levopromazina, carvedilol, ácido fólico e sulfato ferroso. Recebeu dois ciclos de corticosteroides (15 e 16 dias antes do parto e novamente quatro e cinco dias antes do parto).

Sorologias: vírus da imunodeficiência humana (HIV), VDRL, hepatites B e C não reagentes; toxoplasmose suscetível; rubéola imune. Pesquisa para estreptococos do grupo B negativa. Tipagem sanguínea: B Rh-positivo.

Parto cesariana indicado por sofrimento fetal (diástole zero). Apresentação cefálica, bolsa rota no ato. Sem necessidade de manobras de reanimação em sala de parto.

Recém-nascido (RN) do sexo feminino, idade gestacional (IG) de 30 semanas e seis dias. Classificado como RN pretermo (RNPT) muito prematuro, pequeno para a idade gestacional (PIG), extremo baixo peso (EBP). Peso ao nascimento (PN) de 896 g (Fenton percentil 5), comprimento de 34,5 cm (Fento percentil 2) e perímetro cefálico (PC) de 24 cm (Fenton percentil 3).

Evoluiu com desconforto respiratório precoce (tiragens subdiafragmática, intercostal e batimento de haletas nasais) nos primeiros minutos de vida, acoplado em pressão positiva continua nas vias aéreas (CPAP) via prongas nasais, com pressão positiva expiratória final (PEEP) de 5 cmH$_2$O, recebeu uma fração inspirada de oxigênio (FiO$_2$) de 100% devido a ausência de *blender* no berço de reanimação naquele momento.

Transportado ao Centro de Terapia Intensiva Neonatal 1 (CTIN1) sem intercorrências.

1. **Considere as hipóteses diagnósticas, segundo as informações apresentadas e, em seguida, assinale a alternativa correta.**

   I) RNPT muito prematuro, pequeno para a IG, de extremo baixo peso.

   II) Oligoâmnio.

   III) Síndrome do Desconforto Respiratório neonatal ou Síndrome do Pulmão Úmido.

   a) Apenas a I está correta.

   b) Apenas a II está correta.

   c) Apenas a III está correta.

   d) Apenas a I e a III estão corretas.

Colocado em incubadora aquecida e umidificada, mantido em jejum com sonda orogástrica (SOG) aberta, soro de manutenção com oferta hídrica de 90 mL/kg/dia, oferta de aminoácido de 2 g/kg/dia e velocidade de infusão de glicose (VIG) de 4 mg/kg/minuto. Iniciado cafeína 10 mg/kg/dia. Incluído no protocolo de manipulação mínima devido à IG menor que 32 semanas e peso de nascimento inferior a 1.500 g. Permaneceu em ventilação com pressão positiva não invasiva nasal (NIPPV) com FiO$_2$ 30%; PEEP de 6 cmH$_2$O; pressão inspiratória de 16 cmH$_2$O; frequência respiratória (FR) de 20 ciclos por minuto (cpm) e tempo inspiratório 0,4 segundos.

Realizada a passagem de cateter umbilical venoso e arterial. Cateter venoso duplo lúmen e arterial monolúmen, 3,5 French, de poliuretano. Controle radiológico mostrando bom posicionamento de ambos os cateteres (Figura 22.1).

Hemograma inicial mostrando leucopenia (3.940/mm^3) e neutropenia (810/mm^3), recebeu uma dose de granulokine de 5 mcg/kg/dose.

Recebeu colostroterapia nos primeiros sete dias de vida. Iniciada a nutrição enteral mínima após 24 horas de vida, com leite materno e/ou fórmula de prematuro 14%. Evoluiu com intolerância alimentar e dificuldade na progressão da dieta. Após sete dias de vida foi possível a progressão lenta do volume da dieta enteral e iniciado o desmame gradual da nutrição parenteral.

Mantido em NIPPV (FR 20 cpm, PEEP 6 cmH$_2$O, Pinsp 16 cmH$_2$O, FiO$_2$ 25/30%, Tinsp 0,4 segs), com melhora progressiva do padrão respiratório e possibilidade de transacionar para CPAP. A CPAP foi suspensa no quarto dia de vida (DV); desde então, permaneceu respirando em ar ambiente.

A radiografia inicial e a evolução clínica permitiram o diagnóstico de Síndrome do Pulmão Úmido. Permaneceu com cateter umbilical venoso e arterial por quatro dias, quando foi passado cateter central de inserção periférica (PICC).

Realizado ecocardiograma (ECO) com doppler no sexto DV: forâmen oval pérvio e imagem hiper-refringente e móvel no interior da aorta abdominal medindo cerca de 14 mm, podendo corresponder à fibrina (Figura 22.2).

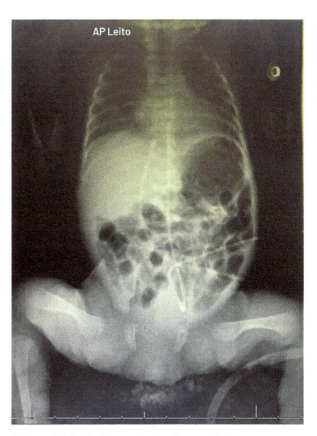

Figura 22.1. Radiografia de tórax e abdome anteroposterior mostrando cateteres umbilicais bem posicionados.

Fonte: Acervo do Serviço de Radiologia do HC-FMUSP.

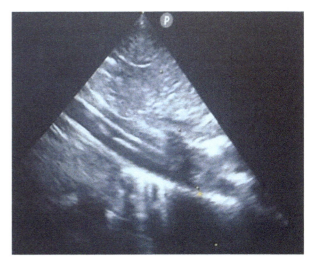

Figura 22.2. Imagem ultrassonográfica com imagem hiper-refringente, no interior da aorta abdominal.

Fonte: Acervo do Serviço de Radiologia do HC-FMUSP.

Ultrassonografia (USG) abdominal e rins e vias urinárias (6º DV): fígado, vias biliares, pâncreas, baço e rins sem alterações. Provável trombo filiforme (0,4 cm) em aorta abdominal, pouco abaixo das artérias renais. Aorta pérvia.

USG transfontanela (6º DV): sem alterações.

Tabela 22.1 Resultados de exames laboratoriais

EXAME	1º DV	2º DV	4º DV	6º DV
Hemoglobina g/dL	17,9	19	17,8	
hematócrito %	50,2	50,5	48,3	
Leucócitos/mm³	3.940	5.110	6.060	
neutrófilos	810			
índice neutrofílico	0	0	0	
Plaquetas/mm³	146.000	122.000	131.000	
ureia mg/dL		29		
creatinina mg/dL		0,38		
Sódio mEq/L		142		
Potássio mEq/L		2,8		
Cálcio total mg/dL		7,2		
Fósforo		3,9		
Magnésio mg/dL		1,44		
D-dímero ng/mL				1285
Tempo de tromboplastina parcialmente ativada (TTPA)"				54,7
relação (R)				1,84
tempo de protrombina (TP)"				18,1
Atividade de protrombina (AP) %				67%
Razão normatizada internacional (INR)				1,24

Fonte: Desenvolvida pela autoria.

---

2. **Frente ao diagnóstico de trombo intravascular, quais as possíveis terapêuticas?**

   a) Conduta expectante (observação e acompanhamento com exame de imagem).

   b) Uso de trombolítico.

   c) Uso de anticoagulante.

   d) Retirada cirúrgica do trombo.

   e) Todas as alternativas.

Solicitada a avaliação da equipe de Hematologia, sendo orientado fazer vitamina K 1 mg via intravenosa (IV) por três dias, iniciar anticoagulação com enoxaparina na dose de 1,5 mg IV a cada 12 horas (1,7 mg/kg/dose) e novos exames de imagem após uma semana (ecocardiograma doppler e USG transfontanela).

Ecocardiograma (14º DV): ausência de imagens sugestivas de trombo ou vegetação.

USG transfontanela (14º DV): substância branca periventricular discretamente saliente, sem hemorragias ou coleções.

Ultrassonografia de abdome (14º DV): aorta abdominal com calibre e trajeto regular.

Hipóteses Diagnósticas Finais

- RNPT muito prematuro / PIG proporcionado / EBP
- FM com DHEG grave superajuntada + TAG + psoríase
- DRP > Síndrome do Pulmão Úmido
- Trombo aorta abdominal (D-dímero elevado + imagem em ECO e USG)
- Distúrbio de coagulação
- Forâmen oval pérvio

DISCUSSÃO

A doença trombótica no RN é pouco frequente, mas pode ter morbimortalidade significativa. Sua incidência é de três a cinco casos/100 mil nascidos vivos, ocorrendo igualmente no RN de termo e no RNPT e em ambos os sexos.

No primeiro mês de vida, a probabilidade de trombose é 40 vezes maior, pela imaturidade hemostática característica. Há um grande risco de desenvolver sangramentos ou complicações trombóticas, em resposta a fatores de risco perinatais e/ou eventos iatrogênicos.

Durante o período neonatal, cerca de 50% dos casos de trombose são arteriais e 50% são venosas. Em até 90% dos casos, no RN em internação hospitalar, a trombose está associada a catéteres.

O RN tem um risco aumentado de trombose comparativamente a outras idades pediátricas (cerca de risco 40 vezes maior). A hemostasia é um processo dinâmico que se inicia na vida intrauterina e evolui com o avanço da IG. Nos RNs, em especial nos RNPTs, os componentes da cascata de coagulação e via fibrinolítica são reduzidos a 50% a 70% dos níveis adultos. Isso, somado à existência de fatores de risco, aumenta a ocorrência dos fenômenos trombóticos.

Os RNPTs, comparativamente aos RN de termo, têm níveis mais baixos dos fatores de coagulação dependentes da vitamina K, de inibidores da coagulação (antitrombina e proteína C) e de função plaquetária.

A incidência de tromboembolismo em RN hospitalizados é de 2,4/1 mil internações. Essa incidência vem aumentando no decorrer dos anos devido ao aumento progressivo da sobrevida de neonatos com menores IGs, dependentes de acesso venoso central arterial e venoso, e do aperfeiçoamento dos métodos diagnósticos.

O tempo para que os fatores de coagulação reduzidos alcancem valores semelhantes aos do adulto é variável, e a maioria alcança 80% desses valores aos seis meses de vida.

> A presença de cateter é, sem dúvida, o maior fator de risco para trombose (90% dos casos), tanto arterial como venosa (10% cateter venoso central e 20% cateter umbilical arterial). Contribuem para a patogênese da trombose associada ao cateter: lesão do endotélio vascular; interrupção do fluxo sanguíneo; infusão de substâncias hiperosmolares; o tipo de catéter e o número de lúmens; o local de inserção da ponta; e a duração da sua permanência.

Outros fatores de risco são:

- Maternos: infertilidade, trombofilia, pré-eclâmpsia, diabetes, restrição de crescimento fetal, corioamnionite, doenças autoimunes.
- Neonatais: policitemia, distúrbios metabólicos, Síndrome Nefrótica Congênita, sepse, asfixia perinatal, desidratação, enterocolite necrosante, doença cardíaca congênita, cirurgia de grande porte, hipertensão pulmonar e distúrbios protrombóticos.

No caso descrito, tínhamos como fatores de risco a prematuridade e a presença de cateter umbilical arterial.

A apresentação clínica é variável, pois depende da localização e do tamanho do trombo. A grande maioria é assintomática e sua detecção é acidental. Como está associada a catéteres centrais em mais de 90% dos casos, o sinal de apresentação pode ser a perda da perviedade ou disfunção do catéter.

Os sintomas se relacionam a eventos isquêmicos: edema (50%); eritema; alteração de perfusão do membro; descoloração da pele; aumento da sensibilidade e dor no membro afetado; presença de veias colaterais subcutâneas; Síndrome da Veia Cava Superior; arritmia; instabilidade hemodinâmica; insuficiência cardíaca congestiva; comprometimento da função renal; hipertensão; eventos embólicos; e enterocolite necrosante.

O diagnóstico é clínico, por meio de exames de imagem e de achados laboratoriais sugestivos. A trombocitopenia é um achado frequente na trombose neonatal por consumo plaquetário. Há uma grande dificuldade na interpretação dos valores dos fatores de coagulação e de fibrinólise no período neonatal. Os resultados devem ser comparados aos parâmetros de referência para a IG e pós-natal.

O diagnóstico é confirmado por métodos de imagem, sendo a ecografia com *doppler* o exame mais usado na prática clínica, por ser menos invasivo; poder ser realizado à beira do leito e não requerer exposição à radiação. A tomografia computadorizada (TC) e a ressonância magnética nuclear (RMN) são realizadas se houver grande suspeita de trombose sem evidências na ultrassonografia com *doppler*. O padrão-ouro para o diagnóstico são a arteriografia e a venografia.

O tratamento e o manejo da trombose neonatal são extrapolado, em grande parte, a partir de dados de adultos. Há pouca informação sobre a eficácia e a segurança dos agentes terapêuticos em recém-nascidos. A abordagem terapêutica inclui conduta expectante (observação e acompanhamento com exames de imagem), terapêutica anticoagulante, terapêutica trombolítica e cirurgia vascular.

> O objetivo primário do tratamento é a prevenção da extensão do trombo e suas complicações. O local de acometimento e a sintomatologia associada determinam a conduta escolhida.

Nas tromboses assintomáticas, preconiza-se tratamento de suporte com correção de fatores coexistentes reversíveis (policitemia, desidratação, sepse), acompanhamento rigoroso do tamanho do trombo, remoção do catéter central. Caso haja aumento do trombo ou não seja possível a retirada do cateter, deve-se ponderar o tratamento anticoagulante.

Nas tromboses sintomáticas em que há comprometimento significativo do fluxo sanguíneo para uma extremidade ou órgão vital, deve ser realizado tratamento com anticoagulação e ou agentes fibrinolíticos (mais raramente), associado à remoção do cateter central sempre que possível.

Os anticoagulantes usados no período neonatal são a heparina de baixo peso molecular e a heparina não fracionada. A heparina de baixo peso molecular (HBPM) é a droga de escolha, uma vez que tem biodisponibilidade maior quando administrada por via subcutânea (SC), tornando desnecessário um acesso venoso (o que foi feito com o paciente em questão), tem maior duração do efeito anticoagulante e depuração independente da dose, resultando em uma resposta mais previsível.

Antes do início do tratamento, devem ser realizados:

- Tempo de tromboplastina parcialmente ativada (TTPa);
- Tempo de protrombina (TP);
- Fibrinogênio (> 100 mg/dL);
- Plaquetas (> 50.000 / microL);
- Ultrassonografia transfontanela – sobretudo nos prematuros devido ao risco de hemorragia intracraniana.

O seu uso requer monitoração laboratorial mínima para ajuste da dose: preconiza-se medir o nível do antifator X ativado de quatro a seis horas após a administração: 0,5-1 UI/mL. Deve-se avaliar quatro horas após a segunda dose e depois semanalmente.

A dose recomendada da HBPM é de:

- 1,7 mg/kg/dose SC 2 vezes/dia no RN a termo.
- 2 mg/kg/dose SC 2 vezes/dia no RNPT.

Caso o paciente apresente sangramento, o que ocorre em 4% a 5% dos casos, a heparina deve ser descontinuada e o sulfato de protamina administrado na dose de 1 mg/100 unidades de HBPM endovenoso.

A duração da terapêutica varia de seis semanas a três meses.

Indica-se monitorar o trombo com ultrassom e manter a terapia anticoagulante até que o trombo seja resolvido e o paciente esteja totalmente assintomático.

Caso o trombo esteja relacionado a um cateter, este deverá ser removido entre três e cinco dias após o início da anticoagulação. Caso não seja removido até o término da anticoagulação terapêutica, sugere-se administrar dose profilática de heparina de baixo peso molecular até a sua remoção: 0,75 mg/kg 2 vezes/dia.

Caso o trombo se mantenha, a terapia deve ser mantida por até três meses, após os quais a anticoagulação é descontinuada.

A ocorrência de osteoporose, de trombocitopenia e de outras reações de hipersensibilidade é extremamente rara durante o uso da heparina de baixo peso molecular.

A terapia trombolítica é preferida nas situações em que há risco de vida ou se a viabilidade de um membro ou órgão estiver comprometida.

No caso descrito acima, o trombo se resolveu após três semanas de tratamento anticoagulante e foi assintomático durante todo o período.

Respostas das atividades

Atividade 1

Resposta: D. RNPT com IG de 30 semanas e três DV é definido como muito prematuro (IG de 28 semanas a 31 semanas e seis dias), peso ao nascimento de 896 g, como extremo baixo peso (PN < 1.000 g) e, segundo a curva de Fenton, pequeno para a IG (percentil < 10). É importante a descrição das morbidades maternas, nesse caso, DHEG grave superajuntada, transtorno de ansiedade e psoríase. O ILA de 8,7 é considerado normal (8 cm a 18 cm), o que não configura oligoâmnio. Em relação ao desconforto respiratório precoce, a IG < 34 semanas configura um risco de deficiência de surfactante, devido imaturidade pulmonar, o que implica Síndrome do Desconforto Respiratório neonatal. O fato de o RNPT ser restrito pode inferir uma maturidade pulmonar precoce e a cesariana fora de trabalho de parto, um atraso na reabsorção do líquido pulmonar, podendo resultar em Síndrome do Pulmão Úmido. O diagnóstico de certeza é realizado durante a evolução clínica.

Atividade 2

Resposta: E. O tipo de tratamento do trombo depende de sua localização e da sintomatologia associada. Cerca de metade dos trombos tem resolução espontânea, esse achado tem relação inversa com o tamanho do trombo. Quando assintomático, podemos optar pelo acompanhamento clínico e realização de exame de imagem seriado. O uso de heparina de baixo peso molecular (enoxaparina), agente anticoagulante mais utilizado na neonatologia, é indicado para que não haja progressão do trombo e favorece sua resolução no decorrer do tempo, tem ação anti-Xa e baixa atividade antitrombina. Caso o trombo seja relacionado à presença de cateter, este deverá ser retirado após três a cinco dias do início da medicação. Nas situações em que há sintomatologia, deve-se avaliar a possibilidade do uso de trombólise com medicação fibrinolítica; nesse caso, devemos ter um cateter na proximidade do trombo, uma vez que a ação do trombolítico é maior, quanto mais próximo do trombo a medicação for administrada. O agente mais utilizado é o alteplase, um ativador de plasminogênio tecidual, induzindo a conversão deste em plasmina, que, por sua vez, promove a dissolução da fibrina do coágulo, porém a taxa de complicação é alta, sendo a mais temida a hemorragia. Há também a possibilidade de retirada cirúrgica do trombo, porém é um procedimento de risco devido ao pequeno calibre dos vasos no período neonatal.

Referências

1. Andrew M, Paes B, Milner R, et al. Development of the human coagulation system in the full-term infant. Blood 1987; 70:165.
2. Bacciedoni V, Attie M, Donato H. Thrombosis in newborn infants. Arch Argent Pediatric 2016; 114(2): 159-166.
3. Dix D, Andrew M, Marzinotto V, et al. The use of low molecular weight heparin in pediatric patients: a prospective cohort study. J Pediatr 2000; 136:439.
4. Edstrom CS, Christensen RD. Evaluation and treatment of thrombosis in the neonatal intensive care unit. Clin Perinatol 2000; 27:623.
5. Kenet G, Cohen O, Bajorat T, et al. Insights into neonatal thrombosis. Thromb Res 2019; 181 Suppl 1: S33-S36
6. Monagle P, Chan AK, Goldenberg NA, et al. Antithrombotic therapy in neonates and children: Antithrombotic therapy and prevention of thrombosis. 9th ed. American College of Chest Physicians Evidence-Based Clinical Practice Guidelines. Chest 2012; 141:e737S.
7. Romantsik O, Bruschettini M, Zappettini S, et al. Heparin for the treatment of thrombosis in neonates. Cochrane Database Syst. Rev 2016; 11(11):CD012185.

23 Válvula de Uretra Posterior

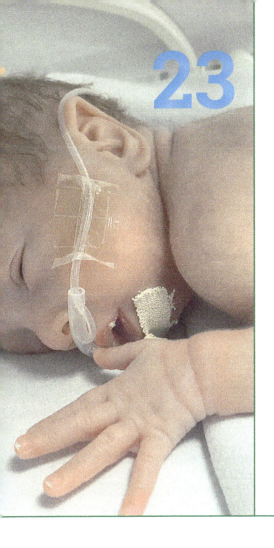

Relatora Gabriela Loyo
Laura Emília Cardoso Bigelli

APRESENTAÇÃO DO CASO CLÍNICO

Mãe de 31 anos de idade, secundigesta, um parto prévio, com idade gestacional (IG) de 33 semanas e seis dias. Realizou pré-natal no hospital das clínicas desde o quarto mês de gestação por gemelaridade dicoriônica diamniótica, com risco de aloimunização Rh. Na ultrassonografia (USG) morfológica, foram observadas, em um dos fetos, hidronefrose e pieloectasia bilateral grau IV, bexiga distendida e dilatação proximal dos ureteres. Recebeu rhogan com 28 semanas de IG.

Sorologias dos primeiros, segundos e terceitos trimestres: sífilis, vírus da imunodeficiência humana (HIV), hepatites C e B não reagentes; toxoplasmose imune, rubéola imune. Pesquisa de estreptococos do grupo B negativa.

Indicado parto cesárea por gemelaridade e trabalho de parto prematuro.

Recém-nascido (RN) do sexo masculino, segundo gemelar. Peso ao nascimento de 2.580 g (Fenton percentil 82), estatura de 45 cm (Fenton percentil 58) e perímetro cefálico de 32,5 cm (Fenton percentil 84). Escore de Apgar 8/9/9. No segundo minuto de vida, recebeu oxigênio (O_2) via máscara aberta por não atingir saturação-alvo. Evoluiu com desconforto respiratório no quinto minuto de vida, sendo acoplado à pressão positiva contínua de vias aéreas (CPAP).

Encaminhado ao Centro de Terapia Intensiva Neonatal 1(CTIN1).

À admissão, escore de risco SNAPPE II: 8; mortalidade 0,3%.

---

1. **Segundo as informações apresentadas, considere as hipóteses diagnósticas referentes ao RN e, em seguida, assinale a alternativa correta.**

   a) RN a termo, adequado para IG e com baixo peso; gemelaridade; depressão perinatal; malformação do sistema urinário.

   b) RNPT tardio e pequeno para a IG; Síndrome do Pulmão Úmido; risco infeccioso por trabalho de parto prematuro; rins multicísticos bilaterais.

   c) RNPT moderado e adequado para a IG; gemelaridade; desconforto respiratório precoce; risco infeccioso por trabalho de parto prematuro; malformação renal (hidronefrose, dilatação ureteral bilateral e bexiga distendida).

   d) RNPT moderado, pequeno para a IG e com baixo peso; Síndrome do Desconforto Respiratório; malformação do sistema urinário.

Evolução Clínica

O RNPT permaneceu em CPAP nasal no segundo dia de vida (DV), radiografia de tórax compatível com síndrome do pulmão úmido. Após a suspensão do CPAP, permaneceu em ar ambiente. Desde o nascimento, recebeu dieta enteral com boa retenção. Apresentava elevação dos níveis séricos de creatinina e acidose metabólica desde o primeiro exame colhido após 48 horas de vida.

No segundo DV, por manter baixo débito urinário, foi realizada a passagem de sonda vesical pela equipe da Urologia Infantil para monitoração da diurese e descompressão do sistema urinário, aventada a hipótese diagnóstica de válvula de uretra posterior. No terceiro DV, após discussão com a equipe de Nefrologia Infantil, foram iniciadas antibioticoterapia profilática com cefalexina (pela hidronefrose e dilatação dos ureteres) e reposição enteral de bicarbonato de sódio devido à acidose metabólica.

No 14º DV, evoluiu com distensão abdominal, palidez cutânea e gemência. Colhidos exames para triagem infecciosa, evidenciando leucopenia e elevação da proteína C-reativa (PCR). Iniciado antibiótico terapêutico. Isolado *Pseudomonas aeruginosa* em hemocultura periférica e urocultura. Recebeu antibiótico por 10 dias, após os quais foi reintroduzida cefalexina profilática.

---

2. Com relação à hipótese diagnóstica de válvula de uretra posterior, assinale a alternativa incorreta.

a) Realizar uretrocistografia miccional (UCM) para confirmar diagnóstico.

b) Empregar sondagem vesical de alívio para descomprimir o sistema urinário.

c) Proceder à vesicostomia logo após o nascimento.

d) Introduzir antibioticoterapia profilática.

Realizou procedimento cirúrgico para fulguração da válvula de uretra posterior (VUP) por meio de cistoscopia e postectomia com 35 DV. Realizou uretrocistografia miccional no intraoperatório para avaliar perviedade da uretra.

Após seis dias do procedimento cirúrgico, repetida a USG renal, com achado de *debris* no interior da bexiga. Colhida nova urina tipo 1 com leucócitos 50/campo, nitrito positivo, associado à urocultura positiva para *Pseudomonas aeruginosa*. Iniciado cefepime, trocado posteriormente por meropenem devido à persistência da positividade da urocultura colhida 72 horas após o início da antibioticoterapia. Suspenso antibiótico após 14 dias do tratamento, com urocultura de controle negativa.

Recebeu alta hospitalar com um mês e 28 dias, mantido uso de cefalexina profilática e de bicarbonato de sódio. Encaminhado para seguimento ambulatorial com a equipe de Neonatologia, Urologia e Nefrologia Pediátrica.

Tabela 23.1. Exames Laboratoriais

EXAME/DATA	1º DV	4º DV	13º DV	15º DV	19º DV	27º DV
Proteína C-reativa mg/dL	0,8			29,7	21,7	53
Hemoglobina g/dL	12,8		9,3	7,5	12	9,3
hematócrito %	34,5		27,6	19,5	31,5	25,6
Leucócitos/mm3	12.440		11.940	4.980	10.450	11.400
Neutrófilos %	59		47	64	26	42
Linfócitos %	31		37	22,5	57	43,6
Monócitos %	10		11	12,7	13	9,1
Plaquetas /mm³	261.000		487.000	438.000	374.000	428.000
Gasometria arterial						
pH	7,31	7,40	7,39			7,39
PaO$_2$ mmHg	107	27,8	83			89
PaCO$_2$ mmHg	39	54,1	26			39,3
Bicarbonato de sódio mmol/L	19,6	19,4	15,5			23,5
Base excess mmol/L	-6,5	-7,5	-4,2			-0,7
Lactato md/dL	18	21	22			17

Fonte: Desenvolvida pela autoria.

Tabela 23.2. Exames Laboratoriais

EXAME/DATA	1º DV	4º DV	13º DV	15º DV	19º DV	27º DV
Cálcio iônico mg/dL	4,65	5				5,4
Cálcio total mg/dL	7,1	8		10	10,5	9,9
Cl mEq/L	93	106	114		108	107
Mg mg/dl	1,7	1,7	1,7	2,01	2,03	1,93
K mEq/L	5,0	4,2	5,0	5,3	4,25	4,6
Na mEq/L	127	137	145	145	141	143
P mg/dL	6,8	6,7	7,2	7,3	6,1	6,9
Cr mg/dL	1,32	1,16	1,23	0,65	0,69	0,45
Ureia mg/dL	52	33	39	70	24	7

Fonte: Desenvolvida pela autoria.

Tabela 23.3. Culturas

CULTURA/ DATA	1º DV	6º DV	15º DV	16º DV	19º DV	41º DV
Hemocultura	Negativa		Pseudomonas aeruginosa		Negativa	
Urocultura		Negativa		Pseudomonas aeruginosa	Negativa	Pseudomonas aeruginosa
Cultura de liquor				Negativo		

Fonte: Desenvolvida pela autoria.

Tabela 23.4. Exames de Imagem

EXAME/DATA	4º DV	7º DV	21º DV
Ecocardiograma	Comunicação interatrial tipo fossa oval 3mm		
Ultrassonografia de rins e vias urinárias		Hidronefrose acentuada bilateral, parênquima renal mais ecogênico, ureteres dilatados e tortuosos	
Ultrassonografia de rins e vias urinárias			Dilatação acentuada do sistema pielocalicial com dilatação e tortuosidade difusa dos ureteres, bexiga de paredes espessadas

Fonte: Desenvolvida pela autoria.

DISCUSSÃO

A válvula de uretra posterior (VUP) é uma malformação congênita pertencente ao grupo das uropatias obstrutivas, na qual há uma obstrução anatômica ao fluxo urinário. Representa a causa mais frequente de obstrução congênita do sistema urinário inferior.

Ocorre no sexo masculino, com uma incidência de 1:5000 a 1:8000 nascidos vivos. Corresponde a uma estrutura membranosa localizada no assoalho da porção prostática da uretra posterior masculina.

Sua etiologia é multifatorial, associando-se a genes relacionados à embriogênese do sistema urinário. Pode ser classificada em três tipos, sendo o tipo 1 o mais frequente (95% dos casos).

Aproximadamente 20% a 60% dos pacientes com VUP evoluem com algum grau de doença renal crônica ainda na infância, apesar do tratamento.

Etiopatogenia

A etiopatogenia não é totalmente esclarecida. Várias interrupções do desenvolvimento embriológico uretral masculino têm sido propostas como mecanismo que resulta na formação da VUP:

- Anormalidades do ducto de Wolff ou do ducto de Mulleriano;
- Persistência da membrana urogenital com canalização anormal da uretra;

- Desenvolvimento exagerado das pregas uretrovaginais normais;
- Inserção anterior anormal do ducto de Wolff na uretra posterior, levando à formação de uma membrana mais espessa e obstrutiva em seu lúmen (teoria de Stephen);
- Alterações dos genes relacionados à embriogênese da uretra: GFRA 1 e ROBO 2.

Diagnóstico

Na grande maioria dos casos, o diagnóstico é feito no período pré-natal mediante exames de imagem, sobretudo a USG obstétrica de rotina. Quando há limitações ao uso da USG, a RMN fetal é o exame de imagem alternativo para o diagnóstico. Exames evolutivos durante o pré-natal são capazes de fazer o diagnóstico das uropatias obstrutivas.

A produção urinária fetal se inicia a partir da 12ª semana de gestação. Os achados ultrassonográficos sugestivos de uropatia obstrutiva são: espessamento e irregularidade na parede da bexiga; oligoâmio (nos casos graves de obstrução); diâmetro anteroposterior da pelve renal maior que 5 mm em qualquer idade gestacional (sugerindo hidronefrose); e, em alguns casos, detecta-se a obstrução uretral com dilatação da porção prostática da uretra, sugerindo o diagnóstico de VUP.

A válvula pode se romper ainda intraútero e tornar-se patente ou permanecer não patente até o término da gestação. Os casos em que a válvula fica completamente obstruída são os mais graves, levando ao acúmulo de urina e à dilatação da pelve renal com comprometimento evolutivo da função renal. Naqueles casos em que a válvula se torna patente, a função renal pode ser preservada, melhorando o prognóstico.

A confirmação diagnóstica é feita no período pós-natal mediante uretrocistografia miccional (UCM) que identifica imagem de uretra prostática dilatada e alongada durante a fase de micção, colo vesical hipertrofiado, irregularidades na bexiga e refluxo

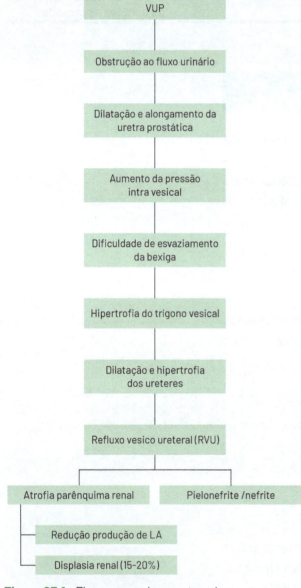

Figura 23.1. Fluxograma demonstrando a fisiopatologia da VUP.

Fonte: Desenvolvida pela autoria.

vesicoureteral (RVU) em aproximadamente metade dos pacientes. O exame deve ser realizado na ausência de cateter uretral, pois a presença deste pode dar a falsa impressão de uma uretra dilatada.

A USG renal e da bexiga é realizada para medir o grau de uretero-hidronefrose, se presente, e avaliar a espessura cortical do parênquima renal e a diferenciação corticomedular renal.

> Se houver dificuldade na inserção do cateter uretral, a USG é excelente para documentar o seu correto posicionamento.

São frequentes a retenção urinária, massas palpáveis em flancos, infecções urinárias, perda ponderal, déficit de crescimento e distúrbios hidroeletrolíticos, sobretudo nos casos em que não houve o diagnóstico pré-natal. Em aproximadamente 50% dos pacientes com VUP, há RVU, decorrente do aumento da pressão intravesical secundário à obstrução da saída da bexiga. Com o alívio da obstrução, há resolução do refluxo em pelo menos um terço dos pacientes. O RVU, quando bilateral, é um grande fator de risco para doença renal crônica (DRC).

A obstrução grave que a VUP representa ao fluxo urinário pode levar à displasia renal e à doença renal crônica (DRC) precoce, assim como desconforto respiratório pela hipoplasia pulmonar secundária, uma vez que a diminuição da excreção urinária fetal, nos casos de obstrução grave, ocasiona oligoâmnio severo e níveis normais de líquido amniótico são necessários para a fase canalicular do desenvolvimento pulmonar, piorando muito o prognóstico no período neonatal.

Outros achados associados à VUP incluem criptorquidia, hérnias inguinais, anomalias extraurinárias como hipoplasia traqueal, persistência do canal arterial (PCA), drenagem anômala total de veias pulmonares, deformidades de membros inferiores e ânus imperfurado.

Diagnóstico diferencial

Inclui outras causas de uropatia obstrutiva como agenesia ou estenose de uretra, megalouretra e Síndrome de Microcólon.

Tratamento

O objetivo do tratamento nos casos confirmados é corrigir a obstrução do sistema urinário, existe a necessidade de um acompanhamento com equipe multiprofissional, incluindo neonatologista, urologista e nefrologista.

Com base nos achados da UCM, é realizada a cistoscopia para confirmar o diagnóstico e remover a VUP.

Precocemente, deve-se proceder à drenagem vesical temporária através da passagem de um cateter uretral. Comumente, após o alívio do sistema urinário, há redução dos níveis séricos de creatinina e, muitas vezes, redução da hidronefrose.

A ablação endoscópica primária é o procedimento de escolha, porém no período neonatal pode haver dificuldade de instrumentação uretral, sobretudo em RNPT, com risco de lesão e estreitamento da uretra. O procedimento é realizado por meio da passagem do endoscópio pelo canal uretral de forma minimamente invasiva. A válvula pode ser removida com o uso de alças de ressecção ou fibras de *laser*.

Em aproximadamente dois terços dos casos, a ablação primária é bem sucedida após apenas um procedimento. No entanto, um terço deles depende de uma nova intervenção cirúrgica para atingir o resultado esperado. Por essa razão, recomenda-se repetir a UCM após o procedimento com o intuito de avaliar e tratar qualquer obstrução remanescente.

Após a ablação cirúrgica da VUP, pode haver disfunção vesical persistente em até um terço dos casos. Com o objetivo de aumentar o volume de armazenamento da bexiga, diminuir a alta pressão no sistema urinário, preservar a função renal e melhorar a qualidade de vida do paciente, pode ser realizada a ampliação vesical, utilizando-se um segmento do íleo, intestino grosso ou estômago.

A vesicostomia também é útil no manejo desses pacientes, porém, deve ser realizada em casos específicos. Não parece ser eficaz em reduzir danos renais, mortalidade e complicações pós-operatórias quando comparada à ablação primária. Sua maior indicação é o alívio da pressão no trato urinário enquanto a ablação não for possível por dificuldades técnicas ou instabilidade clínica.

Quando há resíduo pós-miccional importante com acentuada uretero-hidronefrose e/ou perda de função renal, deve-se considerar a derivação vesical pós-ablação primária.

Durante o período pré-natal, pode ser necessário realizar a derivação vesicoamniótica para descompressão da bexiga e dos rins. Esse procedimento tem altas taxas de mortalidade e está indicado quando há sinais de VUP no início da gestação (até início do segundo trimestre), com diminuição significativa de líquido amniótico e deterioração da função renal fetal. A derivação, uma vez indicada, deve ser mantida até o final da gestação.

Prognóstico

O diagnóstico pré-natal nos casos de VUP possibilita intervenção precoce, melhorando o seu prognóstico.

Grande parte dos casos, apesar do tratamento adequado, evoluirá com algum grau de doença renal crônica (DRC) ainda na infância, progredindo para doença renal terminal durante a vida em 10% a 15% dos casos, com necessidade de diálise e transplante renal. A DRC associada à VUP é decorrente da displasia renal e/ou da lesão renal adquirida após infecções urinárias de repetição ou problemas vesicais.

Ao nascimento, o grau de acometimento renal é irreversível, sendo o principal determinante para a função renal e o crescimento da criança. A preservação da função renal depende do momento em que foi realizada a intervenção para o alívio da obstrução. Quanto mais precoce, melhor o prognóstico.

Os fatores de mau prognóstico são níveis séricos de creatinina acima de 1 mg/dL após a ablação da válvula, presença de RVU bilateral, disfunção da bexiga, incontinência urinária, oligoâmio severo no segundo trimestre de gestação (representa 90% a 95% de mortalidade perinatal).

✅ Respostas das atividades

Atividade 1

Resposta: C. Com base na IG e no peso de nascimento, o RN pode ser classificado como RNPT moderado (IG entre 32 e 33 semanas e seis dias) e adequado para IG (peso de nascimento entre os percentis 50 e 90 da curva de referência – Fenton). Os dados da USG obstétrica indicam a existência de malformação do sistema urinário, não é possível a definição do diagnóstico logo após o nascimento, sendo necessário investigar durante a internação hospitalar. O desconforto respiratório em sala de parto é denominado "desconforto respiratório precoce", tendo diferentes etiologias. Pela IG de nascimento, podemos inferir os diagnósticos etiológicos mais prováveis, porém o diagnóstico etiológico de certeza só é feito mediante a evolução clínica e radiológica. O escore de Apgar 8/9/9 do RNPT não configura quadro de depressão perinatal.

Atividade 2

Resposta: C. A uretrocistografia miccional (UCM) é o melhor exame de imagem para a confirmação do diagnóstico de VUP, permitindo a visualização da uretra prostática dilatada, do espessamento da parede vesical e do refluxo vesicoureteral bilateral comumente associado. A sondagem vesical deve ser realizada preferencialmente pela equipe de Urologia com o objetivo de descomprimir o sistema urinário e melhorar a função renal até a confirmação diagnóstica. Pela associação da VUP com refluxo vesicoureteral em quase 50% dos casos, a introdução de antibioticoterapia profilática está indicada com o objetivo de evitar a ocorrência de infecções do sistema urinário, que pioram o prognóstico renal desses pacientes. A vesicostomia é um procedimento a ser considerado para o alívio da pressão no sistema urinário enquanto a ablação da válvula não é possível por dificuldades técnicas, em especial nos prematuros com uretra de pequeno calibre ou nos pacientes com instabilidade clínica, mas nunca como procedimento inicial para os outros pacientes.

Referências

1. Berte N, Vrillon I, Larmure O, et al. Long term renal outcome in infants with congenital lower urinary tract obstruction. Prog Urol. 2018; 28(12): 596-602.
2. Canning DA. A clinical predictive model of chronic kidney disease in children with posterior urethral valves. J Urol. 2020;203(2): 241-242.
3. Canning DA. Caring for infants with posterior urethral valves. J Urol 2019;201(3):429.
4. Holmes N, Baskin LS, Kim MS. Clinical presentation and diagnosis of posterior urethral valves. Editorial, Up to date, mar 27, 2019.
5. Manyevitch R, Wu WJ, Davis R, et al. Adolescent presentation of posterior urethral valves urology. 2020;136 e1-e2.
6. Silva AAS, Finotti BB, Simões e Silva AC. Válvula de uretra posterior – aspectos clínicos e cirúrgico. Revista Médica de Minas Gerais, 2018:28.

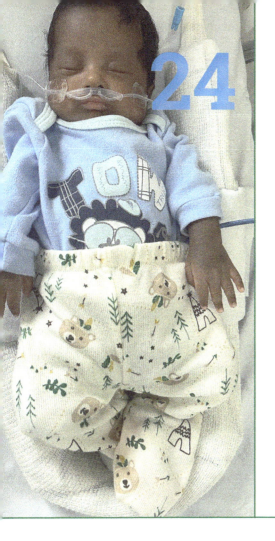

24 Hiperplasia Adrenal Congênita

Caroline Saldanha
Juliana Zobolli

APRESENTAÇÃO DO CASO CLÍNICO

Mãe de 29 anos de idade, primigesta, realizou pré-natal externo desde o primeiro trimestre, portadora da Síndrome do Ovário Policístico, fazia uso de anticoncepcional oral. Gestação evoluiu sem intercorrências. Tabagista consumindo um maço de cigarros por dia, tendo parado de fumar com oito semanas de gestação. Nega etilismo ou uso de drogas ilícitas. Tipagem sanguínea A Rh-positivo. Sorologias não reagentes para sífilis, vírus da imunodeficiência humana (HIV), hepatites B e C e toxoplasmose. Imune para rubéola. Apresentava pesquisa de estreptococos do grupo B negativa.

Submetida a parto cesariana por solicitação materna em 23 de julho de 2019, às 07h27, na Maternidade Master Clin, com idade gestacional (IG) de 37 semanas e quatro dias. Ruptura de membrana amniótica cinco horas antes do parto.

Recém-nascido do sexo feminino, peso ao nascimento de 3.510 g (Fenton percentil 87), estatura de 48 cm (Fenton percentil 47) e perímetro cefálico de 37 cm (Fenton percentil 99). Tipagem sanguínea A Rh-positivo.

Triagem neonatal com 48 horas de vida:

- Reflexo do olho vermelho positivo bilateralmente;
- Emissões otoacústicais presentes bilateralmente;
- Teste da oximetria em membro superior direito de 98% e membro inferior direito de 99%.

Durante a permanência no serviço de origem, o RN evoluiu com hipoglicemia assintomática no segundo DV, atribuída à baixa ingesta, resolvida após introdução de fórmula láctea de partida como complemento ao seio materno.

Recebeu alta hospitalar com 48 horas de vida, peso de 3.225 g (com perda de 8,1% em relação ao peso de nascimento).

Evolução Clínica

No oitavo DV, a Associação de Pais e Amigos dos Excepcionais (APAE) entrou em contato com a família informando que havia uma alteração no "teste do pezinho" (17 OH progesterona 379 ng/mL colhido com 48 horas de vida). Orientado que a mãe trouxesse a RN ao Instituto da Criança e do Adolescente do Hospital das Clínicas da Faculdade de Medicina da Universidade de São Paulo (HC-FMUSP) para avaliação clínica.

Deu entrada no Instituto no nono DV. Avaliada no Ambulatório de Endocrinologia Pediátrica e encaminhada ao Centro de Terapia Intensiva Neonatal-2 (CTIN2) para internação hospitalar, com hipótese diagnóstica de hiperplasia adrenal congênita (HAC) perdedora de sal.

Peso na admissão de 3.135 g (perda de 10,6% em relação ao peso de nascimento).

Colhidos exames laboratoriais na admissão hospitalar:

- Sódio 124 mEq/L;
- Potássio 8,8 mEq/L;
- Gasometria arterial pH 7,37; PaO_2 48,5 mmHg; $PaCO_2$ 48,5 mmHg; bicarbonato de sódio 21 mOsm/L; *base excess* -4,2 mOsm/L; SaO_2 89,1%.

HIPERPLASIA ADRENAL CONGÊNITA

Após os resultados encontrados foi mantido o aleitamento misto (seio materno, leite materno ordenhado ou fórmula láctea de partida 90 mL; acrescentado 0,5 g de sal ao leite materno ordenhado ou à fórmula duas vezes ao dia. Recebeu uma ressuscitação volêmica de 10 mL/kg.

Introduzido hidrocortisona de 50 mg/m²/dia via intravenosa (IV) a cada oito horas e fludrocortisona 150 mcg/dia, uma vez ao dia.

Realizado eletrocardiograma pela hipercalemia: sem alterações.

Repetidos exames laboratoriais após 12 horas

- Sódio 123 mEq/L
- Potássio 8,2 mEq/L

Mantido acompanhamento com a equipe de Endocrinologia Pediátrica. Após 48 horas de internação hospitalar foi modificado a hidrocortisona de IV para a administração via enteral. Mantido fludrocortisona.

3º dia de internação

- Hemoglobina 14 g/dL; hematócrito 38,3%; leucócitos 10.700/mm³ (1% mielócito/ 1% metamielócito /2% bastonetes / 51% segmentados / 37% linfócitos /8% monócitos); plaquetas 966.000/mm³;
- Sódio 136 mEq/L;
- Potássio 6,1 mEq/L;
- Ureia 19 mg/dL, creatinina 0,27 mg/dL, cálcio total 11,3 mEq/L, fósforo 6 mEq/L, magnésio 2 mg/dL, cloro 102 mEq/L.

5º dia de internação

- Sódio 130 mEq/l;
- Potássio 6,8 mEq/l.

---

1. **Considerando que a paciente descrita apresentou hipercalemia e hiponatremia, bem como resultado alterado da 17OH progesterona na triagem neonatal, assinale a conduta mais indicada para este caso clínico.**

    a) Iniciar reposição enteral de sódio e introduzir resinas trocadoras de potássio para corrigir os distúrbios eletrolíticos.

b) Iniciar hidrocortisona e fludrocortisona para reposição de glico e mineralocorticoide, assim como acrescentar cloreto de sódio à fórmula da RN, considerando a hipótese de hiperplasia adrenal congênita.

c) Trocar a fórmula infantil inicial para outra com maior teor de sódio e menor teor de potássio para corrigir os distúrbios eletrolíticos.

d) Administrar solução polarizante para corrigir hipercalemia.

Devido à hiponatremia e ao aumento de potássio sérico, aumentada a oferta de sal no leite para 2 g/dia efFludrocortisona para 200 mcg/dia.

Controles séricos no 6° dia de internação

- Sódio 134 mEq/L;
- Potássio 4,9 mEq/L.

Recebeu alta hospitalar no 15º DV completando sete dias de internação na CTIN2, sendo agendado retorno ambulatorial para Endocrinologia Pediátrica e seguimento pediátrico.

Demais exames

- **Ultrassonografia (USG) de pelve e abdome 02/08**: sinais de aeroportia em veia porta e seus ramos intra-hepáticos. Útero visualizado, com morfologia habitual, contorno regular e textura miometrial homogênea. Endométrio laminar. Ovários não visualizados ao exame. Ausência de líquido livre em cavidade abdominal. Não foram visualizados testículos na região genital ou intra-abdominal;
- **Cariótipo 46, XX.**

Hipóteses diagnósticas

- Recém-nascida termo/adequada para idade gestacional;
- Hipoglicemia assintomática resolvida;
- Hiperplasia adrenal congênita, forma perdedora de sal.

DISCUSSÃO

A hiperplasia adrenal congênita (HAC) é um erro inato do metabolismo, com herança autossômica recessiva, resultante da deficiência ou ausência de uma das enzimas envolvidas na esteroidogênese das glândulas adrenais. Ocorre uma superprodução dos metabólitos intermediários anteriores ao bloqueio enzimático, subprodução dos metabólitos pós-bloqueio e consequente desvio na produção hormonal. As glândulas adrenais, a partir do colesterol, sintetizam (por meio de várias etapas enzimáticas interligadas), três hormônios esteroides: mineralocorticoides; glicocorticosteroides; e hormônios sexuais.

A doença compreende vários tipos de deficiência enzimática

- Deficiência de 21 hidroxilase (21OH): é a mais frequente, responsável por 95% dos casos;
- Deficiência de 11 beta-hidroxilase: 5% a 8% dos casos;
- Deficiência de 3 beta-hidroxiesteroide desidrogenase: < 1% a 2% dos casos;
- Deficiência de 17 hidroxilase: < 1% dos casos.

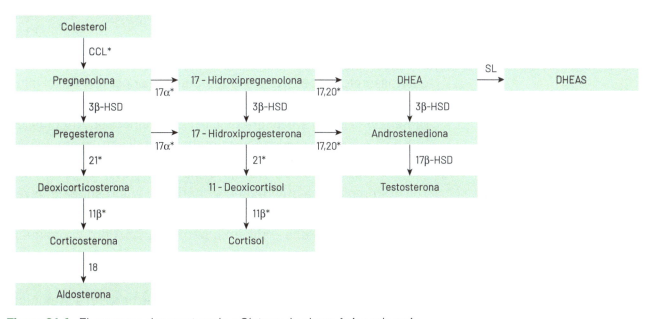

Figura 24.1. Fluxograma demonstrando a Síntese dos hormônios adrenais.

Fonte: Adaptado de Andrew Calabria. The children's Hospital of Philadelphia. Merck and Co Inc. Rahway NJ, EUA.

Deficiência de 21hidroxilase

A deficiência da 21hidroxilase (21OH) é responsável por 95% de todos os casos de HAC, leva à diminuição ou à ausência de produção do cortisol e de aldosterona e à superprodução de andrógenos adrenais (os precursores de hormônios acumulados são desviados para a produção de androgênios). É a causa mais frequente de alteração do desenvolvimento genital feminino. A enzima catalisa a conversão de 17hidroxiprogesterona em 11desoxicortisol (um precursor do cortisol) e a conversão da progesterona em desoxicorticosterona (precursor da aldosterona).

Como não há síntese eficiente de cortisol, os níveis de ACTH aumentam, o que estimula o córtex adrenal e causa acúmulo dos precursores do cortisol. Alguns desses precursores são desviados para a síntese de hormônios sexuais, causando excesso de andrógenos na circulação e, consequentemente, virilização no sexo feminino (genitália ambígua) e rápido crescimento pós-natal em ambos os sexos.

Em 75% das crianças afetadas, ocorre deficiência concomitante de aldosterona, ocasionando comprometimento do equilíbrio de sal e fluidos corporais, hipovolemia e choque.

As duas formas clínicas da doença

Forma clássica: detectada em 1:16.000 nascidos vivos. A herança é autossômica recessiva e as mutações responsáveis envolvem o gene CYP21A2 localizado no braço curto do cromossomo 6. Caracteriza-se por grave insuficiência glico e mineralocorticoide, em que há 3% a 7% de atividade enzimática. Subdivide-se em:

- Perdedora de sal (75%): forma mais grave, há deficiência completa na atividade enzimática, o que resulta em níveis muito baixos de cortisol e aldosterona. Como a secreção de aldosterona é mínima, perde-se sal, com consequente hiponatremia, hipercalemia e maior atividade da renina plasmática.

- Virilizante simples (25%): a síntese de cortisol é prejudicada, resultando em maior atividade de androgênios, mas há atividade enzimática suficiente para manter a produção de aldosterona em níveis normais ou apenas levemente diminuídos.

Nas duas formas, os níveis de androgênios são elevados, causando virilização.

Forma não clássica: ocorre em 0,2% da população branca geral, mas é mais frequente (1% a 2%) em populações como judeus de origem da Europa Oriental. Determina uma forma menos grave da doença em que há atividade enzimática residual entre 20% e 50%. Não há perda de sal porque os níveis de aldosterona e de cortisol são normais, porém os níveis de androgênios adrenais são levemente aumentados, resultando em excesso de androgênios na infância ou na idade adulta.

Pode ser sintomática (aumento de andrógenos) ou assintomática.

Quadro Clínico

O diagnóstico clínico da HAC no período neonatal é muito difícil, particularmente em crianças do sexo masculino que não apresentam alterações da genitália externa ao nascimento. Os sinais e sintomas da insuficiência adrenal podem ser bastante inespecíficos nas formas leves, impedindo que o diagnóstico seja feito antes da adolescência.

O grau de comprometimento da atividade enzimática é o que determina o aparecimento e a gravidade das manifestações clínicas. Ambos os sexos podem ser afetados.

Inicialmente, as crianças afetadas podem apresentar apenas perda de peso persistente ou ganho inadequado. As meninas com formas mais leves da doença apresentam órgãos reprodutivos femininos normais, porém podem apresentar períodos menstruais anormais ou incapacidade de menstruar, aparecimento precoce de pêlos pubianos e axilares, aumento variável de clitóris. No sexo masculino, pode ocorrer engrossamento da voz, aumento do pênis sem aumento testicular.

Na **forma clássica**, o excesso de andrógenos leva à virilização pré-natal da genitália externa das crianças do sexo feminino.

Na forma perdedora de sal, as manifestações clínicas aparecem geralmente a partir da segunda semana de vida: má ingesta alimentar; alterações eletrolíticas (hiponatremia e hipercalemia); além da virilização. Quando o diagnóstico e o tratamento precoce não são instituídos, ocorrem crise adrenal com vômitos, diarreia, hipoglicemia, hipovolemia, letargia, hipotensão, choque e morte.

Após o período neonatal, em crianças não tratadas, são observadas manifestações clínicas decorrentes da ação androgênica prolongada: virilização progressiva, com aumento de massa muscular; maturação óssea avançada; puberdade precoce central; baixa estatura na idade adulta.

A **forma não clássica** pode não ter sintomas ao nascimento e, geralmente, só os apresenta na infância ou adolescência, com sinais de excesso de andrógenos. As características clínicas na infância podem incluir pubarca precoce e idade óssea avançada. Adolescentes e adultas do sexo feminino podem apresentar hirsutismo, irregularidade menstrual, acne e infertilidade (cerca de 80% das mulheres com doença virilizante e 60% daquelas com a forma grave de perda de sal têm diminuição da função reprodutora na vida adulta).

Os homens têm menos problemas com a função reprodutiva, a maioria tem quantidade normal de espermatozoides e são capazes de gerar filhos. Também podem apresentar desenvolvimento precoce de pelos pubianos, aceleração do crescimento e idade óssea avançada. Em raros casos, podem desenvolver tumores adrenais nos testículos, disfunção das células de Leydig e diminuição da secreção de testosterona e espermatogênese prejudicada.

Alguns pacientes permanecem assintomáticos.

Diagnóstico

A suspeita diagnóstica é feita com base na triagem neonatal de rotina, pela dosagem da 17OH progesterona em papel filtro colhido nas primeiras 48 a 72 horas de vida. A triagem neonatal identifica quase 100% das crianças com a forma clássica da doença e pequena porcentagem da forma não clássica. A sua realização possibilita diminuição da idade do diagnóstico e, com isso, a redução da morbimortalidade pelas crises de perda de sal.

> O principal problema em relação à triagem neonatal refere-se ao número de casos falso-positivos, que podem ocorrer em crianças prematuras e doentes.

A via de secreção do cortisol é a principal efetora na resposta ao estresse e a imaturidade renal em crianças prematuras colabora para o acúmulo de esteroides adrenais.

O diagnóstico bioquímico é realizado pela dosagem sérica da 17OH progesterona, o substrato da enzima 21OH que se acumula nas crianças afetadas e pelo aumento dos compostos androgênicos (testosterona/androstenediona). Várias técnicas (ELISA/imunofluorescência) podem ser usadas para medir a 17OH progesterona, porém em nenhuma delas a especificidade é suficiente para impedir a ocorrência de resultados falso-positivos. A utilização de pontos de corte para avaliação da 17OHP ajustados pela IG e pelo peso do RN é uma estratégia para diminuir o número desses casos.

A elevação da 17 OHP em sangue colhido por papel-filtro é utilizada para detectar pacientes de risco para a doença e não indica necessidade de tratamento, o que dependerá de confirmação diagnóstica. A confirmação diagnóstica é feita mediante dosagem plasmática dos hormônios adrenais, especialmente a 17 OHP e os andrógenos.

> Valores basais de 17OHP acima de 5 ng/mL confirmam o diagnóstico e valores abaixo de 2ng/mL praticamente excluem essa forma clínica de HAC.

Nos casos com forte suspeita, além de colher uma nova amostra de sangue para medição do hormônio esteroide (17OH progesterona), deve-se dosar os eletrólitos séricos. Deve também serem dosadas as concentrações séricas de 11 desoxicortisol, androstenediona, DHEA e cortisol.

O sequenciamento do gene CY21A2 permite o diagnóstico molecular da forma mais comum da HAC, decorrente da deficiência da 21hidroxilase.

O diagnóstico da doença deverá ser seguido de aconselhamento genético da família e acompanhamento das próximas gestações, para detecção e tratamento precoces de outras crianças afetadas.

Tratamento

O tratamento tem por objetivo suprir as deficiências hormonais. A reposição contínua de glico e mineralocorticoides é eficaz na manutenção do equilíbrio hidroeletrolítico e no controle da produção excessiva de andrógenos, evitando a virilização dos genitais externos e a crise adrenal, otimizando o crescimento e preservando a altura final, a maturação sexual e a função reprodutiva desses pacientes.

Se for optado por aguardar os resultados dos exames para iniciar o tratamento, deve-se realizar dosagem de eletrólitos a cada 24 a 48 horas para monitorar a insuficiência adrenal.

O tratamento precoce evita a desidratação grave e reduz o risco de óbito.

A criança portadora da forma perdedora de sal deve receber diariamente doses de glicocorticosteroide (acetato de hidrocortisona 20 a 30 mg/m$_2$/dia EV, a cada oito horas), associado ao mineralocorticoide (fludrocortisona 100 mcg/dia, 1 a 2 vezes/dia), suplementos de cloreto de sódio (1 a 3 g/dia) para repor as perdas decorrentes da diminuição da aldosterona e restabelecer a homeostase do sódio e potássio.

Na crise adrenal, o tratamento do RN deve ser de urgência. Os objetivos iniciais são corrigir a hipotensão e a desidratação, reverter as anormalidades eletrolíticas e glicêmicas e corrigir a deficiência de cortisol. Deve-se fazer ressuscitação volêmica com 10 a 20 mL/kg de solução salina isotônica e, se houver hipoglicemia grave, administrar bólus de glicose 10% (5 a 10 mL/kg). Em raras ocasiões, a hipercalemia é sintomática e requer conduta específica.

Na forma não clássica, a criança deve receber glicocorticosteroide apenas quando sintomática e/ou quando houver infertilidade. O tratamento com corticosteroide é semelhante àquele da deficiência clássica de 21hidroxilase, mas doses mais baixas costumam ser eficazes. Não é necessária a reposição de mineralocoticoide. Quando o paciente for assintomático, não é necessário tratamento.

As crianças necessitam de acompanhamento clínico regular para adequação das doses dos glico e mineralocorticoides, que é feita em média a cada três meses nos primeiros anos de vida. O excesso, a falta ou o uso irregular da medicação podem resultar em consequências a longo prazo ou em risco de morte devido à insuficiência adrenal aguda.

Em situações de estresse, a dose de glicocorticosteroide deve ser dobrada ou triplicada para evitar crise adrenal: doenças febris agudas; vômitos; traumas; ou extração dentária. A reposição de mineralocorticoides não é ajustada. Assim que o organismo voltar às condições normais, deve-se retornar à dose de rotina.

Durante o acompanhamento, deve-se fazer a dosagem periódica de eletrólitos séricos, da 17OHP, androstenediona e testosteron; determinar a atividade plasmática de renina e realizar idade óssea anualmente.

A normalização da 17OH não é objetivo do tratamento, mas sim indicador de dose excessiva de corticosteroide.

No período pós-puberal, deve-se avaliar a função gonadal dosando-se LH, FSH, testosterona, androstenediona, progesterona, estradiol e realizando espermograma.

Os critérios de bom controle clínico são: ausência de sinais de virilização ou Cushing (por hiperdosagem de corticosteroides); velocidade de crescimento adequada; e diminuição da maturação óssea.

A longo prazo, a doença pode estar relacionada a ganho de peso excessivo, aumento de risco cardiovascular e síndrome dos ovários policísticos em mulheres. Em ambos os sexos, pode haver infertilidade.

A correção cirúrgica da genitália deverá ser feita, sempre que necessária, entre os dois e seis meses de vida pela maior facilidade técnica. A reconstrução cirúrgica é feita com clitoroplastia redutora e construção de abertura vaginal. Faz-se necessária, com frequência, uma nova cirurgia na vida adulta.

Tabela 24.1. Resultados do 17OHP nas coletas de 48 a 72 horas de vida da recém-nascida

GRUPOS	99,5TH	2X 99,8TH
< 1.500 g	49	105
1501 – 2.000 g	39	110
2001 – 2.500 g	29	75
> 2.501 g	17	40

Fonte: Desenvolvida pela autoria.

Tabela 24.2. Resultados do 17OHP nas coletas após 72 horas de vida da recém-nascida

GRUPOS	99,5TH	2X 99,8TH
< 1.500 g	134	304
1.501-2.000	58	150
2.001-2.500 g	42	122
> 2.501 g	19	51

Fonte: Desenvolvida pela autoria.

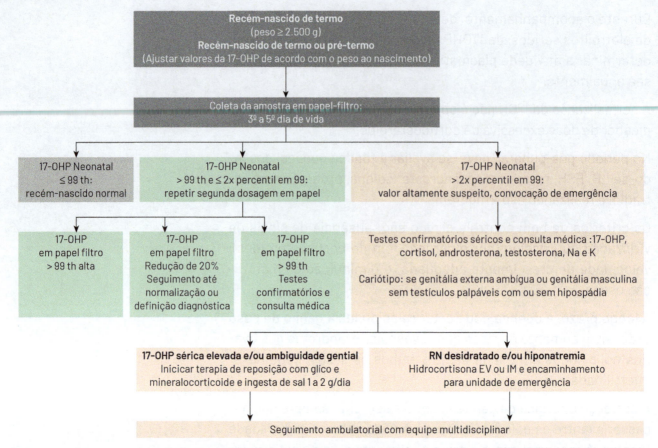

Figura 24.2. Fluxograma apresentando um modelo de Triagem nNeonatal para casos de hiperplasia adrenal congênita por deficiência da 21hidroxilase.

Fonte: Adaptado de Ministério da Saúde. Departamento de Atenção Especializada e Temática. Brasília. DF, 2015. Fluxograma da triagem neonatal – hiperplasia adrenal congênita por deficiência da 21hidroxilase..

☑ Respostas das atividades

Atividade 1

Resposta: B. O achado de 17OH progesterona elevado na triagem neonatal sugere o diagnóstico de hiperplasia adrenal congênita, o que é reforçado, nesse caso, pela perda ponderal significativa após a alta hospitalar, elevação dos níveis séricos de potássio e diminuição dos níveis séricos de sódio. Na doença, ocorre uma deficiência de glico e mineralocorticosteroides (cortisol e aldosterona). O seu tratamento consiste na reposição contínua dessas substâncias para restabelecer o equilíbrio hidroeletrolítico mediante a administração de hidrocortisona e fludrocortisona; reposição de cloreto de sódio para manter a homeostase do sódio e potássio. As medidas terapêuticas para corrigir a hiponatremia e a hipercalemia isoladamente não estão indicadas, uma vez que a causa básica do problema não será corrigida.

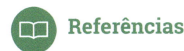

Referências

1. Merke, Deborah P. Diagnosis of classic congenital adrenal hyperplasia due to 21-hydroxylase deficiency in infants and children. Up to Date. July, 2019.
2. Merke, Deborah P. Treatment of classic congenital adrenal hyperplasia due to 21-hydroxylase deficiency in infants and children. Up to Date. July, 2019.
3. Merke, Deborah P. Genetics and clinical presentation of classic congenital adrenal hyperplasia due to 21-hydroxylase deficiency. Up to Date. September, 2017.
4. Kliegman RM, Staton BF, St. Geme JW. Nelson textbook of pediatrics. 20th ed. Filadelfia, PA: Elsevier; 2016, cap. 576.
5. Phyllis WS, Perrin CW. Congenital adrenal hyperplasia. The new England Journal of Medicine. August, 2003.
6. Yau M, Khattab A, Pina C, *et al*. Defeitos da esteroidogênese adrenal. In: Jameson JL, De Groot L J, Kretser DM et al. Endocrinologia adulto e pediátrica. 7. ed. São Paulo: Elsevier, 2016: cap 104.

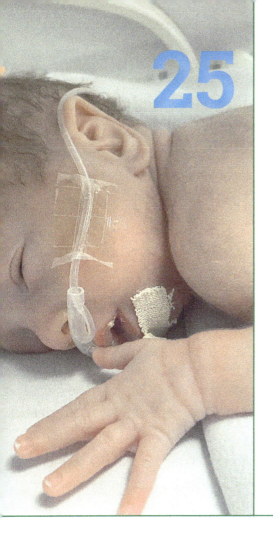

25 Fibrossarcoma Neonatal

Juliana Zobolli

APRESENTAÇÃO DO CASO CLÍNICO

Mãe de 37 anos de idade, quartigesta, três partos prévios e um aborto. Portadora de hipertireoidismo de difícil controle, uso de propiltiuracil. Apresentou três episódios de infecção urinária durante a gestação, tratados com cefalexina. Pais não consanguíneos. Sorologias negativas para o vírus da imunodeficiência humana (HIV) e sífilis, suscetível para toxoplasmose suscetível e imune para citomegalovírus.

Parto vaginal, apresentação cefálica, sexo masculino, idade gestacional (IG) de 37 semanas. Peso do nascimento de 2.545 g (Fenton percentil 50). Não necessitou de manobras de reanimação em sala de parto.

Classificado como recém-nascido de termo (RNT), adequado para a idade gestacional (AIG). Ao exame físico imediato, notada uma discreta assimetria no diâmetro das coxas, sendo à direita maior do que a esquerda. Realizada a radiografia do membro inferior direito e excluída lesão óssea.

O paciente recebeu alta do hospital de origem com três dias de vida, com encaminhamento para realização de ultrassonografia (USG) de membros inferiores ambulatorial e acompanhamento clínico.

Evolução

Após a alta hospitalar houve aumento progressivo do diâmetro da coxa direita, sendo feita a hipótese diagnóstica de hemangioma. A lesão aumentou progressivamente de tamanho, com alteração da coloração da pele do local de avermelhada para arroxeada. Foi internado em um serviço público externo para iniciar tratamento com propranolol, considerando-se a hipótese de hemangioma. Não houve resposta à terapêutica iniciada, sendo indicado ampliar a investigação diagnóstica.

Com 19 dias de vida (DV) realizou uma USG de coxa direita, evidenciando imagem hipoecoica heterogênea, sólida, de limites mal definidos, com fluxo sanguíneo central e periférico.

---

1. **Com base nos achados clínicos e ultrassonográficos do RN, todas as doenças fazem parte do diagnóstico diferencial, exceto:**
   a) Osteossarcoma de membro inferior direito.
   b) Hemangioma de membro inferior direito.
   c) Fibrossarcoma congênito de membro inferior direito.
   d) Malformação linfática de membro inferior direito.

Transferido ao Instituto de Ortopedia e Traumatologia (IOT) do Hospital das Clínicas da Faculdade de Medicina da Universidade de São Paulo (HC-FMUSP) com um mês e seis dias de vida, onde foi realizada biópsia da lesão. Na ocasião, foi repetida a USG com *doppler* venoso e arterial do membro inferior direito, evidenciando massa heterogênea envolvendo circunferencialmente a face anterior da coxa direita, com áreas sólidas e císticas de permeio, podendo corresponder à degeneração cística, com fluxo sanguíneo interno e periférico.

Os vasos femorais encontravam-se envoltos pela massa e sem obstrução aparente, permanecendo pérvios nos segmentos mais distais. Sem sinais de trombose venosa.

Realizada uma angiotomografia de coxa direita evidenciando tumoração heterogênea medindo 75 × 63 × 67 mm, sem planos de clivagem com a musculatura, vascularizada através das artérias e veias femorais.

Após a biópsia, houve crescimento acelerado da massa, evoluindo com ulceração e sangramento. Neste momento, o paciente encontrava-se hemodinamicamente estável, em ar ambiente, recebendo aleitamento misto.

Ao exame físico, identificava-se lesão tumoral volumosa em coxa direita, endurecida, indolor, com coloração arroxeada e área ulcerada sangrante em face superior. Mobilidade de joelho e quadril aparentemente preservada, com edema de seguimento distal do membro inferior direito (Figuras 25.1 e 25.2).

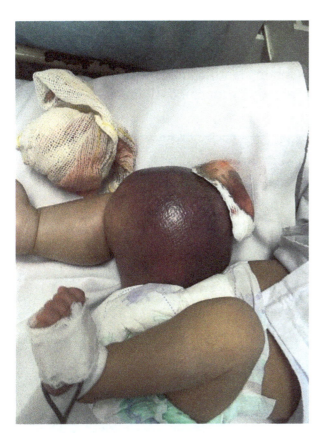

Figura 25.1. Lesão tumoral em coxa direita, com área de ulceração e sangramento.

Fonte: Acervo do Centro de Tratamento Intensivo Neonatal (CTIN) 2 do Instituto da Criança e do Adolescente do HC-FMUSP.

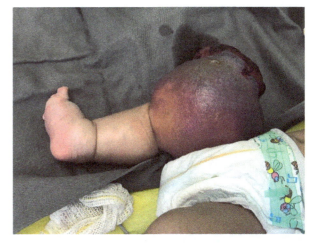

Figura 25.2. Lesão tumoral em coxa direita, com área de ulceração e sangramento.

Fonte: Acervo do CTIN 2 do Instituto da Criança e do Adolescente do HC-FMUSP.

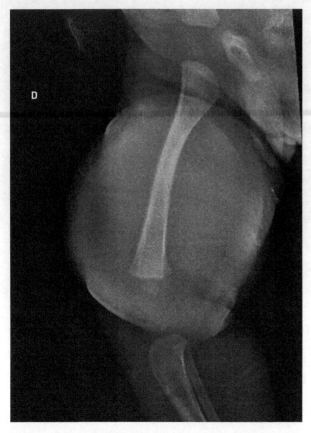

Figura 25.3. Radiografia de coxa direita com lesão tumoral, sem lise óssea.

Fonte: Acervo do Serviço de Radiologia do HC-FMUSP.

Realizada uma radiografia do membro mostrando abaulamento volumoso de tecidos moles de coxa direita, sem imagem compatível com lise óssea (Figura 25.3).

Realizada uma ressonância nuclear magnética (RNM) de coxa direita, com volumosa lesão expansiva por quase toda a extensão da coxa, de aspecto infiltrativo, localizada na musculatura quadricipital e adutora da coxa e deslocando a musculatura isquiotibial. Apresentava conteúdo sólido no seu interior, com intenso realce pelo meio de contraste, focos hemáticos, áreas císticas no aspecto mais caudal e vasos internos calibrosos. Mantinha amplo contato com a diáfise femoral, com reação periosteal inespecífica.

A lesão média cerca de 8 × 8,4 × 7,7 cm (CC × AP × LL). Envolvia circunferencialmente a artéria femoral superficial em todo o seu trajeto e apresentava contato com a artéria femoral profunda em cerca de 180° no segmento distal. Mantinha contato em cerca de 180° com o nervo ciático no aspecto distal da coxa. Pelo menos dois linfonodos inguinais à direita foram identificados, medindo o maior 1 cm. Considerados inespecíficos (Figuras 25.4 a 25.7).

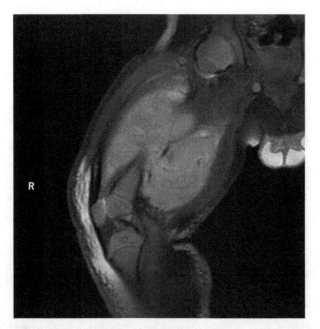

Figura 25.4. Tomografia computadorizada de coxa direita. Lesão tumoral, com preservação articular.

Fonte: Acervo do Serviço de Radiologia do HC-FMUSP.

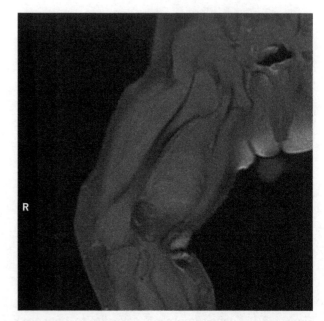

Figura 25.5. Tomografia computadorizada da coxa direita, corte longitudinal. Lesão tumoral, com preservação óssea.

Fonte: Acervo do Serviço de Radiologia do HC-FMUSP.

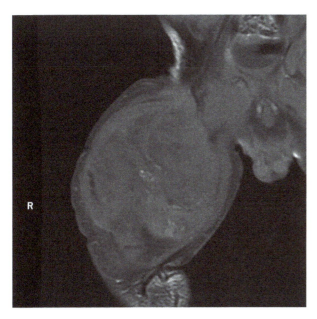

Figura 25.6. Tomografia computadorizada de coxa direita corte longitudinal. Lesão tumoral em coxa direita.
Fonte: Acervo do Serviço de Radiologia do HC-FMUSP.

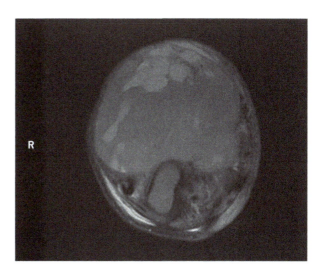

Figura 25.7. Tomografia computadorizada de coxa direita, corte transversal. Lesão tumoral, com preservação óssea.
Fonte: Acervo do Serviço de Radiologia do HC-FMUSP.

O resultado da biópsia assim como o perfil imuno-histoquímico, associado aos achados morfológicos, foram consistentes com o diagnóstico de fibrossarcoma congênito.

Outros exames para avaliação sistêmica e investigação de comprometimento de outros órgãos foram realizados durante a internação:

- **USG renal e de vias urinárias:** sem alterações.
- **Ecocardiograma *doppler*:** forâmen oval pérvio, com fluxo da esquerda para a direita e fração de ejeção de ventrículo esquerdo de 75%.
- **Tomografia computadorizada de crânio:** sem alterações.
- **Tomografia computadorizada de abdome e pelve:** sem alterações.

Os exames séricos realizados durante a internação evidenciaram anemia, aumento de creatinina, hiponatremia, hipercalemia, hiperfosfatemia, hiperuricemia e lactato aumentado; alterações compatíveis com Síndrome de lise tumoral. Indicada uma transfusão sanguínea devido à anemia (Tabelas 25.1 a 25.3).

Tabela 25.1. Resultados dos Hemogramas

EXAME/IDADE	1 MÊS E 18 DIAS	1 MÊS E 20 DIAS	1 MÊS E 22 DIAS	1 MÊS E 23 DIAS	1 MÊS E 24 DIAS
Hemoglobina g/dL	8,4	8,5	9,7	8,8	16,4
Hematócrito %	24,2	23,1	25,3	24	46,5
Leucócitos /mm³	15,5	14.680	7.340	5.610	10.230
Índice neutrofílico	0,03	0,1	0	0,23	0,18
Plaquetas /mm³	705	332.000	84.000	110.000	104.000

Fonte: Desenvolvida pela autoria.

Tabela 25.2. Resultados dos Exames Séricos

EXAME / IDADE	1 MÊS E 8 DIAS	1 MÊS E 17 DIAS	1 MÊS E 18 DIAS	1 MÊS E 20 DIAS	1 MÊS E 21 DIAS	1 MÊS E 22 DIAS	1 MÊS E 23 DIAS	1 MÊS E 23 DIAS
Tempo de protrombina (TP)	11,1"			10,9"				
Atividade de protrombina (AP)	103%			100%				
Razão normatizada internacional (INR)	0,96			0,93				
Tempo de tromboplastina parcialmente ativada (TTPa)	35"			29,3"				
Relação (R)	1,12			1,05				
Tempo de trombina (TT)				19,6"				
Fibrinogênio mg/dL				158				
Ureia mg/dL	10	21	19	34	42	17	24	18
Creatinina mg/dL	0,25	0,14	0,06	0,69	0,72	0,28	0,38	0,37
Sódio mEq/L	134	131	132	123	123	129	142	145
Potássio mEq/L	6,4	5,9	6,3	7,6	6,2	4,9		2,9
Glicemia mg/dL		111	81					
Cálcio total mg/dL				9	8,1	6,8	6,3	7,5
Cálcio iônico mg/dL			6,1					
Cloro mEq/L			105	95	98	104	121	123
Lactato mg/dL			47	65				
Magnésio mg/dL				2	1,8	1,7		1,5
Fósforo mg/dL				7,2	6,6	7,2		4,9
Transaminase oxalacética (TGO) U/L				34				

(Continua)

Tabela 25.2. Resultados dos Exames Séricos (Continuação)

EXAME / IDADE	1 MÊS E 8 DIAS	1 MÊS E 17 DIAS	1 MÊS E 18 DIAS	1 MÊS E 20 DIAS	1 MÊS E 21 DIAS	1 MÊS E 22 DIAS	1 MÊS E 23 DIAS	1 MÊS E 23 DIAS
Transaminase pirúvica (TGP) U/I			10					
Ácido úrico mg/dL			8,7		2,9	3,2		1,4
Lactato desidrogenase U/L					1247	815		507
Proteína total g/dL albumina g/dL							1,9 1	

Fonte: Desenvolvida pela autoria.

Tabela 25.3. Resultados das Gasometrias Arteriais

EXAME/IDADE	1 MÊS E 18 DIAS	1 MÊS E 22 DIAS	1 MÊS E 23 DIAS	1 MÊS E 30 DIAS
pH	7,267	7,34	7,25	7,56
PaO$_2$ mmHg	24,7	95,6	134	95,5
PaCO$_2$ mmHg	41,7	28,9	28,6	31
Bicarbonato de sódio mEq/L	18,4	17	13,8	29,6
Base excess mmOsm/L	-7,6	-9,6	-13,8	4,9
SaO$_2$ %	37,1	97,2	98,1	96,6

Fonte: Desenvolvida pela autoria.

2. **Considerando as alterações laboratoriais apresentadas pelo paciente, assinale a alternativa correta referente à hipótese diagnóstica e à conduta.**

a) Insuficiência renal aguda: restrição hídrica e correção da acidose metabólica e da hiponatremia com reposição de bicarbonato de sódio.

b) Hiperfosfatemia por lise óssea: uso de quelante de fósforo, como carbonato de cálcio e hidróxido de alumínio.

c) Síndrome de lise tumoral: hiper-hidratação para manter o fluxo sanguíneo renal associada ou não a diuréticos, bem como a indicação de medicações que reduzem a síntese de metabólitos tóxicos liberados no crescimento tumoral exacerbado, como alopurinol e rasburicase.

d) Hipercalemia não oligúrica do recém-nascido prematuro: uso de diurético de alça, suspensão da oferta exógena de potássio e administração de resinas trocadoras de potássio.

Como o paciente apresentava alteração de exames laboratoriais compatíveis com lise tumoral, recebeu hiper-hidratação e rasburicase. Após essas medidas, evoluiu com melhora gradual dos exames laboratoriais.

Permaneceu em acompanhamento conjunto com oncologista e ortopedista durante toda a internação hospitalar.

Com um mês e 22 dias de vida, foi submetido à cirurgia para retirada do tumor. O tempo cirúrgico foi de aproximadamente duas horas. Foi necessário fazer a desarticulação do quadril direito e a amputação do membro acometido (Figuras 25.8 e 25.9).

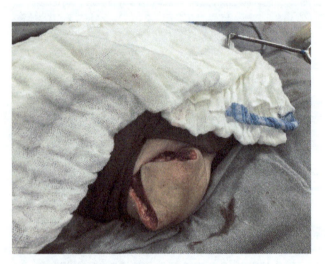

Figura 25.8. Imagem do intraoperatório após desarticulação do quadril e amputação do membro inferior direito.

Fonte: Acervo do CTIN 2 do Instituto da Criança e do Adolescente do HC-FMUSP.

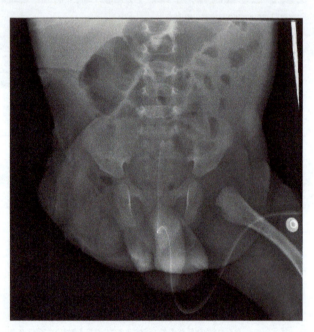

Figura 25.9. Radiografia de quadril após desarticulação do quadril e amputação do membro inferior direito.

Fonte: Acervo do Serviço de Radiologia do HC-FMUSP.

No pós-operatório evoluiu com alteração da perfusão periférica e necessidade de medicação vasoativa, sendo iniciadas adrenalina contínua e hipoalbuminemia, recebendo albumina. Apresentou crise convulsiva confirmada por eletroencefalograma, tratada com fenobarbital. Foi extubado no 10° pós-operatório (PO). Atingiu dieta plena no 16°.

A ferida operatória apresentou deiscência no 12º PO, sem sinais flogísticos, somente fragilidade do tecido, sendo necessário reabordagem (Figura 25.10). Recebeu antibioticoterapia por 10 dias, com suspensão após hemocultura negativa e melhora laboratorial.

No 12°PO da reabordagem, evoluiu com eritrodermia ao redor da ferida cirúrgica, estendendo-se pelo abdome, com evolução para lesões hipercrômicas e posteriormente descamativas. Administrado hidrocortisona tópica com resolução do quadro (Figuras 25.10 a 25.14).

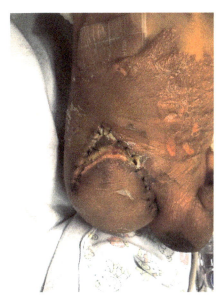

Figura 25.10. Imagem da ferida operatória com deiscência e lesão cutânea hipercrômica e descamativa.

Fonte: Acervo do CTIN 2 do Instituto da Criança e do Adolescente do HC-FMUSP.

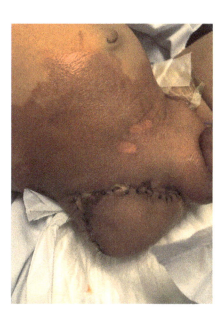

Figura 25.11. Imagem da ferida operatória e lesão cutânea hipercrômica e descamativa.

Fonte: Acervo do CTIN 2 do Instituto da Criança e do Adolescente do HC-FMUSP.

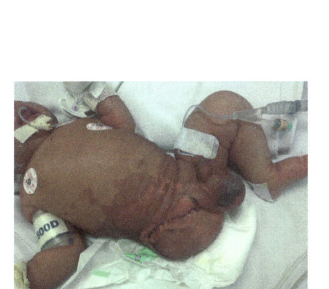

Figura 25.12. Imagem da ferida operatória e lesão cutânea hipercrômica.

Fonte: Acervo do CTIN 2 do Instituto da Criança e do Adolescente do HC-FMUSP.

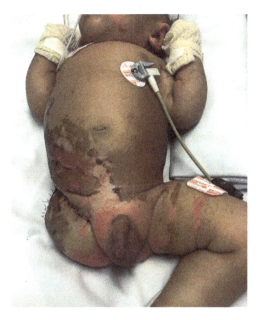

Figura 25.13. Imagem da ferida operatória e lesão cutânea hipercrômica e descamativa

Fonte: Acervo do CTIN 2 do Instituto da Criança e do Adolescente do HC-FMUSP.

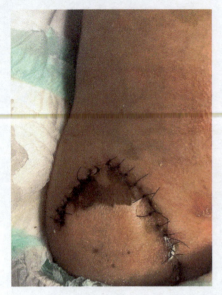

Figura 25.14. Imagem da ferida operatória e lesão cutânea hipercrômica e descamativa em resolução

Fonte: Acervo do CTIN 2 do Instituto da Criança e do Adolescente do HC-FMUSP.

No 13º PO evoluiu com níveis pressóricos elevados, sendo introduzida a hidralazina. Posteriormente, substituída por anlodipino e espironolactona.

Quanto a analgosedação o RN recebeu precedex e, no PO, morfina e gabapentina. Posteriormente, desmame da morfina com tramadol.

A proposta da cirurgia foi curativa, com ressecção total do tumor, com margens livres e linfonodos não acometidos.

O paciente recebeu alta com dois meses e 14 dias, com encaminhamento para acompanhamento ambulatorial na instituição, sem necessidade de tratamento quimioterápico adjuvante, até o presente momento.

Após a alta hospitalar o RN foi encaminhado para acompanhamento multiprofissional com ortopedista, oncologista, fisioterapeuta, terapeuta ocupacional, psicólogo e seguimento de puericultura.

DISCUSSÃO

Uma grande variedade de tumores cutâneos ou subcutâneos pode ocorrer no período neonatal, sendo a maioria benigna e autolimitada. Dos tumores malignos, os mais frequentes são os rabdomiossarcomas, os neuroblastomas e os fibrossarcomas.

O fibrossarcoma é um tumor maligno raro que se origina no tecido fibroso conectivo. É o quinto tumor sólido mais frequente em crianças abaixo dos cinco anos de idade, representando cerca de 6% a 7% de todas as doenças malignas da infância. Os meninos são mais frequentemente afetados do que as meninas (proporção sexual = 3/1 a 4/1). Geralmente, acomete as extremidades dos ossos do braço ou pernas, espalhando-se para outros tecidos moles circundantes.

Existem geralmente duas formas dessa doença: a infantil ou congênita; e a forma juvenil/adulta. O fibrossarcoma juvenil pode ocorrer em crianças mais velhas e em adolescentes, aproximadamente entre as idades de 10 e 15 anos. É mais agressivo do que a forma infantil, em geral, envolve tratamento mais complexo. Apresenta crescimento rápido como uma massa subcutânea mal delimitada, acometendo normalmente extremidades distais, embora possa acometer, em raros casos, pulmão, coração, língua, parede torácica, região pré-sacral e retroperitônio. Pode apresentar complicações como sangramento e coagulopatias, vistas no caso descrito.

FIBROSSARCOMA NEONATAL

O fibrossarcoma congênito é frequentemente diagnosticado nos primeiros três meses de vida, sendo em 40% dos casos diagnosticado ao nascimento e 75% deles antes do primeiro ano de vida. A incidência estimada é de cinco novos casos: 1 milhão de crianças. Clinicamente, o tumor surge como uma massa pouco delimitada, indolor, podendo medir de 1 a 20 cm de diâmetro, com rápido crescimento, causando deformidade na região acometida. Comumente afeta as porções distais das extremidades.

O diagnóstico pode ser realizado desde o período pré-natal, a partir de 26 semanas de gestação por USG e ressonância nuclear magnética (RNM).

O diagnóstico definitivo é clínico e histopatológico, com a identificação da proliferação de fibroblastos.

> O diagnóstico diferencial inclui hemangiomas e malformações linfáticas, o que, muitas vezes, atrasa o diagnóstico e o tratamento precoce da doença, piorando o prognóstico.

Os hemangiomas usualmente não estão presentes ao nascimento, aparecem no primeiro mês de vida, e em 95% dos casos sofrem um processo de regressão que pode ser rápido ou prolongar-se até os 10 anos de idade. Histologicamente, são caracterizados por hiperplasia endotelial na fase proliferativa e fibrose, infiltração gordurosa e celularidade diminuída na fase involutiva. As malformações linfáticas estão presentes ao nascimento em 60% dos casos, tornam-se aparentes até o segundo ano de vida em 90% dos pacientes, em geral não regridem espontaneamente e seu volume pode aumentar por hemorragia, acúmulo de líquidos ou inflamação.

Exames de imagem são importantes para o diagnóstico. A USG comumente mostra uma massa heterogênea de tecidos moles, mal delimitada e altamente vascularizada, na maioria dos casos, semelhante ao hemangioma.

A RNM demonstra lesão de arquitetura cística e sólida mista de densidade heterogênea. O exame delimita a extensão da lesão e o envolvimento de estruturas adjacentes como a bainha neurovascular, articulações e ossos. Histopatologicamente, há uma proliferação de células fusiformes ou ovoides organizadas em feixes interligados. Frequentemente, há uma vascularização importante. Análises de biologia molecular podem auxiliar na confirmação diagnóstica.

Os sintomas do fibrossarcoma variam dependendo do tamanho, localização e disseminação do tumor. Podem incluir: uma massa indolor ou macia em uma extremidade ou tronco, dor causada pela compressão de nervos e músculos, dificuldade na mobilidade de pernas, pés ou braços.

O tipo de manejo (quimioterapia, radioterapia ou cirurgia) a ser realizado variará de acordo com características específicas de cada paciente, como idade, local de acometimento, estadiamento, entre outras.

O tratamento é definido pelo local de início da doença. De forma geral, pode ser conservador. Em muitos casos, indica-se quimioterapia adjuvante para redução inicial da massa tumoral (28% dos casos) seguida da cirurgia conservadora. A resposta à quimioterapia é muito boa; porém, em recém-nascidos e crianças, o risco de toxicidade a curto e longo prazo deve ser considerado no momento da indicação.

O tratamento cirúrgico ainda é o tratamento de escolha em 20% a 30% dos casos. A ressecção total do tumor é geralmente curativa em 50% dos casos, porém a sua localização pode dificultar a ressecção cirúrgica completa. Em casos nos quais houve falha nos tratamentos realizados ou o tratamento sistêmico não é possível, indica-se amputação (a taxa de amputação excede 50% dos casos). A ocorrência de metástases é rara.

No presente caso, o tumor se apresentou como uma assimetria de diâmetro das coxas de crescimento rápido, com formação de massa volumosa causando grande deformidade da região anatômica envolvida e ulceração, sem comprometimento ósseo. Foi realizada a excisão completa com margem livre de tumor e, portanto, a criança foi mantida apenas em acompanhamento clínico.

Esses tumores têm excelente prognóstico: a incidência de disseminação metastática é de 5% a 8%. Os órgãos frequentemente afetados nas metástases são os pulmões e os linfonodos. O risco de recorrência varia de 17% a 43%. A taxa de sobrevida em cinco anos é de 84% a 93%. Excepcionalmente, podem permanecer localizados e ter regressão espontânea.

A **Síndrome de lise tumoral** é uma emergência oncológica caracterizada por um conjunto de distúrbios hidroeletrolíticos, que surge devido à rápida destruição de um grande número de células malignas. Ela ocorre quando há lise de células tumorais, após o tratamento eficaz ou pelo crescimento rápido do tumor (como visto no

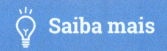

Saiba mais

No link a seguir, você pode acessar um estudo de caso de fibrossarcoma congênito do antebraço em recém-nascido:

caso descrito). Decorre da liberação de produtos intracelulares na corrente sanguínea como fosfato, cálcio, lactato, ácidos nucléicos e potássio, com consequente hiperfosfatemia, hipocalcemia, acidose metabólica, hiperuricemia e hipercalemia. Pode haver ainda liberação de citocinas que causam uma síndrome de resposta inflamatória sistêmica, muitas vezes com disfunção de órgãos.

A Síndrome de lise tumoral é dividida em duas formas: a laboratorial, na qual existem apenas os alterações hidroeletrolíticas, sem nenhum tipo de repercussão clínica; e a forma clínica, na qual, somado as alterações hidroeletrolíticas, o paciente desenvolve alterações clínicas que demandam intervenções para o seu tratamento adequado.

Essas alterações metabólicas podem levar a alterações da função de órgãos, especialmente coração e rins. Nestes últimos, ocorre deposição de cristais nos túbulos renais em virtude da baixa solubilidade de fosfato e de uratos, com lesão renal aguda. A hipocalcemia pode ser responsável pelo surgimento de sintomas neurológicos como alteração do nível de consciência, tetania e convulsões. A hipercalemia também está associada à arritmia cardíaca.

Para a definição da Síndrome de lise tumoral, é necessário encontrar pelo menos três dos seguintes critérios: ácido úrico $\geq$ 8 mg/dL ou 25% maior que o valor de referência, potássio $\geq$ 6 mEq/L ou 25% maior que o valor de referência, fosfato $\geq$ 6,5 mg/dL ou 25% maior que o valor de referência, cálcio $\leq$ 7 mg/dL ou 25% menor que o valor de referência. É necessária a presença dos critérios laboratoriais com uma ou mais complicações clínicas (arritmia cardíaca, morte súbita, convulsões, oligúria ou aumento de creatinina em 0,3 mg/dL).

No caso em questão, percebemos alteração da função renal, com hipercalemia, hiperuricemia, hiperfosfatemia e acidose metabólica. Apresentou crise convulsiva no pós-operatório, confirmada por eletroencefalograma e tratada com anticonvulsivante.

O manejo ideal da Síndrome de lise tumoral deve envolver a preservação da função renal, prevenção de arritmias e irritabilidade neuromuscular. O fundamental na prevenção do desenvolvimento da Síndrome é a hidratação agressiva com soro isotônico com dextrose 5% para manter o fluxo urinário. Podem ser associados diuréticos, sendo o diurético de alça a medicação de escolha.

É recomendado o uso de alopurinol, agente hipouricemiante que inibe a xantinaoxidase, enzima que catalisa a oxidação da hipoxantina em xantina e da xantina em ácido úrico. O rasburicase (uricase) é uma alternativa ao alopurinol para uso em pacientes com alto risco de desenvolver a síndrome de lise tumoral. É uma enzima sintética que atua degradando o ácido úrico em alantoína, que, por sua vez, é eliminada pelo rim. Esse foi o tratamento proposto para o paciente do caso descrito, com resultado satisfatório.

Nos pacientes com a Síndrome de lise tumoral clínica é necessário o manejo da hidratação, das medicações hipouricemiantes e das complicações metabólicas existentes.

O diagnóstico do fibrossarcoma infantil e a intervenção precoces diminuem o risco de invasão de tecidos subjacentes, de metástases e a necessidade de amputação do membro acometido, melhorando o prognóstico do paciente. No caso estudado, houve demora no diagnóstico e, após a biópsia, houve rápido crescimento do tumor com necessidade de intervenção cirúrgica ampla, comprometendo a funcionalidade neuromusculoesqueletica do paciente.

☑ Respostas das atividades

Atividade 1

Resposta: A. O osteossarcoma é o tumor ósseo maligno mais comum (35% dos casos). Ocorre em crianças e adultos jovens com pico de incidência na segunda década da vida. Leva a aumento do volume e ao aparecimento de circulação venosa exacerbada no membro acometido, podendo ocorrer ulceração nos casos mais volumosos. Comumente, localiza-se na porção distal do fêmur e proximal da tíbia. À radiografia, observam-se lesão na metáfise óssea com reação periostal e lesões líticas que podem estar associadas a fraturas patológicas.

Atividade 2

Resposta: C. O diagnóstico de fibrossarcoma foi confirmado. Em decorrência do crescimento tumoral acelerado, houve a liberação de produtos intracelulares na corrente sanguínea, o que se define como lise tumoral, o que provoca aumento de fosfato, cálcio, lactato, ácidos nucléicos e potássio, responsáveis pelas alterações laboratoriais apresentadas pelo paciente descrito. A lesão renal aguda é uma complicação comum, sendo fundamental a hiper-hidratação para manter o fluxo sanguíneo renal, preservando a sua função. O uso de diuréticos também é indicado para aumentar a excreção desses metabólitos lesivos aos rins, bem como o uso de medicações capazes de diminuir a síntese de alguns deles, como o alopurinol e o rasburicase, indicados para redução dos níveis de ácido úrico. Não há evidência radiológica de lise óssea nesse caso, bem como não se trata de um RNPT extremo no qual a hipótese de hipercalemia não oligúrica deve ser considerada.

Referências

1. Edwards TM, Duran MS, Meeker TM. Congenital infantile fibrosarcoma in the premature infant. Advances in Neonatal Care, 2017(6), 440-450.
2. Ferrari A, Orbach D, Sultan I, et al. Neonatal soft tissue sarcomas. Semin Fetal Neonatal Med, 2012;17(4): 231-238.
3. Gupta A, Sharma S, Mathur S, et al. Cervical congenital infantile fibrosarcoma: a case report. Journal of Medical Case Reports, 2019; 13(41).
4. Nour M, Omar R, Zaari N, et al. Congenital fibrosarcoma of the forearm in a new born. Journal of Pediatric Surgery Case Reports. 2019, Vol 51:101326.

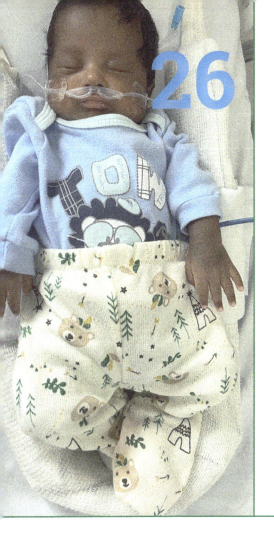

26 Hidropsia Fetal

Roberta Berardi

APRESENTAÇÃO DO CASO CLÍNICO

Mãe de 30 anos de idades, três gestações prévias, dois partos, sem comorbidades. Tipagem sanguínea A Rh-, Combs indireto + (anti D). Recebeu rhogan com 28 semanas de gestação. Realizou pré-natal na Unidade Básica de Saúde (UBS), sendo encaminhada para o Hospital das Clínicas da Faculdade de Medicina da Universidade de São Paulo (HC-FMUSP) com diagnóstico de hidropsia fetal diagnosticada por ultrassonografia obstétrica, com edema de subcutâneo e derrame pleural bilateral. Recebeu duas doses de corticosteroide 13 dias antes do parto, com idade gestacional (IG) de 31 semanas e seis dias.

Realizadas a intervenção fetal intraútero com toracocentese à direita e a colocação de dreno pleuroamniótico, com 32 semanas e três dias e com 33 semanas e três dias. Nesta última intervenção, evoluiu com ruptura de membrana amniótica e trabalho de parto prematuro.

Durante o pré-natal, foram realizadas para investigação etiológica da hidropisia fetal:

- Sorologias negativas para o vírus da imunodeficiência humana (HIV), sífilis, hepatite C e toxoplasmose;
- Sorologia negativa para citomegalovírus (CMV): imunoglobulina G (IgG) 103,7 e imunoglobulina M (IgM); sorologia negativa para hepatite B com antiHBs 962, sorologia negativa para rubéola IgG 186,9 e IgM;
- Proteína C-reativa (PCR) para parvovírus no líquido amniótico: negativa;
- Detecção molecular qualitativa para herpes simples I-II, herpesvírus humano 6 e 7, parechovírus, enterovírus, varicela-zóster, Epstein-Barr, citomegalovírus, adenovírus, eritrovírus B19, toxoplasmose: negativos;
- Cariótipo do líquido amniótico: 46, XX.

Parto vaginal no dia 9 de junho de 2019, com rotura de membranas maior que 18 horas. A recém-nascida (RN) necessitou de dois ciclos de ventilação com pressão positiva (VPP), mas, por manter respiração irregular, foi intubada com cânula nº 3 de diâmetro interno, fixada em 8 no lábio superior e ventilada com peça em T com fração inspirada de oxigênio (FiO$_2$) de 50%, pressão positiva expiratória final (PEEP) de 7 cmH$_2$O e pressão inspiratória (Pinsp) de 18 cmH$_2$O. Escore de Apgar 2/7/7.

Classificada como recém-nascida prematuro (RNPT) moderada, com IG de 33 semanas e cinco dias, adequada para a idade gestacional (AIG), sexo feminino, peso ao nascimento de 2.850 g (Fenton percentil 97%), comprimento de 45 cm (Fenton percentil 70%), perímetro cefálico 32 cm (Fenton percentil 86%) e perímetro abdominal de 31 cm.

Retirado dreno de tórax à direita com saída de grande quantidade de secreção citrina e realizado curativo oclusivo.

Ao exame físico imediato, a paciente apresentava-se com desconforto respiratório caracterizado por tiragens da musculatura respiratória acessória (subcostal e intercostal); edema de subcutâneo, em anasarca e ausculta pulmonar com murmúrio vesicular diminuído bilateralmente, sobretudo à esquerda.

A RNPT foi encaminhada ao Centro de Terapia Intensiva Neonatal 1 (CTIN1) do Instituto da Criança e do Adolescente do HC-FMUSP, acoplada em aparelho de ventilação pulmonar mecânica, sendo submetida ao modo ventilatório assistido-controlado, com frequência respiratória (FR) de 60 ciclos por minuto (cpm), fração inspirada de oxigênio (FiO_2) de 100%, PEEP de 8 cmH_2O, pressão inspiratória (Pinsp) de 18 cmH_2O e, posteriormente, 20 cmH_2O e tempo inspiratório (tinsp) de 0,45 segundos.

Escore de risco SNAPPE II 52 (mortalidade estimada de 22,1%).

Evolução Clínica

A RNPT foi mantida em jejum com sonda orogástrica (SOG) aberta, iniciado soroterapia com oferta hídrica de 80 mL/kg/dia e velocidade de infusão de glicose (VIG) de 4 mcg/kq/min. Com 24 horas de vida, foi iniciado nutrição parenteral devido à impossibilidade de iniciar dieta enteral. Introduzidas ampicilina e gentamicina pelo risco infeccioso (bolsa rota > 18 horas e prematuridade). Realizou-se radiografia de tórax anteroposterior, como demonstra a Figura 26.1.

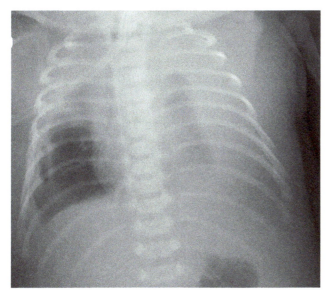

Figura 26.1. Radiografia de tórax anteroposterior, evidenciando derrame pleural volumoso à esquerda, hipotransparência em ápice direito e pequena linha de derrame pleural à direita.

Fonte: Acervo do Serviço de Radiologia do HC-FMUSP.

Passado cateter venoso umbilical 3,5 French, fixado em 11. Realizada a punção do derrame pleural à esquerda com saída de 25 mL de líquido citrino, que foi enviado para análise (Tabela 26.1).

Tabela 26.1. Resultados dos Exames Laboratoriais

EXAME/IDADE	1º DIA
Quimiocitológico de líquido pleural	301 células (12% neutrófilos; 1% eosinófilos; 1% bastões; 66% linfócitos; 20% monócitos) Glicose 71 mg/dL; desidrogenase lática 54 U/L ; pH 7,1; proteína 1 g/dL ; triglicérides não realizadas
Bacterioscópico de líquido pleural	Raros leucócitos polimorfonucleares
Cultura de líquido pleural	Negativa
Gasometria arterial	pH 6,88; PaO_2 115 mmHg; $PaCO_2$ 120 mmHg bicarbonato de sódo 21,7 mEq/L; *base excess* -18,3 mmol; SaO_2 96,2%; lactato 14 mg/dL; índice de oxigenação 9,7
Hemoglobina Hematócrito	15,8 g/dL 52,9%
Leucócitos	11.920/mm³ (3 bastões; 74 segmentados; 16 linfócitos; 7 monócitos)
Plaquetas	16.000/mm³
Reticulócitos	12,9%
Tipagem sanguínea	A Rh-negativo

Fonte: Desenvolvida pela autoria.

Em decorrência da prematuridade e do desconforto respiratório com necessidade de aumento dos parâmetros na ventilação mecânica associados à deficiência e/ou à inativação de surfactante decorrente da hidropisia, indicado surfactante 200 mg/kg intratraqueal.

Foram necessários expansão volêmica, uso de dobutamina 5 mcg/kg/min e adrenalina 0,1 mcg/kg/min por alteração de perfusão e hipotensão.

Por falha da ventilação mecânica convencional foi iniciado suporte com ventilação oscilatória de alta frequência (VAFO), com FiO_2 70% e, posteriormente, 100%, pressão média de vias aéreas (MAP) de 14 cmH_2O, frequencia (f) de 9 Hertz e amplitude da pressão em 100%. Concomitantemente, introduzida as analosedação com fentanil 1 mcg/kg/hora e midazolam 0,1 mg/kg/h.

Realizado ecocardiograma *doppler* colorido (Tabela 26.2).

Tabela 26.2. Resultados dos Exames de Imagem

Ecocardiograma doppler (12 horas de vida)	Forâmen oval pérvio com fluxo da esquerda para a direita. Dilatação importante de câmaras cardíacas direitas; câmaras cardíacas esquerdas de dimensões normais. Regurgitação tricúspide de grau discreto com pressão sistólica em artéria pulmonar (PSAP) estimada em 61 mmHg. integral velocidade-tempo (VTI) pulmonar 7,8 cm, entalhe mesossistólico indicando hipertensão pulmonar de grau importante. Canal arterial patente 2,2 mm com fluxo direito-esquerdo. Derrame pericárdico laminar. Cateter venoso central em átrio direito.

Fonte: Desenvolvida pela autoria.

Devido a hipertensão pulmonar grave, foi iniciado óxido nítrico inalatório (NOi) em 20 ppm. Repetiu-se a radiografia de tórax (Figura 26.2).

Tracionou-se, então, o cateter central e reposicionou-se a cânula traqueal. Foi puncionado o derrame pleural bilateral, com saída de 40 mL de conteúdo serossanguíneo de cada lado. Material enviado para a análise.

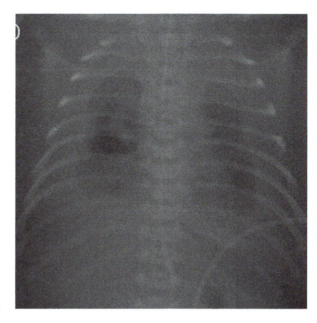

Figura 26.2. Radiografia de tórax anteroposterior, que mostrou derrame pleural volumoso bilateral, cânula traqueal próximo à Carina e catéter venoso umbilical muito introduzido.

Fonte: Acervo do Serviço de Radiologia do HC-FMUSP.

Tabela 26.3. Resultados dos Exames Laboratoriais

EXAME	2º DIA DE VIDA
Quimicotológico de líquido pleural	1.140 células (8% neutrófilos; 1% eosinófilos; 90% linfócitos; 1% monócito) Glicose 106 mg/dL; proteína 1,5 g/dL; albumina 1 g/dL; triglicérides 47 mg/dL; desidrogenase lática 192 U/L, pH 7,7
Bacterioscópico de líquido pleural	Raros leucócitos polimorfonucleares
Cultura de líquido pleural	Negativa
Ureia Creatinina	36 mg/dL 1,08 mg/dL
Proteínas totais albumina	2,8 g/dL 1,7 g/dL
Sódio Potássio	130 mEq/L 5,2 mEq/L
Cálcio total Magnésio Fósforo	7,7 mg/dL 2,1 mg/dL 6,8 mg/dL
Bilirrubina total Bilirrubina indireta Bilirrubina direta	7,02 mg/dL 6,87 mg/dL 0,15 mg/dL
Proteína C-reativa	1,1 mg/dL
Desidrogenase lática	1.681 U/L
Tipagem sanguínea	Rh-negativo Coombs direto negativo
Urina tipo 1	pH 5 densidade urinária 1.005 sangue +/ proteína inferior 0,1g/dL/ 8 células/campo/ eritrócitos +100/campo

Fonte: Desenvolvida pela autoria.

Avaliado pela Nefrologia, que descartou a hipótese diagnóstica de Síndrome Nefrótica Congênita.

2. **De acordo com o resultado dos exames laboratoriais apresentados, assinale a alternativa que indica a melhor conduta a ser tomada.**

a) Restrição hídrica.

b) Administração de albumina, reposição de sódio e manutenção da antibioticoterapia.

c) Administração de albumina, reposição de sódio e substituição da antibioticoterapia visto que a gentamicina é nefrotóxica.

d) Exsanguinotransfusão decorrente da isoimunização Rh.

Recebeu albumina, reposição de sódio, trocado gentamicina por cefotaxima devido à insuficiência renal. Realizou-se outra radiografia (Figura 26.3).

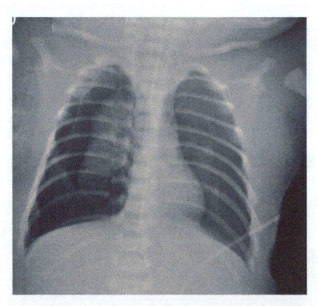

Figura 26.3. Radiografia de tórax anteroposterior, após punção, mostrando pneumotórax à direita, cânula traqueal bem posicionada e cateter venoso umbilical central.

Fonte: Acervo do Serviço de Radiologia do HC-FMUSP.

Realizada drenagem de hemitórax direito com Pigtail. Recebeu expansão volêmica com solução fisiológica e bomba de furosemida e albumina, aumentada dose das medicações vasoativas. Recebeu transfusão de plaquetas. Foi encaminhado para nova radiografia de tórax para controle (Figura 26.4).

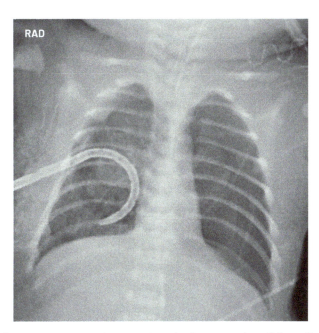

Figura 26.4. Radiografia de tórax anteroposterior, mostrando dreno em hemitórax direito bem posicionado, com pneumotórax residual. Hipotransparência de hemitórax esquerdo. Cânula traqueal alta e cateter venoso umbilical bem posicionado.

Fonte: Acervo do Serviço de Radiologia do HC-FMUSP.

Evoluiu com piora ventilatória após 10 horas da drenagem torácica. Procedeu-se à nova radiografia de tórax, como demonstra a Figura 26.5.

Desobstruído dreno à D e passado dreno Pigtail à E, com saída de 30 mL de líquido serossanguíneo. No controle radiológico, manteve o derrame pleural à direita (Figura 26.6).

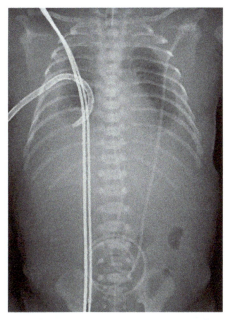

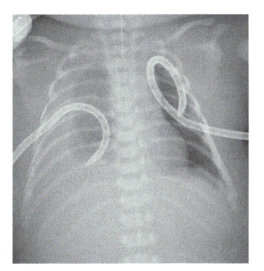

Figura 26.5. Radiografia de tórax anteroposterior, mostrando derrame pleural bilateral e dreno em tórax direito bem posicionado. Cânula traqueal alta e cateter venoso umbilical bem posicionado.

Fonte: Acervo do Serviço de Radiologia do HC-FMUSP.

Figura 26.6. Radiografia de tórax anteroposterior evidenciando derrame pleural à direita.

Fonte: Acervo do Serviço de Radiologia do HC-FMUSP.

Devido à permanência do derrame pleural à direita, foi trocado o dreno pigtail. Procedeu-se à radiografia de controle (Figura 26.7).

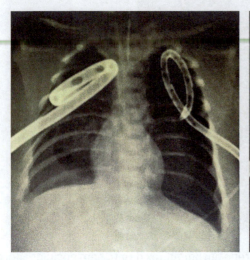 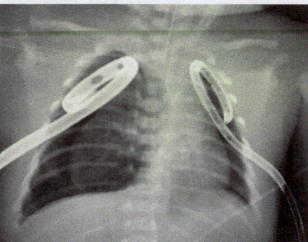

Figura 26.7. Radiografia de tórax anteroposterior revelando pneumotórax bilateral.
Fonte: Acervo do Serviço de Radiologia do HC-FMUSP.

Demais exames realizados para investigação etiológica da hidropsia:

- **Ultrassonografia transfontanela, abdome e rins e vias urinárias:** normais;
- **Eletrocardiograma:** sinusal e rítmico. Sobrecarga à direita;
- **Fundo de olho:** leve hemorragia retiniana (relacionado ao parto vaginal);
- **Cariótipo:** não houve crescimento celular;
- **Anátomo patológico de placenta:** sem resultado;
- **Triagem neonatal ampliada:** sem resultado.

A evolução radiológica mostra dificuldades para ajustar os parâmetros da ventilação mecânica, com necessidade de punções e drenagens de derrame pleural recorrentes.

Feito hipótese diagnóstica de quilotórax e iniciado octreotide (análogo sintético da somatostatina), que controla o débito da fístula do ducto torácico por bloquear a secreção gástrica, biliar, pancreática e intestinal. Houve melhora momentânea do débito pelos drenos, porém o paciente evoluiu com piora da função renal e necessidade de diálise peritoneal. Persistiu com dificuldade ventilatória, evoluiu com sepse neonatal tardia e choque refratário, indo a óbito no 14º dia de vida.

Tabela 26.4. Resultados dos Exames Laboratoriais

EXAME / IDADE	2º DIA DE VIDA	5º DIA DE VIDA
Transaminase oxalacética mg/gL Transaminase pirúvica mg/dL	36 16	
Fosfatase alcalina U/L Gama GT U/L	29 60	
Tempo de protrombina Atividade de protrombina Razão normatizada internacional (INR)	14,3" 77% 1,2	
Tempo de tromboplastina parcialmente ativada Relação	39,5" 1,27	
Proteínas totais g/dL Albumina g/dL Globulina g/dL	2,8 1,5 1,3	3,2 1,6 1,6
Ureia mg/dL Creatinina mg/dL	52 1,41	88 2,1
Amônia µg/dL	70	56

Fonte: Desenvolvida pela autoria.

Tabela 26.5. Resultados dos Exames Laboratoriais

EXAME/IDADE	2 DIAS DE VIDA	7 DIAS DE VIDA	11 DIAS DE VIDA
Hemoglobina Hematócrito	14,1 g/dL 44,8%	6,3 g/dL 18,%	8,2 g/dL 22,7%
Leucócitos/mm³ (diferencial%)	13.080/mm³ (2% mieloblastos; 1% metamielócitos; 4% bastões; 84% segmentados; 7% linfócitos; 2% monócitos)	20.320/mm³ (2% mieloblastos; 5% promielócitos; 3% mieloblastos; 6% metamielócitos; 6% bastões; 44% segmentados; 7% eosinófilos; 21% linfócitos; 6% monócitos)	12.600/mm³ (3% bastões; 72% segmentados; 2 eosinófilos; 16% linfócitos; 7% monócitos)
Plaquetas	278.000/mm³	131.000/mm³	59.000/mm³
Reticulócitos	12,9%		
Hemocultura periférica	Negativa		Negativa
Hemocultura central		Negativa	
Cultura de ponta de cateter		Negativa	
Proteína C-reativa		0,7 mg/dL	

Fonte: Desenvolvida pela autoria.

Durante a internação hospitalar houve acompanhamento multiprofissional com nefrologista, geneticista, psicóloga, assistente social, entre outros profissionais.

Incluídos nas hipóteses diagnósticas

- Derrame pleural bilateral (quilotórax?);
- Pneumotórax bilateral;
- Acidose respiratória;
- Hipoalbuminemia;
- Icterícia neonatal;
- Hipertensão pulmonar grave;
- Insuficiência renal dialítica;
- Hemorragia retiniana;
- Sepse tardia;
- Choque séptico.

DISCUSSÃO

A hidropsia fetal é uma condição rara e grave que acomete o feto, com múltiplas etiologias. Caracteriza-se por um acúmulo patológico de líquido em tecidos intersticiais e cavidades serosas. É definida como a presença de pelo menos duas coleções anormais de fluido no feto, incluindo ascite, derrame pericárdico (> 2 mm), derrame pleural e edema generalizado de tecido subcutâneo (espessura da pele > 5 mm).

Na ultrassonografia (USG) fetal, podem-se observar polidrâmnio e espessamento placentário ($\geq$ 4 cm no 2° semestre e $\geq$ 6 cm no 3° trimestre), o que permite o diagnóstico pré-natal. No caso descrito, o paciente apresentava edema de subcutâneo e derrame pleural à USG fetal, que se confirmaram ao exame físico inicial.

O mecanismo fisiopatológico da hidropsia é um desequilíbrio da produção de fluidos intersticiais e do retorno linfático. Ocorre por um desequilíbrio na **regulação de fluido entre os espaços intersticial e vascular**. Teorias propostas: alteração da integridade capilar periférica; obstrução/redução no retorno linfático; **aumento da pressão venosa central com aumento da pressão** hidrostática; e **baixa pressão oncótica no plasma**. O feto é particularmente suscetível ao acúmulo de líquido em virtude de sua maior permeabilidade capilar e da vulnerabilidade à pressão venosa no retorno linfático. Qualquer aumento da pressão venosa contribui para o edema, aumentando a pressão hidrostática capilar e diminuindo o retorno linfático.

A ocorrência de derrame pleural nas fases iniciais da gestação aumenta o risco de hipoplasia pulmonar e posterior hipertensão pulmonar grave, com dificuldade ventilatória importante, como observado no caso aqui descrito.

A morbidade e a mortalidade são elevadas apesar dos avanços no seu diagnóstico e tratamento (taxa de mortalidade perinatal entre 60% e 100%). Atualmente, consegue-se diagnosticar a causa da hidropsia em 65% dos casos durante o pré-natal, chegando-se a 85% no período pós-natal.

A hidropsia fetal pode ser classificada em duas categorias: imune; e não imune.

A hidropsia imune é causada por hemólise fetal (mediada por anticorpos maternos circulantes contra antígenos da superfície das hemácias fetais – aloimunização Rh), com anemia secundária. Sua incidência diminuiu acentuadamente após o uso da profilaxia antigamaglobulina nas gestantes Rh-negativas (10% a 15%). No caso descrito, não havia incompatibilidade sanguínea maternofetal, uma vez que mãe e recém-nascido eram A Rh-negativos, o que descarta hidropsia por isoimunização Rh.

As hidropsias não imunes representam 90% dos casos de hidropsia fetal, com prevalência relatada de 1 em 1.700 a 3.000 gestações. Seu diagnóstico etiológico é possível em cerca de 85% dos casos. Representam uma condição fetal rara com alta taxa de mortalidade pré-natal (90%), apesar dos avanços no diagnóstico. As cardiopatias congênitas são as causas mais comuns, seguidas das anomalias cromossômicas.

Entre as possíveis etiologias, temos:

- Maternas: hemoglobinopatias, presença de anticorpos maternos (anti-Ro e anti-La – em 6% dos casos causam bloqueio cardíaco fetal);
- Placentárias: corioangioma – resulta em turbulência vascular e anemia microangiopática; gestações gemelares monocoriônicas (síndrome de transfusão fetofetal);
- Anemias fetais severas (hipoalbuminemia e/ou insuficiência cardíaca secundária), como ocorrem na transfusão fetofetal, na transfusão fetomaterna e nas hemorragias fetais;

- Alterações cardiovasculares: arritmias (síndrome de Wolf-Parkinson-White; *flutter* atrial; síndrome do QT longo), malformações estruturais e bloqueios cardíacos;
- Anomalias cromossômicas: normalmente associadas a anormalidades cárdio vasculares, hipoalbuminemia e malformações linfáticas;
- Doenças metabólicas: hemocromatose e outros erros inatos do metabolismo;
- Infecções congênitas: parvovírus B19, zika-vírus e grupo TORCH. Associam-se à anemia, miocardite e hepatite;
- Malformações torácicas: doença adenomatoide cística; sequestro pulmonar; hérnia diafragmática; quilotórax congênito; tumores torácicos (há alteração na drenagem linfática e/ou obstrução ao retorno venoso secundária à lesão que ocupa espaço dentro da cavidade torácica);
- Malformações do sistema urinário;
- Malformações gastrointestinais;
- Miscelânea;
- Idiopática.

Os derrames cavitários, quando puncionados, podem contribuir para o diagnóstico etiológico: são classificados em transudato quando apresentam baixa taxa de proteína e de DHL e ocorrem por aumento da pressão hidrostática ou diminuição da proteína plasmática (PT <3 g/dL e DHL < 200 U/L); e em exsudato quando apresentam alta taxa de proteína e de DHL, ocorrendo por processo inflamatório (PT > 3 g/dL e DHL > 200 U/L).

Nesse caso, a análise do líquido pleural não permitiu classificá-lo como exsudato ou transudato. O que chamou a atenção no quimiocitológico foram a celularidade e a prevalência de linfócitos, podendo indicar se tratar de quilotórax (linfa no espaço pleural), mesmo não tendo a dosagem de triglicérides. Classicamente, consideramos quilotórax a dosagem de triglicérides > 110 mg/dL no líquido pleural, na vigência de dieta. Como o paciente encontrava-se em jejum, não era esperado um líquido pleural de aspecto leitoso indicativo da existência de gordura.

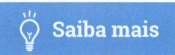

No link a seguir, você pode consultar um artigo sobre hidropsias não imunes:

> A existência de líquido cavitário volumoso pode causar comprometimento ventilatório, sendo necessário puncioná-lo. Em situações em que o derrame pleural é recorrente, é necessária a drenagem torácica. Como a expansibilidade pulmonar é limitada, há hipoplasia pulmonar associada, tornando necessários parâmetros ventilatórios elevados e aumentando o risco para síndrome de escape de ar.

A investigação etiológica no pré-natal comumente inclui:

- Avaliação hematológica (tipagem sanguínea e teste de coombs indireto);
- Avaliação bioquímica, com dosagem de ácido úrico; função renal e hepática;
- Testes sorológicos para sífilis, parvovírus B19, toxoplasmose, citomegalovírus, herpes simples, enterovírus e zikavírus;
- Pesquisa de anticoagulante lúpico, anti-Ro e anti-La;
- Avaliação ecocardiográfica fetal;
- Cariótipo fetal;
- Anatomopatológico de placenta.

O diagnóstico pré-natal permite que intervenções terapêuticas fetais sejam realizadas na tentativa de melhorar o prognóstico em alguns casos e possibilitar a abordagem do prognóstico fetal com a família.

No recém-nascido, a investigação diagnóstica inclui:

- Radiografia de tórax e abdome;
- Radiografia de ossos longos;
- USG transfontanelar e de abdome;
- Ecocardiograma com doppler;
- Avaliação bioquímica / citológica e microbiológica dos líquidos cavitários;
- Avaliação hematológica;
- Avaliação da função hepática e renal;
- Avaliação do equilíbrio ácido básico;
- Sorologias para TORSCH e parvovírus B19;
- Cariótipo.

Habitualmente, esses RNs têm necessidade de manobras de reanimação avançadas em sala de parto, seguidas por longos períodos de internação. Os problemas imediatos centram-se no suporte respiratório, hemodinâmico e no controle do equilíbrio hidroeletrolítico.

O parto de um feto com hidropsia deve ser realizado, preferencialmente, em um hospital com cuidados perinatais diferenciados.

O prognóstico varia com a etiologia e as morbidades subjacentes. Nos casos leves, pode haver total resolução do quadro; porém, em fetos gravemente afetados, pode haver aborto ou morte após o nascimento. O pior prognóstico ocorre em pacientes prematuros (sobretudo em idades gestacionais inferiores a 34 semanas), com asfixia perinatal grave (Apgar 5° min ≤ 3), com necessidade de uso de altas concentrações de oxigênio e uso da VOAF durante a internação, malformações congênitas maiores, hipoplasia pulmonar, doença metabólica e cromossomopatias.

Respostas das atividades

Atividade 1

Resposta: C. O paciente apresenta hidropsia, hipoalbuminemia (albumina < 3,5 mg/dL) e hiponatremia (sódio sérico < 135 mEq/L). É necessário corrigir a hipoalbuminemia com infusão de albumina 1 g/kg/dose em quatro horas, a fim de favorecer o poder oncótico do plasma e melhorar o edema. Também é importante corrigir a hiponatremia com suplementação de sódio no soro, iniciando com 3 mEq/kg/dia e ajustando a oferta de acordo com controles laboratoriais.

Nessa situação, não se indica a restrição hídrica, uma vez que o intravascular pode estar depletado pela hipoalbuminemia e pela hiponatremia. A gentamicina é um antibiótico aminoglicosídeo com risco de nefrotoxicidade. Como a creatinina do paciente está > 1 mg/dL, deve-se ter o cuidado de substituir a gentamicina por outro antibiótico sem essa ação. Indica-se, nesse caso, a cefotaxima. Os valores de bilirrubina não são indicativos para exsanguinotransfusão. Não há doença hemolítica por isoimunização Rh uma vez que a tipagem sanguínea do RN é A Rh negativo.

Referências

1. Gilby DM, Mee JB, Kamlin COF, et al. Outcomes following antenatal identification of hydrops fetalis: a single-centre experience from 2001 to 2012. Arch Dis in Child – Fetal and Neonatal Edition 2019;104: 253-258.
2. Okeke TC, Egbugara MN, Ezenyeaku CC, *et al*. Non imune hydrops fetalis Review Niger Journal Med. 2013; 22(4): 266-273.
3. Rachana Vanaparthy, Mahdy Heba. Hydrops fetalis. In: StatPearls Publishing, Jan. 2021 PMID 33085361.
4. Sekar R. Hydrops fetalis. Published: June 12th 2019. DOI: 10.5772/intechopen.83443.
5. Swearingen CColvin, Zachary AL. Nonimmune hydrops fetalis. Clinics in Perinatology, 2020; 47 (1): 105-121.
6. Teixeira A, Rocha G, Guedes MB, *et al*. Recém-nascido com hidropsia fetal não imune – experiência de um centro de referência. Acta Med Port 2008;21:345-350.
7. Waring GJ, Splitt Miranda, Robson SC. Fetal hydrops: diagnosis and prognosis. Arch Dis Child. 2019 Mar;104(3):209-210.

27 Sequência de Banda Amniótica

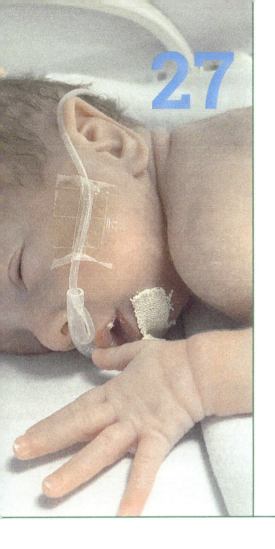

Karina Hellen Salafia
Patrícia Prado Durante

APRESENTAÇÃO DO CASO CLÍNICO

Mãe de 39 anos de idade, nove gestações, cinco partos e três abortos. Pré-natal no Hospital das Clínicas da Faculdade de Medicina da Universidade de São Paulo (HC-FMUSP) desde o terceiro mês, com nove consultas, em que fez acompanhamento no Grupo de Apoio Integral (GAI). Portadora de diabetes *mellitus* gestacional controlado com dieta, hipotireoidismo subclínico e infecção urinária no segundo trimestre da gestação. Fez uso de ferro, ácido fólico e levotiroxina. Tipagem sanguínea A Rh+. Sorologias: vírus da imunodeficiência humana (HIV), hepatite C e sífilis (VDRL) não reagentes; toxoplasmose, rubéola e hepatite B imunes.

Ultrassonografia (USG) fetal com diagnóstico de malformações de segmento cefálico e sistema nervoso central (SNC), provável Síndrome da banda amniótica. Ecocardiograma fetal normal.

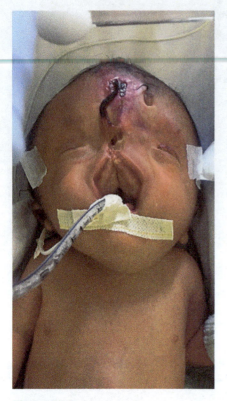

Figura 27.1. Imagem da malformação facial.

Fonte: Acervo do Centro de Terapia Intensiva Neonatal 1 (CTIN1) do Instituto da Criança e do Adolescente do Hospital das Clínicas da Faculdade de Medicina da Universidade de São Paulo (HC-FMUSP).

Parto cesariana por desproporção cefalopélvica. Necessitou de dois ciclos de ventilação com pressão positiva (VPP) mantendo respiração irregular, sendo indicada a intubação ainda em sala de parto. Permaneceu em ventilação mecânica convencional, com frequência respiratória (FR) de 25 ciclos por minuto (cpm), pressão inspiratória (Pinsp) 16 cmH$_2$O, pressão positiva expiratória final (PEEP) de 6 cmH$_2$O, tempo inspiratório (Tinsp) 0,45 segundos e fração inspirada de oxigênio (FiO$_2$) de 21%.

Escore de Apgar: 6/9/9.

Classificado como recém-nascida pretermo (RNPT) tardia, adequada para a idade gestacional (AIG), sexo feminino, com idade gestacional (IG) de 36 semanas e seis dias. Peso ao nascimento de 3.570 g (curva de Fenton percentil 94), comprimento de 48 cm (curva de Fenton percentil 59), perímetro cefálico de 40 cm (curva de Fenton percentil > 99).

Ao exame físico imediato, identificados agenesia de osso nasal, fenda palatina extensa, microftalmia e hipertelorismo, baixa implantação de orelhas, fontanela anterior ampla e diástese de suturas, área de descontinuidade da pele na região frontal média com orifício lateral, polidactilia em mãos, sindactilia em pés e apêndice em dorso de mão direita (Figuras 27.1 a 27.4).

Encaminhada para a unidade de terapia intensiva neonatal (UTIN).

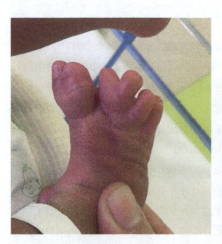

Figura 27.2. Imagem do pé direito.

Fonte: Acervo do CTIN 1 do Instituto da Criança e do Adolescente do HC-FMUSP.

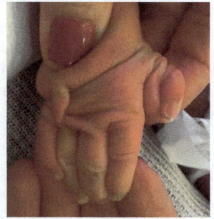

Figura 27.3. Imagem da mão direita.

Fonte: Acervo do CTIN 1 do Instituto da Criança e do Adolescente do HC-FMUSP.

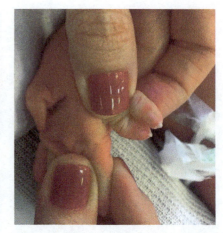

Figura 27.4. Imagem da mão direita.

Fonte: Acervo do CTIN 1 do Instituto da Criança e do Adolescente do HC-FMUSP.

Evoluiu com hipoglicemia na priemira hora de vida, indicado *push* de glicose (200 mg/kg/min) e iniciado soro de manutenção com oferta hídrica de 60 mL/kq/dia e velocidade de infusão de glicose de (VIG) 4 mcg/kg/min. Controles glicêmicos subsequentes, normais.

Inicialmente, apresentou intolerância alimentar, sendo possível iniciar a dieta enteral no quinto dia de vida (DV), com progressão lenta até dieta plena.

Veja os resultados de exames nas Tabelas 27.1 e 27. 2.

Tabela 27.1. Resultados da Gasometria Arterial

EXAME/DATA	1º DV	2º DV
pH	7,19	7,54
pO_2 mmHg	52,7	72,9
pCO_2 mmHg	52,9	21,5
Bicarbonato de sódio mEq/L	19,5	18,7
Base excess mmol/L	-9,3	-1,1
Saturação de oxigênio %	86,7	97,5
Lactato mg/dL	38	17

Fonte: Desenvolvida pela autoria.

Tabela 27.2 Resultados dos Exames Séricos

EXAME	1º DV	2º DV	4º DV
Glicemia mg/dL	50	67	-
Sódio mEq/L	129	126	122
Potássio mEq/L	7,2	4,5	3,9
Cálcio iônico mg/dL	5,2	4,16	8,3
Cálcio total mg/dL	-	7,9	-
Ureia mg/dL	-	33	15
Creatinina mg/dL	-	0,71	0,69
Magnésio mg/dL	-	1,62	1,65
Fósforo mg/dL			6,5
Hemoglobina g/dL Hematócrito %		16,1/43,8	
Leucócitos/mm³ Índice neutrofílico		12.200 0	
Plaquetas/mm³		173.000	
Cariótipo		46, XX	

Fonte: Desenvolvida pela autoria.

Exames de Imagem

- **Ecocardiograma doppler (3º DV):** comunicação interatrial 2,8 mm, com fluxo do átrio esquerdo para o átrio direito; dilatação discreta de câmaras cardíacas direitas; sinais indiretos de hipertensão pulmonar.
- **USG abdominal (3º DV):** Vesícula biliar com pequena quantidade de barro biliar. Restante sem alterações.
- **USG transfontanela (3º DV):** Parênquima encefálico parcialmente caracterizado, quase totalmente substituído por ventrículos dismórficos e acentuadamente aumentados. Não há definição da linha inter-hemisférica (podendo corresponder à holoprosencefalia).
- **Fundo de olho (4º DV):** ectoscopia de ambos os olhos – microftalmo, leucoma corneano central, córnea epitelizada, atrofia de íris, sinéquias posteriores. Olho direito apresenta possível afilamento corneano em área de leucoma a uma hora, com câmara anterior formada. Fundoscopia: dificultado pela opacidade dos meios.
- **Tomografia computadorizada (TC) de crânio e cervical (5º DV):** desproporção craniofacial, com predomínio craniano. Alargamento das suturas cranianas, com aumento do crânio no eixo laterolateral. Extensa formação cística intracraniana com comunicação com o sistema ventricular, podendo representar volumoso cistointer-hemisférico, redução volumétrica de encéfalo. União entre os tálamos e porções dos hemisférios cerebrais. Redução das dimensões da fossa posterior, com redução dos espaços de líquido cefalorraquidiano (LCR) nessa região. Sem calcificações ou hemorragias de parênquima encefálico remanescente. Falhas ósseas em base de crânio, com comunicação com a parede posterior da rinofaringe. Acúmulo de líquido e abaulamento na parede posterior da rinofaringe, sendo necessário o diagnóstico diferencial com meningocele/meningoencefalocele. Extensa malformação facial associada com hipertelorismo, órbitas rasas e anguladas, fenda mediana nasolabial com ausência de nariz e ponte nasal, ausência de septo nasal e do palato, formando cavidade única oronasal.
- **Ressonância magnética de crânio (14º DV):** o conjunto dos achados sugere extensa malformação craniofacial que, no contexto clínico informado, pode decorrer de Síndrome da banda amniótica.

Hipóteses diagnósticas

- RNPT tardia, adequada para a IG;
- Insuficiência respiratória;

- Sequência da banda amniótica (agenesia de osso nasal, fenda palatina extensa, microftalmia e hipertelorismo, baixa implantação da orelha, fontanela anterior ampla e diástase de suturas, área de descontinuidade de pele na região frontal média com orifício lateral. Polidactilia em mãos, sindactilia em pés e apêndice em dorso de mão direita);
- Holoprosencefalia;
- Hipoglicemia assintomática;
- Comunicação interatrial 2,8 mm, sinais indiretos de hipertensão pulmonar;
- Microftalmia, leucoma corneano central, córnea epitelizada, atrofia de íris, sinéquias posteriores.

DISCUSSÃO

A sequência de banda amniótica é uma desordem congênita rara, sem predisposição genética, com variada forma de apresentação clínica. Está associada a um risco aumentado de aborto espontâneo, parto prematuro e natimorto. O acometimento das extremidades é o mais frequente. As manifestações clínicas vão desde simples anéis de constrição em dedos e artelhos até grandes defeitos.

Diversos termos têm sido usados para descrever essas anomalias: Síndrome da banda amniótica, Síndrome da banda de constrição distal; displasia de Streeter; bandas de Simonart; complexo de ruptura de banda amniótica; defeitos anelares congênitos; complexo da parede corporal com defeitos de membros; constrições congênitas do anel; complexo de ADAM (deformidade amniótica, adesão, mutilação) e TEARS (*The Early Amnion Rupture Spectrum*). O termo "sequência de banda amniótica" é considerado o mais adequado, uma vez que o padrão de anomalias é secundário à interrupção do desenvolvimento de etiologia heterogênea.

A prevalência estimada varia de 1: 1200 a 1: 15.000 nascidos vivos e 1:70 natimortos. Não há diferença de incidência entre os sexos. A prevalência é maior entre fetos de nove a 20 semanas de IG (178,5/10.000 casos).

Sua etiologia não é firmemente estabelecida, sendo propostos alguns mecanismos patogênicos principais. Acredita-se que o mecanismo primário seja a ruptura do âmnion no início da gestação, resultando no desenvolvimento de vários filamentos mesodérmicos soltos (bandas amnióticas) do lado coriônico do âmnion, que aderem e/ou enredam o embrião ou disco germinativo. A causa dessa ruptura é desconhecida na maioria dos casos.

O termo "Síndrome da banda pseudoamniótica" tem sido usado para descrever casos associados à ruptura iatrogênica do âmnion decorrente de um procedimento invasivo, como falha na curetagem no primeiro trimestre, fetoscopia ou septostomia para tratamento da síndrome de transfusão feto fetal.

Em alguns casos, há anomalias viscerais internas e outras que não são facilmente explicáveis por bandas amnióticas; enquanto outros têm defeitos disruptivos característicos, mas um revestimento amniótico normal e histologicamente intacto. Nesses casos, a interrupção do fluxo sanguíneo fetal devido a uma anormalidade vascular não relacionada às bandas amnióticas é considerada o evento primário. A ruptura vascular pode ser causada por uma grande variedade de etiologias.

Um pequeno número de casos pode ainda não ser explicado por bandas amnióticas ou ruptura vascular primária, sendo associados a mutações genéticas raras. Casos familiares raros e concordância em gêmeos monozigóticos foram relatados apoiando essa etiologia.

A presença de defeitos múltiplos ou graves em alguns casos sugere a ocorrência de mais de um fator disruptivo (bandas amnióticas, evento vascular primário e/ou mutação).

Na verdade, nenhuma dessas etiologias, individualmente, consegue explicar todas as malformações observadas. Por isso, tem sido proposta uma etiologia multifatorial com envolvimento de diferentes processos.

Resumidamente, podemos reconhecer os mecanismos fisiopatológicos apresentados no Quadro 27.1.

Fatores de risco

- Prematuridade IG < 37 semanas;
- Baixo peso ao nascer < 2.500 g;
- Hemorragia/trauma materno;
- Tentativa de aborto no 1º trimestre;
- Comorbidades maternas;
- Pais jovens – fatores genéticos e ou fatores ambientais relacionados à idade;
- (maior exposição a tabaco, álcool e drogas);
- Tabaco (efeito vasoconstritor)/monóxido de carbono: associação com hipóxia fetal;
- Cocaína (vasoconstrição com redução do fluxo sanguíneo uteroplacentário);

Quadro 27.1. Mecanismos Fisiopatológicos da Doença

TEORIA DO EMBRIÃO (ENDÓGENA)	Streeter sugere que bandas amnióticas aparecem durante o desenvolvimento e não são as principais causas dos defeitos. Há um defeito no plasma germinativo com a ruptura vascular e alteração da morfogênese. Como consequência de uma histogênese imperfeita, ocorrem necrose, cicatrizes, constrições e fusões
TEORIA DO ROMPIMENTO DO AMNION (EXTRÍNSECA)	Torpin propõe uma condição extrínseca, em que a ruptura precoce do âmnio proporciona o contato do feto com a superfície coriônica amniótica. Ocorre a aderência dessa estrutura a vários segmentos fetais, o que levaria as bandas fibrosas a aprisionar o corpo fetal Davies apoia a teoria da aderência amniótica como fator inicial, relatando uma associação entre as aderências amnióticas das partes fetais e múltiplas malformações, que ocorreram predominantemente na mesma área e do mesmo lado
TEORIA DA PERTURBAÇÃO VASCULAR	Van Allen et al. propõem que eventos internos ou externos causam acidentes vasculares e impacto negativo no fluxo sanguíneo para o embrião, interrompendo a morfogênese e as bandas amnióticas, o que seria uma forma de necrose superficial
TEORIA DE FALHA ECTODÉRMICA PRIMÁRIA NO DISCO EMBRIONÁRIO INICIAL	Hunter et al. propõem que as anomalias são causadas por um defeito e/ou deficiência ectodérmica do disco na embriogênese. A área afetada e a gravidade podem depender do tamanho e da localização do defeito no ectoderma

Fonte: Desenvolvida pela autoria.

Quanto às manifestações clínicas, as principais categorias de achados são:

- Anéis constritivos;
- Defeitos nos membros;
- Defeitos neurais (coluna, cérebro)
- Anomalias craniofaciais.

Os anéis de constrição de membros ou amputação digital são os achados mais frequentes, presentes em pelo menos 80% dos casos. Os anéis de constrição são depressões congênitas do tecido que circundam uma parte do corpo. As bandas fibrosas de amnion podem estar confinadas à pele e aos tecidos moles, mas também podem se estender profundamente dentro do anel de constrição, comprometendo o suprimento vascular, o sistema linfático, ossos e nervos. Isso pode resultar em linfedema, neuropatia, fratura e amputação. Se a constrição ocorrer no início da gestação, a parte do corpo desvitalizada é frequentemente reabsorvida com o tempo e, portanto, o anel de constrição não estará presente no exame pós-natal do membro amputado.

Anormalidades craniofaciais

- Encefalocele, fendas faciais e lábio leporino/fenda lábio palatina, que geralmente estão em locais atípicos (não medianos, embriologicamente não anatômicos);
- Estruturas faciais assimétricas (microftalmia assimétrica, deformidade nasal grave);
- Sequência de exencefalia/anencefalia.

Defeitos na parede corporal: o conteúdo abdominal ou torácico pode herniar através do defeito da parede corporal e entrar na cavidade amniótica. Raramente os defeitos estão próximos à linha média e mimetizarão uma gastrosquise.

Defeitos nos membros

- Anéis de constrição nos membros com inchaço distal;
- Ausência de porções distais de um ou mais dedos das mãos e dos pés, especialmente os dedos centrais, hipoplasia de dígitos com sindactilia, dígitos rudimentares;
- Deformidades na mão e no pé (p. ex., pé torto). As mãos são mais comumente acometidas;
- Múltiplas contraturas articulares;
- Fraturas.

Defeitos viscerais: hipoplasia pulmonar, hérnia diafragmática, defeitos cardíacos, agenesia renal, atresia anal, holoprosencefalia.

Defeitos no cordão umbilical

- Cordão umbilical curto (secundário ao movimento fetal restrito);
- Constrição do cordão umbilical.

Defeitos da coluna vertebral: escoliose.

A heterogeneidade nas manifestações clínicas e na etiologia da doença dificulta o diagnóstico.

No pré-natal, o diagnóstico pode ser feito através da USG obstétrica no final do primeiro trimestre de gestação, quando foram detectados os anéis de constrição, amputações dos membros e/ou lateralização da parede corporal ou defeitos craniofaciais. O edema distal dos membros também sugere o diagnóstico. Um diagnóstico pré-natal preciso é mais provável em casos graves do espectro da doença. Em uma minoria de casos, são vistos fios finos e ondulados de âmnion cruzando o saco gestacional e aderidos ao feto, restringindo seu movimento.

As bandas amnióticas são vistas em apenas uma minoria dos casos, portanto o diagnóstico é baseado na identificação dos defeitos clássicos associados à doença.

> O diagnóstico precoce é importante para definir os cuidados perinatais e para ajudar na orientação dos pais quanto aos possíveis desfechos das anomalias existentes.

O nível de alfafetoproteína sérica é elevado no sangue materno de fetos com sequência de banda amniótica, o que ocorre como resposta placentária em tentar compensar a restrição do crescimento fetal secundário ao estrangulamento causado pela brida amniótica. Isso, porém, não é patognomônico, uma vez que esse aumento também ocorre nos defeitos do tubo neural, corioangioma placentário e outras doenças.

O acompanhamento durante o pré-natal é feito com controle ultrassonográfico para avaliar se as bandas amnióticas (quando presentes) mostram lise espontânea ou se o processo cursa com deformidades fetais, e para avaliar a necessidade de liberação das constrições, por fetoscopia. Os casos que necessitam desse procedimento são os fetos com alteração de fluxo sanguíneo, na porção distal do membro comparado ao membro oposto ou a valores de referência disponíveis. O objetivo é prevenir lesões irreversíveis e/ou manter o membro potencialmente viável no período pós-natal.

Após o nascimento, o diagnóstico é feito pelo exame físico do RN, em que se observam amputações de membros, defeitos da parede torácica ou abdominal não medianos e defeitos craniofaciais em locais incomuns. Caso não se identifiquem as bandas amnióticas em um RN com essas anomalias, a investigação das membranas fetais frescas e da placenta é importante. A identificação das cadeias amnióticas apoia o diagnóstico.

O tratamento consiste na liberação dos anéis constritivos com ressecção das bridas, liberação do feixe neurovascular e na reconstrução de retalhos (por meio de zetaplastias únicas ou múltiplas e dablioplastias), permitindo, assim, ganho em comprimento da pele e subcutâneo. Menor índice de complicação é descrito nos procedimentos únicos, mas pode ser necessário múltiplos procedimentos cirúrgicos.

Muitas vezes, a única opção cirúrgica é a amputação.

A cirurgia pode ser eletiva e estética para pacientes com bandas que não afetam a drenagem linfática ou drenagem circulatória. Nas situações em que há bandas profundas que afetam a anatomia e a integridade funcional, é indicado tratamento de emergência, para que não haja maior comprometimento neurológico, vascular ou linfático.

A cirurgia fetal pode ser uma opção de tratamento em casos selecionados e mais graves, quando a banda está em torno de um membro causando inchaço e obstrução do fluxo sanguíneo para o mesmo, desde que os riscos maternos e fetais da cirurgia sejam pequenos. Uma avaliação completa é necessária antes de prosseguir com a cirurgia fetal, pois cada caso é único e complicações adicionais podem estar presentes.

O uso de próteses e o tratamento com fisioterapia neuromusculoesqueléticas podem estar indicados para indivíduos com defeitos de membros, vidando o desenvolvimento neuropsicomotor e a funcionalidade global da criança. As anomalias craniofaciais e da parede abdominal e torácica devem ser abordadas individualmente.

O prognóstico pós-natal depende da gravidade e localização das anomalias, do tipo de comprometimento ou deformidade. A maioria dos defeitos craniofaciais e da parede torácica e abdominal é letal. Um fator prognóstico relevante é a perfusão da porção distal do membro afetado.

Referências

1. Claro KTV, Portinho CP, Ramirez JLH, et al. Síndrome de bandas amnióticas: relato de caso. Rev Bras Cir Plast. 2018;33(0):148-149.

2. Kahramaner Z, Cosar H, Turkoglu E, et al. Amniotic band sequence: An extreme case. Congenital Anomalies 2012;52(1), 59-61.

3. Lopez-Muñoz E, Becerra-Solano LE. An update on amniotic bands sequence. Arch Argent Pediatr 2018;116(3):e409-e420.

4. Nogueira FCS, Cruz RB, Machado LP, et al. Síndrome da banda amniótica: relato de caso. Rev Brasil Ortop. 2011;46(4):56-62.

5. Walter Jr JH, Goss LR, Lazzara AT. Amniotic Band Syndrome. The Journal of Foot & Ankle Surgery. 1998,37(4):325-333.

28 Síndrome de Transfusão Feto Fetal

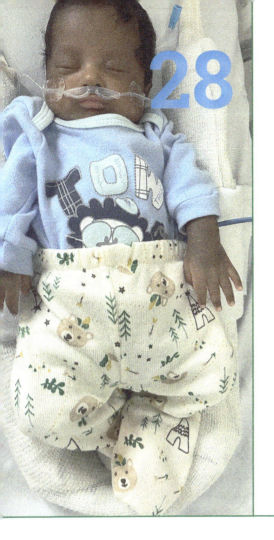

Bianca Nogueira Nunes
Fabíola Roberta Marim Bianchini

APRESENTAÇÃO DO CASO CLÍNICO

Mãe de 37 anos de idade, tercigesta, dois partos anteriores. Pré-natal no Hospital das Clínicas da Faculdade de Medicina da Universidade de São Paulo (HC-FMUSP) desde o setimo mês de gestação. Hígida, histórico de sífilis em gestação anterior. Gestação atual gemelaridade monocoriônica, diamniótica, com diagnóstico de Síndrome de transfusão fetofetal. Realizada fotocoagulação a *laser* das anastomoses placentárias por fetoscopia com 24 semanas e cinco dias e amniodrenagem com saída de 4.500 mL de líquido. Com 28 semanas de idade gestacional, foi realizada a transfusão intrauterina em virtude de anemia do feto doador com sinais de repercussão, com derrame pericárdico e ascite: a hemoglobina pré-procedimento era de 6,9 mg/dL e pós, de 16,1 mg/dL. Sorologias negativas, tipagem sanguínea A Rh+. Recebeu dois ciclos de corticosteroide antenatal com 24 semanas e cinco dias e com 28 semanas de idade gestacional (IG).

Parto cesárea por gemelaridade e trabalho de parto prematuro (TPP) com rotura de membranas prolongada (maior que 18 horas). Idade gestacional de 33 semanas e seis dias.

1ª Gemelar: sexo feminino, peso ao nascimento de 1.640 g (Fenton percentil 13), estatura 41,5 cm (Fenton percentil 19) e perímetro cefálico 30 cm (Fenton percentil 36). Sem necessidade de manobras de reanimação em sala de parto. Escore de Apgar 8/8/9.

2ª Gemelar: sexo feminino, peso ao nascimento de 1.470g (Fenton percentil 6), estatura 40 cm (Fenton percentil 8) e perímetro cefálico 30,5 cm (Fenton percentil 50). Necessitou de um ciclo de ventilação com pressão positiva (VPP) por respiração irregular, com sistema com peça T e máscara facial, com pressão positiva expiratória final (PEEP) de 5 cmH$_2$O e fração inspirada de oxigênio (FiO$_2$) máxima de 30%, com pronta recuperação. Mantida em ventilação com pressão positiva contínua nas vias aéreas (CPAP) com PEEP de 5 cmH$_2$O e FiO$_2$ de 21% até o quarto minuto de vida. Em ar ambiente desde então. Escore de Apgar 5/8/9.

Ambas foram encaminhadas ao setor de alto risco do Centro de Terapia Intensiva Neonatal 1 (CTIN1).

Evolução Clínica

A primeira gemelar foi mantida em ar ambiente desde o nascimento. Iniciadas antibioticoterapia com ampicilina e gentamicina devido ao risco infeccioso (bolsa rota > 18 horas) e da IG. Colhidas hemocultura (negativa) e proteína C-reativa (PCR) com 18 e 48 horas de vida, ambos normais. Suspensa a antibioticoterapia no 3º dia de vida (DV), após ser descartado o risco infeccioso. Mantida inicialmente em jejum com soro de manutenção. No 2º DV, foi iniciada a dieta enteral com boa retenção, permitindo rápida progressão e redução gradativa do soro. Mantido acesso venoso periférico até suspensão.

Indicada a transfusão de concentrado de hemácias no 1º DV por anemia em hemograma inicial. Controle pós-transfusão: hemoglobina (Hb) de 15,5 g/dL. Sem necessidade de novas transfusões durante a internação.

Tabela 28.1. Resultado dos Exames laboratoriais

EXAME/DIA	1º DIA DE VIDA	2º DIA DE VIDA
Hemoglobina g/dL	9,1	15,5
Hematócrito %	28,2	42,5
Leucócitos/mm³	11.390	9.200
Índice neutrofílico	0,033	0
Reticulócitos %		9,29
Plaquetas/mm³	222.000	192.000
Proteína C reativa mg/dL	1	1,4
Hemocultura	Negativa	
Sódio mEq/L		143
Potássio mEq/L		4,4
Uréia mg/dL		8
Creatinina mg/dL		0,52
VDRL	Não reagente	
Tipagem sanguínea	A+ CD-	
Gasometria de cordão	Ph 7,14/BE - 10 mmol/L	

Fonte: Desenvolvida pela autoria.

Tabela 28.2. Resultado dos Exames de Imagem

EXAME/DIA	3º DIA DIA DE VIDA
Ultrassonografia de crânio	Normal
Ultrassonografia de rins e vias urinárias	Normal
Ecocardiograma *doppler*	Comunicação interatrial tipo fossa oval de 2 mm com fluxo da esquerda-direita

Fonte: Desenvolvida pela autoria.

A segunda gemelar permaneceu em ar ambiente desde o quarto minuto de vida. Iniciada a antibioticoterapia com ampicilina e gentamicina em virtude do risco infeccioso (bolsa rota > 18 horas) e da IG. Colhidas hemocultura (negativa) e proteína C-reativa (PCR) com 18 e 48 horas de vida, com resultados normais. Suspensa a antibioticoterapia no terceiro dia de vida após descartado o risco infeccioso. Inicialmente foi mantida em jejum com soro de manutenção. No 2º dia DV, evoluiu com distensão abdominal e hipoglicemia, com necessidade de aumento progressivo da velocidade de infusão de glicose (VIG). No 3º DV, foi introduzida a nutrição parenteral (NPP) e passado o catéter central de inserção periférica

(PICC). Evoluiu com melhora gradativa do quadro abdominal e da hipoglicemia, sendo reiniciada a dieta enteral no 6º DV, com boa tolerância. Suspensa a NPP no 10º DV e sacado o PICC no 13º DV.

Nos hemogramas colhidos nos 1º e 2º DVs, apresentava níveis elevados de Hb e hematócrito (Hto). Indicado exsanguinotransfusão parcial pela policitemia sintomática (Hb 25,3 g/dL Hto 72,5%). O procedimento foi realizado por punção venosa, com infusão de solução fisiológica 0,9%. Repetido o procedimento no 3º DV em decorrência de hipoglicemia de difícil controle e manutenção dos níveis elevados de hemoglobina. Sem necessidade de novos procedimentos.

Recebeu uma transfusão de plaquetas 15 mL/kg no 2º DV por plaquetopenia associada.

Tabela 28.3. Resultados de Exames Laboratoriais

EXAME/DIA	1º DIA	2º DIA PRÉ-EXSANGUÍNEO PARCIAL	2º DIA PÓS-EXSANGUÍNEO PARCIAL	3º DIA PÓS-EXSANGUÍNEO PARCIAL DIA
Hemoglobina g/dL	24,1	25,3	Coagulado	24,4
Hematócrito %	69,3	72,5		65,3
Leucócitos /mm³	6.240	7.470	Coagulado	6.440
Índice neutrofílico	0,085	0,02		0
Plaquetas/mm³	71.000	64.000	Coagulado	55.000
Proteína C-reativa mg/dL	1,5		2,4	
Sódio mEq/L		139		
Potássio mEq/L		5		
Ureia mg/dL		10		
Creatinina mg/dL		0,88		
Hemocultura	Negativa			
VDRL	Não reagente			
Tipagem sanguínea	A+ CD-			
Gasometria de cordão umbilical	pH 7,12 BE -11,2 mmol/L			

Fonte: Desenvolvida pela autoria.

Tabela 28.4. Resultados de exames de imagem

EXAME/DIA	3º DIA
Ultrassonografia de crânio	Normal
Ultrassonografia de rins e vias urinárias	Normal
Ecocardiograma doppler	Forâmen oval pérvio com fluxo esquerda-direita

Fonte: Desenvolvida pela autoria.

2. **De acordo com as informações apresentadas, considere as hipóteses diagnósticas referentes aos RNs e, em seguida, assinale a alternativa correta.**

   a) Gemelaridade monoamniótica e monocoriônica. RNPT tardios, com sequência de oligoâmnio, polidrâmnio, anemia e policitemia sintomática.

   b) Gemelaridade diamniótica e dicoriônica. RNPT muito prematuros, apresentando Síndrome da transfusão fetofetal, bem como anemia, plaquetopenia e hipoglicemia secundárias à hiperviscosidade.

   c) Gemelaridade monoamniótica e dicoriônica. RNPTs moderados, apresentando Síndrome da transfusão fetofetal, anemia, policitemia sintomática, bem como hipoglicemia e plaquetopenia secundárias à hiperviscosidade.

   d) Gemelaridade diamniótica e dicoriônica. RN de termo, apresentando sequência de oligoâmnio e polidrâmnio, bem como anemia e policitemia sintomática.

DISCUSSÃO

As gestações gemelares representam 2% de todas as gestações, sendo responsáveis por 20% de todas as admissões na Unidade de Terapia Intensiva Neonatal (UTIN).

Os gêmeos podem ser classificados em monozigóticos e dizigóticos. De acordo com o tipo de placentação, podem ser gêmeos diamnióticos e dicoriônicos; diamnióticos e monocoriônicos e monoamnióticos e monocoriônicos. As gêmeas descritas eram monocoriônicos, diamnióticos.

O compartilhamento do mesmo córion e ou âmnion pelos fetos está associado a anomalias congênitas, problemas de anastomoses vasculares e possíveis transfusões fetofetais, embaraçamento do cordão umbilical, assim como aumentar o risco de atraso de crescimento intrauterino (CIUR) e óbito intrauterino. O risco de parto prematuro e de alterações do desenvolvimento neuropsicomotor (DNPM) é maior nesses recém-nascidos (RN). Os gêmeos dizigóticos têm córion e âmnion separados, o que diminui a taxa de complicações e melhora o desenvolvimento neurológico.

Aproximadamente 98% das placentas de gestações múltiplas monocoriônicas apresentam anastomoses vasculares e, 15% a 20% destas, se manifestam como STFF, responsável por cerca de 20% dos óbitos perinatais. É uma complicação característica da gemelaridade monocoriônica. Quando não tratada, seu prognóstico é desfavorável, com taxa de mortalidade de 80% a 100%.

Definida por critérios ultrassonográficos, com ênfase na discrepância entre os líquidos amnióticos e alterações de fluxo, avaliadas pelo *doppler*. Indica-se realização de ultrassonografia (USG) de rotina em todas as gestações gemelares monocoriônicas a partir da 16ª semana de IG.

A discordância de crescimento de 20% ou mais entre os fetos e uma diferença de Hb de 5 mg/dL ou mais entre eles define a Síndrome. Caracteristicamente, há oligoâmnio em um saco gestacional e polidrâmnio no outro definido como sequência de oligopolidrâmnio. No caso descrito, havia uma diferença de peso entre as gêmeas ao nascimento de 10,4% e diferença da taxa de hemoglobina de 15 g/dL, lembrando que, previamente, foram realizados *laser*, amniodrenagem e transfusão intraútero.

A fisiopatologia não é totalmente conhecida. A hipótese é de que haja um desequilíbrio entre as anastomoses placentárias unidirecionais, ocasionando desenvolvimento desigual dos gemelares. A gravidade da apresentação clínica é modulada pelo grau de fluxo bidirecional nas anastomoses.

O espectro de apresentação é amplo. Habitualmente, a transfusão entre os fetos é crônica e progressiva, mas há casos agudos. Tipicamente, desenvolve-se no segundo trimestre da gestação (entre a 15ª e 26ª semana de gestação).

As anastomoses placentárias têm um papel importante na sua fisiopatologia. Em todas as gestações gemelares monocoriônicas, as comunicações vasculares são transversais e podem criar *shunts* entre os fetos. Na maioria dos casos, ocorre um equilíbrio dinâmico entre os fluxos fetais. Porém, em gestações diamnióticas, pode haver anastomoses arteriovenosas mais profundas que geram um fluxo unidirecional não compensado. Mantendo-se essa desigualdade, um dos fetos torna-se o receptor e o outro, o doador. Com o agravamento desse desequilíbrio, o feto doador torna-se anêmico, com retardo de crescimento intrauterino (CIUR) e oligoâmnio; e o receptor torna-se policitêmico, com poli-hidrâmnio e nos casos mais graves, hidropsia fetal.

No caso apresentado, a gemelar 01, doadora era adequada para a IG e a gemelar 02, receptora, pequena para a IG, o que, geralmente, é o inverso, porém, haviam sido submetidas a procedimento intraútero.

> O número, o tamanho e o tipo das anastomoses vasculares têm um papel etiológico importante. São quatro os tipos de anastomoses placentárias: arteriovenosas (90% a 95%); venoarteriais; arterioarteriais (85% a 90%) e veno-venosas (15% a 22%).

A sequência de anemia e policitemia de gêmeos, conhecida como TAPS, é uma variante leve da STFF, caracterizada por uma grande diferença entre a hemoglobina dos fetos, sem que exista discordância no volume de líquido amniótico. Pode ocorrer em 2% a 13% das STFF tratadas com a fotocoagulação, após algumas semanas do procedimento. Como fatores de risco, podemos citar poucas anastomoses placentárias e ausência de anastomoses arterioarteriais antes da realização da ablação com o *laser*. É raro ocorrer espontaneamente.

O tratamento deve ser individualizado levando-se em consideração a progressão da diferença entre a velocidade do fluxo em artéria cerebral média dos dois fetos. Nos casos crônicos de TAPS, pode ser indicada a transfusão intrauterina para o feto anêmico. No feto receptor, alguns centros fazem exsanguinotransfusão parcial para diminuir os riscos e as complicações associadas à hiperviscosidade.

No caso descrito, foram realizadas a fotocoagulação a *laser* e a amniodrenagem quando diagnosticada a STFF, seguidas de transfusão intrauterina do feto anêmico. O feto doador necessitou de uma transfusão de hemácias no 1º DV e o feto receptor necessitou de exsanguinotransfusão parcial (duas vezes) em virtude da policitemia sintomática.

É descrita uma classificação da STFF baseado nos achados da USG e na velocidade doppler denominada "Classificação de Quintero" (Tabela 28.5). Seu objetivo é correlacionar a clínica com o prognóstico, pois indica a gravidade da STFF e pode ajudar na escolha da melhor terapêutica. Composta de cinco estádios que podem ou não ser evolutivos: a progressão rápida para um estádio mais avançado é o melhor preditor do prognóstico.

Tabela 28.5. Classificação de Quintero

ESTADIO	HIDRÂMNIO/ OLIGOÂMNIO*	AUSÊNCIA DE BEXIGA NO FETO DOADOR	ALTERAÇÕES FLUXOMÉTRICAS**	HIDROPSIA	MORTE FETAL
I	+	-	-	-	-
II	+	+	-	-	-
III	+	+	+	-	-
IV	+	+	+	+	-
V	+	+	+	+	+

*Hidrâmnio, maior bolsa única > 8 cm; oligoâmnio, maior bolsa única < 1 cm.

**Alterações fluxométricas definidas pela presença de pelo menos uma das seguintes características: diástole ausente ou invertida na artéria umbilical, onda α invertida no ducto venoso ou fluxo pulsátil na veia umbilical.

Fonte: Desenvolvida pela autoria.

O diagnóstico é definido por critérios ultrassonográficos: sequência oligopoli-hidrâmnio (bolsa maior do líquido amniótico < ou igual a 2 cm no doador e > 8 cm no receptor).

O tratamento ideal para a STFF é controverso. A escolha do tratamento depende do estádio de Quintero, dos sintomas maternos e da idade gestacional, optando-se, em raros casos, pela conduta expectante.

No estádio I de Quintero, a escolha terapêutica baseia-se na gravidade do desconforto materno pela distensão do útero e no comprimento do colo do útero. Nas gestantes com poucos sintomas, preconiza-se apenas monitorar a STFF com USG semanal para detectar se há progressão para um estádio mais grave da doença. Mede-se o volume do líquido amniótico semanalmente, avalia-se o crescimento dos fetos, faz-se o doppler semanal para estudo do fluxo sanguíneo na artéria umbilical e no ducto venoso dos fetos.

Caso o estádio da STFF e os sintomas permaneçam estáveis, sugere-se resolução da gestação entre 34 e 37 semanas de IG desde que não haja complicações. Nas gestantes com sintomas debilitantes, pode ser indicada a realização da amniorredução e ou fotocoagulação, a depender de cada caso.

Nos estádios II a IV de Quintero, a conduta expectante pode piorar o prognóstico. Habitualmente, indica-se a fotocoagulação a *laser* com ablação das anastomoses placentárias entre 16 e 26 semanas de IG, o que parece diminuir em sete vezes o risco de lesão neurológica fetal quando comparada à amniorredução.

No caso em questão, inicialmente fez-se a classificação em Quintero I, evoluindo para II, quando foi indicada a fotocoagulação a *laser*.

No estádio V de Quintero, houve óbito de um dos fetos intraútero e, quando isso ocorre, existe risco de 10% de haver óbito do outro gemelar e 10% a 30% de risco de comprometimento neurológico, uma vez que os fetos dividem a mesma circulação.

Nesses casos, nem a fotocoagulação a *laser* nem a amniorredução poderão evitar o dano cerebral no feto sobrevivente, pois o insulto ocorre no momento do óbito do outro feto. O objetivo é melhorar as condições de sobrevida do feto sobrevivente e evitar complicações de uma prematuridade iatrogênica. Deve-se monitorar o fluxo sanguíneo em artéria cerebral média por meio da USG *doppler* a cada três semanas, para acompanhar o crescimento fetal e o desenvolvimento do sistema nervoso central (SNC). É indicado realizar ressonância neuromagnética fetal após três a quatro semanas do óbito a fim de se detectar injúria cerebral.

Amniorredução: técnica de mais fácil execução, útil quando há sintoma materno. Trata-se da remoção de líquido da cavidade amniótica, o que reduz o risco de trabalho de parto prematuro, rotura prematura de membranas e a distensão uterina. É realizada como medida de emergência, mas não definitiva. Suas taxas de mortalidade e morbidade neurológica são superiores às da fotocoagulação.

Fotocoagulação a *laser*: modalidade terapêutica considerada padrão-ouro para o tratamento da STFF. Realizada entre as 16ª e 26ª semanas de gestação. Após 26 semanas, há risco de rotura dos vasos. O objetivo é destruir as anastomoses placentárias e, assim, diminuir a transfusão intergemelar; podendo ser potencialmente curativa para ambos os fetos. Após 24 a 48horas do procedimento, é realizada a USG de controle. Em 15% dos casos, há recorrência da STFF e, em 13% dos casos, ocorre TAPS em virtude da existência de anastomoses residuais. Como complicação, podem ocorrer rotura prematura de membranas, trabalho de parto prematuro, descolamento de placenta, morte de um dos gemelares, banda amniótica, corioamnionite e abortamento.

Septostomia: perfuração da membrana interfetal de forma a equilibrar o volume e a pressão dos líquidos amnióticos. Não reverte as manifestações da STFF, mas é útil para prolongar a gestação. Os riscos do procedimento são raros: rotura da membrana interfetal; e entrelaçamento entre os cordões umbilicais.

Fetícidio seletivo: procedimento raramente realizado, faz-se a oclusão do cordão umbilical de um dos fetos para preservar e melhorar a sobrevida intrauterina do outro gemelar. Reservado para casos refratários aos outros tratamentos, quando há recorrência de STFF ou TAPS ou quando há iminente comprometimento de um dos gêmeos. Indicado também quando houver malformações fetais maiores, hidropsia grave, CIUR grave com discordância de peso fetal maior que 30%.

Após a terapia de fotocoagulação a *laser*, as taxas de sobrevida nos estádios I a IV de Quintero são de aproximadamente 65%, sendo maiores nos estadios I e II de Quintero e menor nos III e IV. O comprometimento neurológico desses pacientes relaciona-se não só com o desequilíbrio hemodinâmico e hematológico que pode levar à isquemia cerebral tanto no doador como no receptor (ocasionando leucomalácia periventricular, microcefalia e porencefalia), mas também com a prematuridade e as morbidades a ela associadas.

O prognóstico é ruim nos casos graves de STFF, com 60% de mortalidade fetal e neonatal. Está associada a sequelas neurológicas em 25% dos gêmeos sobreviventes. É importante o acompanhamento das gestações gemelares em centros especializados a fim de se determinar o risco de transfusão fetofetal e fazer o seu diagnóstico precoce para que o tratamento seja instituído o mais breve possível, diminuindo a morbimortalidade dos fetos e de recém-nascidos.

Respostas das atividades

Atividade 1

Resposta: C. O conhecimento da idade gestacional em sala de parto possibilita a classificação desses recém-nascidos em prematuros moderados (idade gestacional entre 32 e 33 6/7). Trata-se de uma gestação gemelar monoamniótica, dicoriônica, em que a Síndrome da transfusão fetofetal é uma complicação característica em virtude da existência de anastomoses vasculares em cerca de 98% dessas gestações.

A sequência de anemia e policitemia em gêmeos (TAPS) é uma variante leve da STFF caracterizada por grande diferença entre a hemoglobina dos fetos, sem que haja discordância no volume de líquido amniótico. Pode ocorrer, eventualmente, semanas após fotocoagulação. No caso em questão, há relato de realização de fotocoagulação e de amniodrenagem durante a gestação, ambos procedimentos indicados para tratar a STFF.

A diferença de peso entre as gemelares era de 200 g e da taxa de hemoglobina era de 15 g/dL, confirmando o diagnóstico da síndrome.

O gemelar maior representa o feto doador, no qual é frequente observar anemia desde a vida intrauterina. Em alguns casos, há necessidade de correção com transfusão intraútero (TIU) para prevenir a hidropsia fetal e o óbito. O gemelar de menor peso representa o feto receptor, e a policitemia é o achado habitual. Em decorrência da hiperviscosidade secundária à policitemia, pode haver hipoglicemia de difícil controle e maior agregação plaquetária, com plaquetopenia no hemograma.

Referências

1. Bamberg C, Hecher K. Update on twin-to-twin transfusion syndrome. Best Practice & Research Clinical Obstetrics & Gynaecology. 2019;58:55-65.
2. Diehl W, Diemert A, Hecher K. Twin-twin transfusion syndrome: Treatment and outcome. Best Practice & Research Clinical Obstetrics & Gynaecology. 2014; 28(2):227-238.
3. Maia C, Silva J, Vaiga MN, et al. Twin-twin transfusion syndrome. Acta Obstet Ginecol Port 2017;11(4):264-273.
4. Sago H, Ishii K, Sugibayashi R, et al. Fetoscopic laser photocoagulation for twin-twin transfusion syndrome. J Obstet Gynaecol Res. 2018;44(5):831-839.

29 Síndrome de Prune Belly

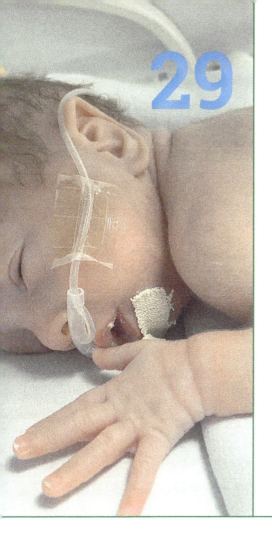

Patrícia Prado Durante

APRESENTAÇÃO DO CASO CLÍNICO

Mãe com 20 anos de idade, primigesta, portadora de traço falciforme. Evoluiu na gestação com hipotireoidismo e infecção urinária tratada no 1º trimestre. Uso de ácido fólico, sulfato ferroso, levotiroxina e cefalexina durante a gestação. Casal não consanguíneo. Pré-natal iniciado no 3º mês de gestação, com cinco consultas, duas delas no Departamento de Obstetrícia do Hospital das Clínicas da Faculdade de Medicina da Universidade de São Paulo (HC-FMUSP).

À ultrassonografia (USG) morfológico, identificadas genitália ambígua, uropatia obstrutiva baixa e hipospádia. Encaminhada ao hospital das clínicas da FMUSP para acompanhamento. Repetida a USG com 37 semanas e um dia, demonstrando índice de líquido amniótico (ILA) de 5,4, hidronefrose bilateral grau III à esquerda e grau IV à direita; diferenciação corticomedular preservada à esquerda e menor diferenciação à direita, megabexiga e genitália ambígua.

Realizado ecocardiograma fetal com resultado normal.

Recém-nascido (RN) do sexo masculino, com idade gestacional (IG) de 37 semanas e três dias, nascido de parto cesárea por oligoâmnio em 27 de Junho de 2019, sob raquianestesia. Bolsa amniótica rota no ato. Apresentação pélvica. Nasceu vigoroso, sem necessidade de manobras de reanimação em sala de parto. Evoluiu com desconforto respiratório no 7º minuto de vida, sendo acoplado em pressão positiva contínua nas vias aéreas (CPAP) com máscara facial com peça em sistema T, com fração inspirada de oxigênio (FiO_2) de 30% e pressão positiva expiratória fina (PEEP) de 6 cmH_2O. Gasometria de cordão umbilical: pH 7,16 e *base excess* -8,7 mmol/L. Escore de Apgar: 7/8/9.

Peso de nascimento de 2.610 g (Fenton percentil 1), estatura 46 cm (Fenton percentil 13) e perímetro cefálico 33 cm (Fenton percentil 34). Classificado como recém-nascido termo precoce, pequeno para idade gestacional (PIG). Encaminhado ao Centro de Terapia Intensiva Neonatal 1 (CTIN) 1 sem intercorrências.

À admissão, encontrava-se em CPAP com PEEP de 6 cmH_2O e FIO_2 21%, o qual foi suspenso com 24 horas de vida. Desde então, respirando em ar ambiente.

Ao exame físico inicial, encontrava-se em regular estado geral, taquidispneico leve, com tiragens subdiafragmática e intercostais, abdome distendido com aspecto de ameixa, massa endurecida palpável 1 cm acima da cicatriz umbilical, dolorosa à palpação. Genitália externa masculina, criptorquidia bilateral, hipospádia, pé torto congênito à direita e postural à esquerda (Figura 29.1).

Inicialmente foi mantido em jejum com cânula orogástrica aberta e soro de manutenção com oferta hídrica de 60 mL/kg/dia e velocidade de infusão de glicose (VIG) de 4 mcg/kg/min. Iniciada dieta com 24 horas de vida com progressão sem intercorrências. O soro de manutenção foi suspenso no 5º dia de vida (DV). Necessário acompanhamento fonoterápico para treinamento da dieta por via oral.

À admissão na CTIN1, foi passada sonda vesical devido ao bexigoma indentificado no exame físico inicial, com saída de grande quantidade de urina, seguida de sangramento maciço, provavelmente associado à lesão *ex vacum*.

SÍNDROME DE PRUNE BELLY

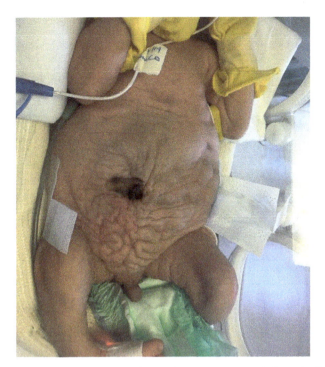

Figura 29.1. Imagem do abdome do paciente: aspecto de "ameixa".

Fonte: Acervo do CTIN 1 do Instituto da Criança e do Adolescente do HC-FMUSP.

Iniciado acompanhamento com urologista e nefrologista que mantiveram sonda vesical de demora, inicialmente com orientação de lavagem com solução fisiológica 0,9% a cada quatro horas para evitar obstrução por coágulos. No 2º DV, houve melhora parcial do sangramento pela sonda vesical, evoluindo com poliúria. No 5º DV, foi suspensa a lavagem da sonda vesical. No 7º DV, realizada a USG de rins e vias urinárias, com visualização de *debris* em suspenso no sistema coletor. Introduzida a antibioticoterapia profilática com cefalexina.

No 8º DV, foi iniciada a reposição de bicarbonato de sódio 3 mEq/kg/dia em virtude de acidose metabólica. Apresentava hipercalemia, sendo aventada a hipótese de acidose tubular tipo IV e hiperfosfatemia. Permaneceu com poliestirenossulfonato de cálcio durante a internação e foi suspenso polivitamínico enteral.

No 12º DV, foi retirada a sonda vesical por orientação da urologia, evoluindo com oligúria. Evolutivamente, houve piora do *clearence* de creatinina: 23 ao nascimento e 41 no 12º DV (Tabela 29.1).

No 13º DV, foi indicada a vesicostomia com passagem de sonda de Foley 16 French. No pós-operatório imediato, evoluiu com hipovolemia, recebendo ressuscitação volêmica com solução salina a 0,9% (10 mL/Kg).

Tabela 29.1. Resultados dos Exames Séricos

EXAME	1º DV	4º DV	7º DV	12º DV
Sódio mEq/l	136	136	139	143
potássio mEq/l	5,3	5,7	5,7	6
Ureia mg/dl	29	23	23	55
Creatinina mg/dL	0,9	0,64	0,64	0,5
Magnésio mg/dL	1,7		1,9	1,5
Fósforo mg/dL	6,2		8,5	7,4
Cálcio total mg/dL	8,2		9,3	10,2
Cálcio iônico mg/d	4,2			
Cloro mEq/L	106		109	
Hemoglobina g/dL	14,1			
Hematócrito %	37,3%			
Bilirrubina total mg/dL			2,7	
Bilirrubina indireta mg/dL			2,1	
Clearence de creatinina	23		32,3	41
Urocultura		negativa		

Fonte: Desenvolvida pela autoria.

Tabela 29.2. Resultados das Gasometrias Arteriais

	1º DV	3º DV	7º DV	12º DV	14º DV
pH	7,4	7,282	7,25	7,4	7,426
PaO$_2$ mmHg	78,8	64,2	133	83,4	90,4
PaCO$_2$ mmHg	30,2	36,2	27,7	37,6	36,3
Bicarbonato de sódio mmol/L	18,5	16,5	11,8	24,4	23,4
Base excesso mmol/L	-4,5	-9,1	-14	0,7	-0,2
SaO$_2$ %	97,9	93,4	98,7	97,9	97,4
Lactato mg/dL	16			19	

Fonte: Desenvolvida pela autoria.

Outros exames realizados durante a internação hospitalar

Urina tipo I: pH 8, densidade < 1.005, nitrito negativo, eritrócitos e leucócitos ausentes, cilindros ausentes

Urina tipo I: pH 7, densidade 1.005, proteínas +, leucócitos 18/campo, eritrócitos +100/campo, sem dismorfismo eritrocitário.

Cariótipo: 46, XY

Ecocardiograma doppler (4º dia): forâmen oval pérvio.

USG de rins e vias urinárias (4º DV): rins tópicos, com acentuada dilatação ureteropielocalicial bilateral, com redução da espessura corticomedular. Ambos os ureteres foram visualizados até seus terços distais, apresentando-se acentuadamente dilatados, tortuosos e hiperperistálticos.

USG de rins e vias urinárias (7º DV): rins tópicos, dimensões em torno de 4 cm, contornos preservados. Rim direito com redução da diferenciação corticomedular e rim esquerdo com diferenciação corticomedular preservada. Pequena a moderada dilatação pielocalicial, mais evidente à esquerda, com diâmetro anteroposterior dessa pelve de 1,4/1,5 cm. À direita, o diâmetro anteroposterior da pelve é de 1 cm. Acentuada dilatação ureteral bilateral, sendo mais tortuoso à direita. Calibre máximo do ureter direito de 1,7 cm e esquerdo de 1,4 cm. Visualizado debris em suspenso no sistema coletor. Bexiga vazia, com catéter no seu interior.

---

1. **Com base nos achados clínicos e ultrassonográficos, pode-se inferir que o paciente apresenta uropatia obstrutiva. Assinale a alternativa que indica a etiologia mais provável dessa condição clinica.**

    a) Ureterocele.

    b) Estenose da junção uretero piélica (estenose de JUP).

    c) Válvula de uretra posterior.

    d) Síndrome de Prune Belly.

Hipóteses diagnósticas

- Recém-nascido termo precoce, pequeno para a idade gestacional, desproporcionado;
- Mãe com hipotireoidismo gestacional, traço falciforme, infecção do trato urinário tratada e oligoâmnio;
- Síndrome de Prune Belly: hidronefrose bilateral, criptorquidia bilateral, abdome em "ameixa" e hipospadia;
- Pé torto congênito à direita e postural à esquerda;
- Acidose tubular renal tipo IV;
- Vesicostomia.

O paciente recebeu alta hospitalar com encaminhamento para seguimento com nefrologista, urologista e puericultura. Evoluiu com nefropatia parenquimatosa crônica no primeiro ano de vida.

USG de rins e vias urinárias (6 meses): rins tópicos, com dimensões reduzidas, perda da diferenciação corticomedular e contornos irregulares às custas de retrações corticais de aspecto cicatricial, caracterizando nefropatia parenquimatosa crônica. Dilatação piélica bilateral, com pelve renal medindo 0,7 cm à direita e 0,7 cm à esquerda. Dimensões: rim direito de 4,3 cm e rim esquerdo de 5,9 cm. Dolicomegaureter bilateral. Ureteres de paredes finas e regulares e sem fatores obstrutivos evidentes. Diâmetro ureteral de 1,7 cm à direita e 1,5 cm à esquerda. Bexiga vazia, com presença de cistostomia. Parede vesical espessada, com espessura de 0,6 cm.

Uretrocistografia miccional (11 meses): realizada com contraste iodado, em cateter de cistostomia. Radiografia simples sem alterações. Bexiga urinária com morfologia normal, contornos regulares e capacidade preservada, colo vesical com abertura preservada. Evidenciado dolicomegaureter bilateral com refluxo vesicoureteral grau V. Pequeno resíduo vesical após a retirada de contraste por cateter de cistostomia.

Exames laboratoriais (11 meses): ureia 34 mg/dL; creatinina 0,96 mg/dL; Na 139 mEq/L; potássio 3,6 mEq/L; pH 7,50 bicarbonato de sódio 29,7 mmol/L e *base excess* 6.

DISCUSSÃO

A Síndrome de Prune Belly é uma doença congênita rara, definida por uma tríade de anormalidades:

- ausência ou deficiência da musculatura abdominal;
- malformações do sistema urinário;
- criptorquidia bilateral.

É uma uropatia obstrutiva fetal, sem etiologia conhecida. Várias teorias tentam esclarecer sua etiopatogenia, entre elas:

- Teoria obstrutiva: uma obstrução uretral e/ou ureteral no início da gestação levaria a uma dilatação das vias urinárias, em especial vesical, o que distenderia a parede abdominal comprometendo sua formação e causando agenesia

da musculatura, além de interrupção da migração testicular em direção à bolsa escrotal.
- Teoria do defeito na embriogênese: uma falha na diferenciação do mesoderma entre as 6ª e 10ª semanas de gestação, que é o folheto embrionário responsável pela formação do trato urinário, rins e musculatura abdominal.
- Teoria genética: a síndrome de Prune Belly tem sido associada às trissomias dos cromossomos 13, 21 e 18; Síndrome de Turner; VACTERL; e grandes deleções no braço longo dos cromossomos 6 e 17. Por isso, embora a grande maioria dos casos apresente-se de forma isolada e sem alterações do cariótipo, a hipótese genética tem sido considerada.

A incidência estimada é de 1:40.000 nascidos vivos, sendo que 95% das crianças afetadas são do sexo masculino. Somente 3% a 5% dos casos ocorrem em meninas, sendo denominada "pseudossíndrome de Prune Belly", uma vez que não há criptorquidia.

Caracteristicamente, os pacientes apresentam parede abdominal frouxa e enrugada e, em cerca de 30% dos casos, a musculatura abdominal anterior é ausente. As rugas cutâneas na região periumbilical se assemelham à superfície da ameixa seca, por isso o nome da Síndrome.

> O envolvimento dos rins, do trato gênito urinário e de outros sistemas resulta na grande variabilidade de manifestações clínicas que caracterizam a síndrome, tratando-se de uma doença multissistêmica.

As manifestações clínicas e o prognóstico dependem da gravidade da displasia renal, das anormalidades do trato gênito urinário, que se manifestam em graus variados, e da presença de hipoplasia pulmonar decorrente do oligoâmnio.

São comuns displasia renal, hipoplasia renal, hidronefrose, anormalidades de próstata, bexiga, testículos e infecções urinárias de repetição. As anormalidades podem ser uni ou bilaterais.

A displasia renal é o maior problema, podendo manifestar-se por uma diferenciação incompleta dos néfrons e dilatação tubular. Pode associar-se à nefropatia de refluxo e à pielonefrite recorrente, o que pode levar a cicatrizes renais. Cerca da metade dos pacientes que sobrevivem desenvolverão doença renal crônica na infância ou adolescência. Os preditores para essa evolução são: anormalidade renal bilateral; dosagem de creatinina acima de 0,7 mg/dL; e pielonefrites recorrentes.

O paciente em questão evoluiu com doença parenquimatosa crônica já no 1º ano de vida: com 11 meses, apresentava valores de creatinina de 0,96 mg/dL e USG com sinais de nefropatia parenquimatosa crônica.

Os ureteres comumente são dilatados e tortuosos devido à substituição do tecido muscular por tecido fibroso. A peristalse é ineficaz ou ausente. Comum a ocorrência de uretero-hidronefrose bilateral.

A bexiga é dilatada, caracterizando uma megabexiga e não trabeculada, com paredes finas e hipoplasia da camada muscular. A urodinâmica vesical é deficiente, o que causa volume urinário residual, que, por sua vez, pode levar a infecções urinárias recorrentes. A próstata costuma ser hipoplásica ou displásica, provocando a dilatação da uretra prostática. A criptorquidia bilateral é característica desses pacientes.

São relatadas, em 18,2% dos casos, alterações gastrointestinais, como ânus imperfurado, fístula reto uretral, má rotação intestinal e constipação crônica, secundária à falta da musculatura abdominal e incapacidade de realizar o mecanismo de Valsalva.

Alterações musculoesqueléticas ocorrem em 11,7% dos casos, entre elas: escoliose; subluxação ou luxação congênita do quadril; pé torto congênito; costelas malformadas; *pectus excavatum*; *pectus carinatum*; displasia acetabular; agenesia sacral parcial; espinha bífida oculta; osteodistrofia renal; e artrogripose.

Alterações pulmonares podem ser encontradas em 14,3% dos casos: pneumonias; atelectasias; e hipoplasia pulmonar.

A hipoplasia pulmonar é a manifestação mais grave, com insuficiência respiratória que pode levar à morte precoce desses pacientes. As deformidades da caixa torácica e o movimento paradoxal do abdome durante a expiração predispõem à restrição da mecânica respiratoria.

O acometimento cardíaco ocorre em 10% dos casos. São descritos casos de dextrocardia, ventrículo único, atresia pulmonar, defeito de septo atrioventricular incompleto e persistência do canal arterial.

Atraso no crescimento e no desenvolvimento neuropsicomotor (DNPM) são observados em um terço dos casos Clínicos.

A falta de contração efetiva da musculatura abdominal pode causar atraso no sentar e andar e dificuldade para micção.

O diagnóstico pode ser feito durante o pré-natal, com USG morfológica por volta da 13ª semana de gestação. Evidenciam-se ausência da musculatura abdominal, dilatação vesicoureteral, hidronefrose, rins policísticos ou displásicos, oligoâmnio, anormalidades das extremidades, ascite e pulmões hipoplásicos.

No caso do paciente descrito, a USG fetal morfológica demonstrou índice de líquido amniótico (ILA) de 5,4, hidronefrose bilateral grau III à esquerda e grau IV à direita; diferenciação corticomedular preservada à esquerda e menor diferenciação à direita, megabexiga e genitália ambígua.

Pode ser difícil a diferenciação com válvula de uretra posterior, uma vez que os achados antenatais de dilatação vesical e hidronefrose bilateral são frequentes às duas doenças.

O diagnóstico pós-natal geralmente é feito ao nascimento pela identificação da tríade característica da doença, supradescrita, com graus variáveis de insuficiência renal observados nos exames laboratoriais, na USG e na urografia excretora.

A intervenção antenatal pode ser realizada nos casos de uropatia obstrutiva grave, em que há oligoâmnio, megabexiga e hidronefrose. Pode ser necessária cirurgia intraútero para a colocação de um *shunt* vesicoamniótico, realizado entre os 2º e 3º trimestres de gestação, podendo melhorar a evolução fetal por prevenir a hipoplasia pulmonar.

> A melhor terapêutica pós-natal da Síndrome de Prune Belly permanece controversa. Pode ser necessária sondagem vesical de alívio e antibioticoterapia profilática para os casos de infecções urinárias recorrentes.

Os pacientes com quadro clínico mais grave requerem cirurgia precoce, seja a reconstrução primária, seja a derivação supravesical, com a finalidade de melhorar a drenagem urinária e evitar infecções recorrentes. Em pacientes com diurese insatisfatória, realiza-se vesicostomia cutânea para o esvaziamento vesical efetivo e melhora da qualidade de vida, embora a evolução para insuficiência renal crônica seja a regra. Esse foi o procedimento realizado no paciente descrito.

Outras intervenções terapêuticas podem ser realizadas, como reimplantação ureteral nos casos de refluxo vesicoureteral grave; cistoplastia para prevenção de infecções, mantendo a capacidade vesical e a dinâmica vesical inalteradas; e uretrotomia para melhorar o esvaziamento vesical mesmo que não haja obstrução anatômica, somente a funcional.

A orquidopexia bilateral deve ser realizada no 1º ano de vida, buscando-se preservar a função testicular e garantir função sexual satisfatória na vida adulta, além de reduzir os riscos de malignização. Apesar disso, a grande maioria dos pacientes tem azospermia e é infértil, embora com a orquidopexia possa haver melhora da viabilidade dos espermatozoides.

A reconstrução da parede abdominal pode ser feita por razões estéticas, além de melhorar a função vesical e, dessa forma, reduzir o volume urinário residual. Auxilia também na melhora do funcionamento intestinal e pulmonar. Deve ser feita por laparoscopia, o que diminui a morbidade e as complicações associadas a um procedimento cirúrgico aberto.

A melhor época para a reconstrução do trato urinário e abdominoplastia permanece incerta. A realização mais precoce parece ser capaz de preservar a função renal e melhorar a qualidade de vida.

A função renal deve ser acompanhada, podendo ser necessários diálise peritoneal, hemodiálise e até transplante renal na evolução. As infecções urinárias de repetição são comuns, fazendo-se necessário o uso de antibiótico profilático. Esse paciente permaneceu com antibiótico profilático desde os primeiros dias de vida.

> O diagnóstico pré-natal da Síndrome de Prune Belly é importante para que a gestante seja encaminhada para acompanhamento por equipe especializada e multiprofissional visando direcionar a melhor abordagem pré e pós-natal, pois o tratamento precoce e adequado melhora a morbidade e a sobrevida desses pacientes.

☑ Respostas das atividades

Atividade 1

Resposta: D. As uropatias obstrutivas são as malformações urinárias mais frequentes, nas quais ocorre um bloqueio ao fluxo urinário anatômico ou funcional. Podem ocorrer em qualquer nível do trato urinário: uropatias obstrutivas altas, nas quais somente o rim encontra-se dilatado à USG e a obstrução está entre os rins e os ureteres (estenose de JUP); uropatias obstrutivas médias, que ocorrem no local da implantação dos ureteres na bexiga, levando à dilatação do rim e do ureter à USG (estenose de JUV); ureterocele e uropatias obstrutivas baixas, que são o tipo mais comum de uropatia fetal, no qual há obstrução na uretra com dilatação de toda via urinária, desde o rim até a bexiga, incluindo válvula de uretra posterior, estenose ou atresia uretral e Síndrome de Prune Belly.

Independentemente do tipo, quando não tratada, pode levar à perda progressiva e irreversível da função renal. A ureterocele é uma doença mais frequente no sexo feminino, em que há dilatação cística do ureter no ponto em que ele entra na parede da bexiga. Esse é o achado típico à USG de rins e vias urinárias.

O paciente descrito apresenta achados ultrassonográficos antenatais e pós-natais que sugerem obstrução do sistema urinário inferior: dilatação pielocalicial bilateral, dilatação e tortuosidade ureteral bilateral, megabexiga e oligoâmnio, assim como perda da diferenciação córtico medular em um dos rins.

Ao exame físico, apresenta a tríade característica da Síndrome de Prune Belly: criptorquidia, abdome em ameixa por frouxidão ou ausência da musculatura abdominal e malformação do sistema urinário, nesse caso com hipospádia. A válvula de uretra posterior é um diagnóstico diferencial importante, sendo excluída pelos achados do exame físico e pela ausência de paredes vesicais espessadas ("bexiga de esforço") à USG pós-natal.

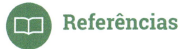

Referências

5. Achour R, Bennour W, Ksibi I, Cheour M, Hamila T, Hmid RB, Kacem S. Prune Belly syndrome: approaches to its diagnosis and management. Intractable rare disease. Res. 2018 Nov; 7(4): 271-274.

6. Grimsby GM, Harrison SM, Graberg CF, *et al*. Impact and frequency of extra genitourinary manifestations of Prune Belly syndrome. J Pediatric Urology 2015 Oct; 11(5): 280-e 1-6.

7. Seidel NE, Arlen AM, Smith EA, *et al*. Clinical manifestations and management of Prune Belly syndrome in a large pediatric population. Urology 2015; 85:211.

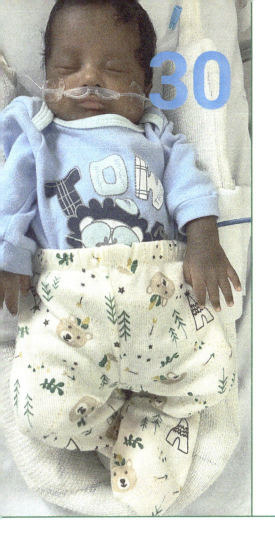

Abordagem Clínica e Cirúrgica de Gastrosquise Complexa

Maria Eduarda Rios
Lúcia Cândida Soares de Paula
Glaucia Yuri Shimizu
Stela Alves Melo
Juliana Zoboli Del Vígio
Mário Cícero Falcão

APRESENTAÇÃO DO CASO CLÍNICO

Mãe com 18 anos de idade, primigesta e nulípara, realizou oito consultas de pré-natal, com início no quarto mês de gestação, quando foi feito o diagnóstico de gastrosquise pela ultrassonografia (USG) fetal. Nega uso de álcool ou drogas ilícitas.

Parto cesárea com 37 semanas de idade gestacional (IG), sexo masculino, peso ao nascimento de 2.500 g (Fenton percentil 15), comprimento de 42 cm (Fenton percentil menor 1), perímetro cefálico de 32 cm (Fenton percentil 18). Não foram necessárias manobras de reanimação em sala de parto, apenas suporte de oxigênio (O_2) por máscara facial para atingir saturação-alvo até o quinto minuto de vida.

Escore de Apgar: 8/9/9.

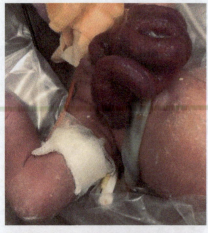

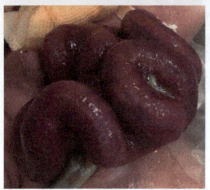

Figura 30.1. Aspecto da gastrosquise logo após o nascimento.

Fonte: Acervo do CTIN 2 do Instituto da Criança e do Adolescente do HC-FMUSP.

O recém-nascido (RN) foi encaminhado diretamente ao Centro Cirúrgico do Instituto da Criança e do Adolescente (ICr) do Hospital das Clínicas da Faculdade de Medicina da Universidade de São Paulo (HC-FMUSP) para abordagem cirúrgica.

À admissão no Centro de Tratamento Intensivo Neonatal 2 (CTIN2) do ICr-HC-FMUSP, encontrava-se em ventilação mecânica (VM) invasiva, sendo extubado no terceiro dia de vida (DV). Conforme descrição cirúrgica, havia serosite importante de alças intestinais e atresia de jejuno proximal, caracterizando uma gastrosquise complexa (Figura 30.1).

Foi realizada uma ressecção de 2 cm de jejuno com anastomose primária e correção completa da gastrosquise (sutura de todas as camadas da parede abdominal sem aumento de tensão). Prescrito antibioticoterapia, conforme protocolo institucional com ampicilina, amicacina e metronidazol, mantidos por sete dias. Para controle álgico e sedação, foram utilizados fentanil, morfina, metadona e dipirona, conforme protocolo do Serviço.

No pós-operatório imediato o RN apresentou redução de diurese, recebeu expansão com solução cristaloide (solução salina a 0,9%), reposição de albumina humana e diuréticos (furosemida). Evoluiu com injúria renal reversível: creatinina sérica de 0,74 mg/dL e *clearance* de creatinina de 25,5 mL/min/1,73 m² no terceiro DV, com melhora significativa no sétimo DV, com creatinina sérica de 0,21 mg/dL e *clearance* de creatinina de 51,2 mL/min/1,73 m².

Após esse período, o RN manteve-se hemodinamicamente estável, sem necessidade de medicações vasoativas, sem uso de outros esquemas antibióticos e respirando em ar ambiente.

Manteve-se em jejum após o ato cirúrgico. A nutrição parenteral foi iniciada no segundo DV, atingindo aporte completo (velocidade de infusão de glicose de 12 mg/kg/min, aminoácidos de 3 g/kg/dia, lipídeos de 3 g/kg/dia – emulsão lipídica contendo óleo de peixe, oligoelementos, zinco e selênio) no quarto DV. Os eletrólitos e minerais foram ajustados conforme exames laboratoriais.

Com 18 DV, nos controles laboratoriais de nutrição parenteral, observou-se bilirrubina direta de 2,32 mg/dL e indireta de 0,21 mg/dL, caracterizando uma discreta colestase. Como os valores subsequentes foram baixos e não mostravam ascensão, a conduta foi expectante.

1. **A colestase ou a hiperbilirrubinemia conjugada costuma ser observada após a segunda semana de vida. É definida como níveis de bilirrubina direta superior a 1 mg/dL ou valores acima de 20% da bilirrubina total, quando ela estiver acima de 5 mg/dL. Pode decorrer de inúmeras causas e seu tratamento deve ser direcionado para o diagnóstico etiológico. Assinale a alternativa que indica a provável causa da colestase neste caso.**

    a) Atresia de vias biliares extra-hepáticas (AVBH).

    b) Erro inato do metabolismo (galactosemia, tirosinemia).

    c) Infecções congênitas (citomegalovírus, herpes, sífilis, toxoplasmose, vírus da imunodeficiência humana - HIV).

    d) Causa tóxica secundária ao uso prolongado de nutrição parenteral prolongada.

Evoluiu com débito bilioso pela sonda orogástrica em grande quantidade, chegando ao máximo de 113 mL/dia (44 mL/kg). Apresentou, ao exame físico, distensão abdominal de grau leve a moderado (Figura 30.2). Com um mês e cinco DV foi submetido a exame de trânsito intestinal com contraste iodado, que mostrou intestino pérvio, com presença de leve estenose, sem prejudicar o trânsito intestinal (Figuras 30.3 a 30.5). Entretanto, observava-se algum grau de dismotilidade intestinal, compatível com gastrosquise (tanto simples quanto complexa).

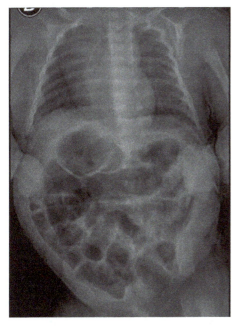

Figura 30.2. Radiografia simples mostrando distensão abdominal difusa com 25 dias de vida.

Fonte: Acervo do Serviço de Radiologia do HC-FMUSP.

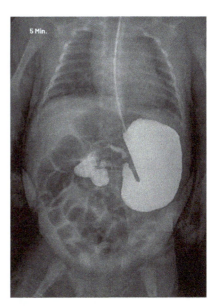

Figura 30.3. Trânsito intestinal com cinco minutos de injeção de contraste iodado, realizado com 35 dias de vida.

Fonte: Acervo do Serviço de Radiologia do HC-FMUSP.

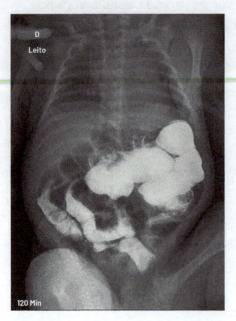 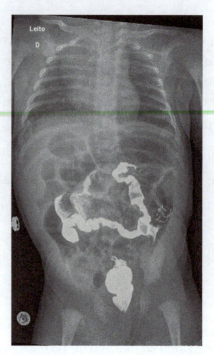

Figura 30.4. Trânsito intestinal após 120 minutos de injeção de contraste iodado, realizado com 35 dias de vida.

Fonte: Acervo do Serviço de Radiologia do HC-FMUSP.

Figura 30.5. Trânsito intestinal após cinco dias da injeção do contraste iodado, realizado com 35 dias de vida.

Fonte: Acervo do Serviço de Radiologia do HC-FMUSP.

---

2. **Assinale a alternativa que corresponde ao fator determinante para que se inicie a dieta enteral em pacientes com gastrosquise.**

   a) Redução do volume e aspecto claro do débito pela sonda orogástrica.

   b) Ausência de vômitos nas últimas 24 horas.

   c) Débito esverdeado, mas em menor volume por sonda orogástrica.

   d) Abdome indolor e flácido ao exame físico.

Após o exposto, como o volume do débito da sonda começou a diminuir e clarear, foi possível iniciar a alimentação enteral.

Com 43 DV e em boas condições clínicas, por decidiu-se sacar a sonda orogástrica (SOG) e iniciar o seio materno. Mas como a mãe apresentava pouca produção láctea, associou-se alimentação complementar, com fórmula extensamente hidrolisada, conforme protocolo do serviço: após um mês de jejum, na ausência de leite materno, indica-se o uso de dieta oligomérica, com posterior transição para fórmula de rotina.

Recebeu 47 dias de nutrição parenteral e atingiu oferta enteral plena com 49 DV. Na alta hospitalar, com 53 DV, o lactente encontrava-se em boas condições clínicas, recebendo aleitamento misto (seio materno livre demanda e complementação com fórmula infantil de partida) e suplementação vitamínica.

DISCUSSÃO

Definição, classificação e prevalência

A gastrosquise é um defeito da parede abdominal, na maioria dos casos à direita da inserção do cordão umbilical, sendo raramente à esquerda. Alças intestinais e ocasionalmente partes de outros órgãos abdominais herniam pelo defeito da parede abdominal sem membrana ou saco recobrindo as vísceras. Teorias mais atuais acreditam que a gastrosquise seja uma malformação primária da linha média que envolve o canal umbilical, do espaço amniótico ao peritoneal, seja pelo não fechamento, seja pela ruptura da membrana que cobre a área, principalmente à direita, entre o cordão e a borda do anel.

> Pode ser classificada como simples, quando o defeito é isolado; ou complexa quando associada a anomalias intestinais, como atresia intestinal, perfuração, segmentos necróticos ou volvo. Situação mais rara é a chamada "vanishing gastrosquise", quando o defeito da parede abdominal se fecha no período intrauterino e causa uma interrupção do suprimento sanguíneo para o intestino, com consequente necrose de segmentos intestinais.

A incidência de *vanishing* gastrosquise é estimada entre 4,5% e 6% dos casos segundo alguns estudos e o seu desfecho costuma ser pior, com maior incidência de intestino curto, sepse e doença hepática associada à nutrição parenteral.

A prevalência de gastrosquise vem aumentando progressivamente em todos continentes do mundo. Em 1960, quando começaram os programas de vigilância de malformações congênitas, a prevalência era 1:50.000 nascimentos. Essas taxas aumentaram aproximadamente 10 a 20 vezes e, atualmente, ocorre entre 1 e 2 e 4 e 5/10 mil nascimentos, dependendo da população estudada. Um estudo brasileiro mostrou um aumento, entre os anos de 2005 e 2016, de 2,6% ao ano. Não existe predominância por gênero.

Etiopatogenia

Várias hipóteses têm sido propostas para explicar a patogênese da doença:

- Falha do mesoderma para formação da parede abdominal;
- Ruptura do âmnio em volta do anel umbilical;
- Involução anormal da veia umbilical direita, levando ao enfraquecimento da parede do corpo;
- Rompimento da artéria vitelina direita com danos na parede posterior;
- Dobragem anormal da parede do corpo, resultando em um defeito da parede ventral.

Fatores associados

Entre os fatores não genéticos associados, destacam-se idade materna inferior a 20 anos de idade, fatores ambientais, tabagismo, drogas ilícitas e baixa escolaridade materna.

Não há consenso quanto à contribuição de fatores genéticos, sendo observada recorrência familiar em 4,7% dos casos. Estudos identificaram interações entre tabagismo materno, variantes genéticas (polimorfismo de nucleotídeo único-SNP) no gene da enzima de óxido nítrico e o risco de gastrosquise.

Complicações

A gastrosquise complexa, a prematuridade e o baixo peso ao nascer estão associados a um pior desfecho clínico, com maior mortalidade, maior incidência de sepse e infecção relacionada ao cateter, colestase, Síndrome do Intestino Curto, maior número de dias para atingir dieta plena, maior tempo de nutrição parenteral e maior tempo de internação.

Dismotilidade intestinal

A dismotilidade intestinal é uma evolução comum com interferência importante no início da dieta enteral e necessidade de prolongado tempo de nutrição parenteral. Após a correção cirúrgica, normalmente ocorre um período de hipomotilidade intestinal e, na maioria desses casos, o trânsito intestinal normaliza-se espontaneamente entre um e seis meses de vida.

A etiologia dessa disfunção intestinal transitória ainda não está completamente elucidada. A natureza dessa disfunção motora pode estar relacionada a um defeito na maturação dos neurônios intestinais, que, eventualmente, amadurecem com o tempo e normalizam a função intestinal.

Infecciosas

A sepse é uma das principais causas de morbimortalidade no período neonatal, apesar dos avanços no atendimento a essa população. A evolução clínica da sepse tardia deve-se a vários fatores como prematuridade e deficiências na resposta imune (inata e adaptativa).

Apesar da maior suscetibilidade do RN às condições infecciosas, observa-se que, na gastrosquise, há fatores predisponentes, como a exposição das vísceras ao ambiente externo com consequente serosite, abordagem cirúrgica, jejum prolongado com maior chance de translocação bacteriana, acesso venoso prolongado para nutrição parenteral e longa permanência em Unidade de Terapia Intensiva Neonatal (UTIN).

> Pacientes com gastrosquise complexa começam a se alimentar mais tarde e demoram mais para conseguir alimentação enteral plena, com maior tempo de nutrição parenteral e internação. Assim, o risco de sepse neonatal de início tardio, enterocolite necrosante e Síndrome do Intestino Curto é maior.

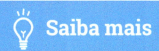

Outro estudo mostrou uma frequência de 58% de sepse de início tardio em recém-nascidos com gastrosquise simples e complexa, com 37,9% das infecções associadas ao uso de cateter venoso central. Os pacientes que apresentaram sepse tardia não diferiram em IG, sexo, peso ao nascer ou tempo para a abordagem cirúrgica, quando comparados aos pacientes que não apresentaram infecção. O tempo de VMI e de internação hospitalar foram maiores naqueles pacientes com gastrosquise complexa e infecção e que necessitaram de mais de uma abordagem cirúrgica. Em relação aos agentes etiológicos, 72,7% dessas infecções estavam relacionadas ao *Staphylococcus epidermidis*.

Em estudo brasileiro, realizado em três centros, foram analisados 163 RNs com gastrosquise entre janeiro de 2003 e junho de 2009. A sepse tardia foi a causa de morte mais frequente, representando 69,5% de todas as causas de óbito.

Crianças com gastrosquise, principalmente do tipo complexa, podem apresentar episódios de sepse tardia durante sua internação hospitalar devido a estarem em jejum prolongado e com nutrição parenteral por catéter venoso, situações que são fatores de risco para a ocorrência de sepse.

Doença hepática associada à nutrição parenteral (DHANP)

O amplo espectro de alterações da função hepática induzidas pela nutrição parenteral é nomeado com os termos "colestase" ou "doença colestática", "lesão hepática associada à nutrição parenteral" ou "doença hepática associada à nutrição parenteral" ou, ainda, "doença hepática associada à insuficiência intestinal". Todos eles exprimem uma agressão hepática especificamente associada à insuficiência intestinal em lactentes e crianças dependentes de nutrição parenteral prolongada.

A DHANP é caracterizada por colestase (definida por níveis de bilirrubina direta acima de 2 mg/dL) e ou aumento das transaminases, que ocorre durante a nutrição parenteral por longo prazo após a exclusão de outras causas de doença hepática. O aumento assintomático da aminotransferase frequentemente ocorre entre duas a três semanas após o início da nutrição parenteral e é normalmente seguido por um aumento da bilirrubina conjugada sérica, fosfatase alcalina, gamaglutamiltransferase e ácidos biliares séricos. Quando leves, as anormalidades bioquímicas, geralmente, retornam aos níveis normais após o início da alimentação oral e a interrupção da nutrição parenteral. Essa reversão se deve aos efeitos benéficos da dieta enteral sobre o fluxo biliar.

Fatores de risco para o desenvolvimento de DHANP

- Prematuridade;
- Baixo peso ao nascer;
- Jejum prolongado;
- Excesso de macronutrientes, como lipídios e de oligoelementos;
- Procedimentos cirúrgicos frequentes;
- Uso prolongado de nutrição parenteral;
- Sepse recorrente associada ou não ao cateter venoso central.

A prevalência da DHANP varia consideravelmente entre os estudos. Estima-se que seja aproximadamente entre 15% a 40% em adultos, 40% a 60% em lactentes e até 85% em RNs que recebem nutrição parenteral por longo prazo.

Protocolo gerenciado de gastrosquise

Em 2018, foi criado, pelas equipes da Neonatologia, Cirurgia Infantil, Comissão de Controle de Infecção Hospitalar, Fisioterapia, Enfermagem e Nutrição do CTIN2, um protocolo gerenciado para atendimento ao RN com gastrosquise.

- O protocolo cirúrgico na abordagem da gastrosquise envolve a correção imediata após o nascimento e objetiva o fechamento primário do defeito da parede abdominal. Quando há risco de Síndrome compartimental, opta-se pela colocação do silo, com posterior fechamento total em até sete dias.
- Os antibióticos profiláticos de escolha são ampicilina e amicacina associadas ao metronidazol quando há manipulação de alças intestinais. O tempo de uso é de cinco a sete dias, dependendo da gravidade da serosite das alças.
- O uso de albumina intravenosa (IV) é indicado no pós-operatório quando não ocorre um volume de diurese adequado, mesmo após o uso de expansões com solução cristaloide.
- A nutrição parenteral é iniciada em até 48 horas de vida desde que o RN esteja com estabilidade hemodinâmica.
- A VMI é utilizada pelo menor tempo possível de acordo com cada paciente. O desmame vnetilatorio é realizado gradativamente, de acordo com a melhora da distensão abdominal no pós-operatório.
- O acesso venoso de escolha é o cateter central de inserção periférica e é mantido com rigorosas técnicas de assepsia, com troca de curativos padronizados e manipulação adequada, visando evitar a infecção associada ao dispositivo.
- A dieta enteral se inicia quando o resíduo gástrico está em redução e o aspecto se torna amarelo a salivar. O leite materno é a dieta de escolha e inicia-se com 20 mL/kg, com aumento diário da dieta, até atingir a dieta plena. Quando o jejum é superior a 30 dias, opta-se por iniciar a dieta com fórmula extensamente hidrolisada na ausência de leite materno.

- Com o intuito de melhorar as taxas de aleitamento materno à alta, as mães são orientadas a frequentarem a sala de ordenha para extração de leite, inclusive com o RN em jejum. Após estabilização no pós-operatório, a mãe, depois de esvaziar as mamas, leva seu filho ao seio para estímulo de sucção; quando a dieta enteral é liberada, sempre que possível, saca-se a SOG e oferece-se o seio.

Abordagem da Fisioterapia

Os RNs são considerados de alto risco para alterações no desenvolvimento neuropsicomotor (DNP) quando são expostos ou apresentam fatores de risco no período pré-natal, perinatal e pós-nascimento. Os fatores de risco para o atraso no DNPM podem ser biológicos, ambientais e psicossociais, como parto prematuro e baixo peso de nascimento.

O ambiente hospitalar desempenha um papel estressor no cérebro ainda em desenvolvimento dos RNs devido ao excesso de estímulos nocivos, como os sonoros, luminosos, dolorosos e, restringe as vivências cotidianas com a mãe e a família.

A internação prolongada e a presença de fatores de riscos podem levar a atrasos no DNPM. Eh importante que essas alterações sejam diagnosticadas precocemente para que intervenções e resultados favoráveis sejam possíveis, otimizando a funcionalidade.

O *Test of Infant Motor Performance* (TIMP) é uma ferramenta de avaliação do desenvolvimento motor que pode ser aplicada em RNs e lactentes, validada para população brasileira, utilizada como rotina da Unidade antes de se iniciar a fisioterapia visando o DNPM. O teste é capaz de identificar alterações no desenvolvimento motor e discriminá-los em diferentes níveis de atraso de acordo com a idade corrigida, sendo possível classificar desde o desenvolvimento típico para idade "dentro da média", "média baixa", "abaixo da média" e "muito abaixo da média" para idade.

O TIMP foi aplicado no RN, quando ele estava com 15 DV, após correção cirúrgica, estabilidade clínica e controle algico. Ele presentou um escore bruto de 44, escore Z de -1,14 e classificado com a tabela normativa do teste como "abaixo da média" para idade.

A estimulação sensoriomotora global foi iniciada uma vez ao dia, com o objetivo de minimizar os efeitos negativos da internação e adequar o DNPM. As intervenções de fisioterapia foram realizadas seguindo a ordem de maturação e a integração do sistema sensorial e, respeitando a tolerância ao toque, com movimentos passivos, inicialmente com estímulos tátil no sentido craniocaudal, estímulos proprioceptivos, vestibular no colo, auditivo e visual (voz e face do fisioterapeuta).

Após boa aceitação, as intervenções evoluíram para exercícios em linha média (mão-mão, mão-boca), estimulo ao controle cervical, com descarga de peso em membros superiores e inferiores em decúbitos variados (sedestação com apoio, decúbito ventral) associado à estimulação visual e auditiva, com brinquedos e dissociação de cinturas.

> Durante a fisioterapia é de fundamental avaliar os sinais de aproximação, o que nos diz da boa aceitação da criança, como a fixação no olhar, assim como os sinais de alerta, para saber identificar os sinais de retração, como o soluço e a irritabilidade. Especial atenção é necessária para este RN que é cirúrgico e pode apresentar desconforto e dor.

A fisioterapia visando o DNPM e a funcionalidade global do RN foi realizada durante 38 dias, com acompanhamento diário do ganho de peso. A reavaliação por meio do TIMP foi feita com 53 DV, antes da alta hospitalar, com o objetivo de avaliar a efetividade da intervenção e acompanhar o DNPM. Foi observado um escore bruto de 74, escore Z de -0,4 sendo classificado como "dentro da média" para idade. Isso demonstra que a adequação do DNPM para a idade foi possível, ainda durante o período de internação no CTIN2, com o RN apresentando desfecho positivo do ponto de vista motor na alta hospitalar, apesar de todos os seus fatores de risco para atrasos no DNPM.

Prognóstico

Em estudo realizado no CTIN2 incluindo 138 RNs com gastrosquise (anos de 2009 e 2018) a mortalidade foi de 10,8%. Estudo de 2020 mostra uma taxa de 5% de gasatrosquise. Em outros dois estudos brasileiros, as taxas de mortalidade foram 14,9% e 23,4%. Todos os relatos apontam que a principal causa de mortalidade é a infecção, tanto relacionada ao cateter venoso central como ao jejum prolongado, com risco de translocação bacteriana.

☑ Respostas das atividades

Atividade 1

Resposta: D. O conhecimento sobre os dados maternos pré-natais (existência de doenças sistêmicas prévias e sorologias), bem como dos achados na USG obstétrica e no exame físico inicial do RN são fundamentais para determinar as possíveis etiologias da colestase.

O diagnóstico pré-natal de gastrosquise era conhecido, indicando que o RN passaria por longo período de jejum e, por consequência, faria uso prolongado de nutrição parenteral.

A colestase resultante da nutrição parenteral prolongada tem patogenia multifatorial. É mais frequente entre os RNs de muito baixo peso e que usam nutrição parenteral por mais de duas semanas.

Vários fatores estão implicados na gênese desta colestase: imaturidade da circulação entero-hepática; agressões perinatais; deficiência de nutrientes e toxicidade dos nutrientes. A melhor estratégia é a prevenção pela instituição precoce de nutrição por via oral ou por infusão contínua através de SOG.

O prognóstico dessa colestase é relativamente bom, com remissão lenta das alterações em quatro a seis meses após a suspensão da nutrição parenteral. Menos de 10% dos pacientes evolui para cirrose hepática.

A hepatoesplenomegalia costuma estar presente nas infecções congênitas e nas crianças com doenças metabólicas, sendo facilmente identificada ao exame físico do paciente (achado não encontrado no paciente descrito).

A atresia de vias biliares é um importante diagnóstico diferencial a ser considerado nos lactentes em bom estado geral, que apresentam hepatomegalia associada à hipocolia ou à acolia fecal. A USG de abdome pode sugerir o diagnóstico da doença.

Atividade 2

Resposta: A. O início da nutrição enteral é um grande desafio nos pacientes com gastrosquise. O íleo adinâmico pós-operatório associado à dismotilidade intestinal está presente em quase todos os RNs, por isso é necessário o uso de nutrição parenteral prologada.

De maneira geral, quando a SOG apresentar débito claro, em pequeno volume, e os ruídos hidroaéreos estiverem presentes, a nutrição enteral em pequenos volumes (nutrição enteral mínima) poderá ser iniciada.

Preferir como primeira opção, o leite materno ou o leite humano de banco de leite. Na sua falta, é possível usar a fórmula semielementar. O volume deverá ser aumentado gradualmente, respeitando-se a tolerabilidade do paciente. A nutrição parenteral deve ser reduzida de forma concomitante até alcançar a dieta plena.

O achado de abdome indolor e flácido ao exame físico do paciente e a ausência de vômitos sugerem que a nutrição enteral pode ser iniciada desde que a redução do volume e a melhora do aspecto do débito por sonda gástrica também estejam presentes.

Débito esverdeado pela sonda gástrica, independentemente de seu volume, contraindica a introdução da dieta enteral.

Referências

1. Alves FMS, Iranda ME, De Aguiar MJB, et al. Nutritional management and postoperative prognosis of newborns submitted to primary surgical repair of gastroschisis. J Pediatr (Rio). 2016;92(3):268-275.
2. Bergholz R, Boettcher M, Reinshagen K, et al. Complex gastroschisis is a different entity to simple gastroschisis affecting morbidity and mortality – a systematic review and meta-analysis. J Pediatr Surg. 2014;49(10):1527-32.
3. Calcagnotto H, Müller ALL, Leite JCL, et al. Associated factors for perinatal mortality in gastroschisis. Rev Bras Ginecol Obstet. 2013;35(12): 549-53.
4. Johnston C, Stopiglia MS, Ribeiro SNS, et al. First Brazilian recommendation on physiotherapy with sensory motor stimulation in newborns and infants in the intensive care unit. Rev Bras Ter Intensiva. 2021;33(1):12-30.
5. Jones AM, Isenburg J, Salemi JL, et al. Increasing prevalence of gastroschisis – 14 states, 1995-2012. MMWR Morb Mortal Wkly Rep. 2016.22;65(;2):23-6.
6. Prefumo F, Izzi C. Fetal abdominal wall defects. Best Pract Res Clin Obstet Gynaecol. 2014;28(3):391-402.
7. Raymond SL, Hawkins RB, St Peter SD, et al. Predicting morbidity and mortality in neonates born with gastroschisis. J Surg Res. 2020;245:217-224.
8. Redondo AC, Feferbaum R, Vieira RA, et al. Characteristics of the clinical development of a newborn with gastroschisis in an intensive care unit in Latin America. J Hum Growth Dev. 2016;26(2):190-198.
9. Santos MM, Tannuri U, Maksoud JG. Alterations of enteric nerve plexus in experimental gastroschisis: is there a delay in the maturation? J Pediatr Surg. 2003;38(10):1506-11.
10. Tannuri AC, Sbragia L, Tannuri U, et al. Evolution of critically ill patients with gastroschisis from three tertiary centers. Clinics (São Paulo). 2011;66(1):17-20.
11. Torfs CP, Christianson RE, Iovannisci DM, et al. Selected gene polymorphisms and their interaction with maternal smoking, as risk factors for gastroschisis. Birth Defects Res A Clin Mol Teratol. 2006;76(10):723-30.

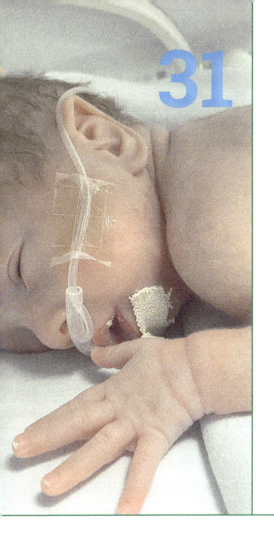

31 Síndrome do Desconforto Respiratório Neonatal

Roberta Berardi

APRESENTAÇÃO DO CASO CLÍNICO

Mãe 33 anos de idade, secundigesta, um aborto anterior, portadora de microangiopatia urêmica crônica e hipertensão arterial crônica. Fez uso de metildopa, anlodipina, clortalidona, ácido acetilsalicílico, atenolol, ácido fólico e sulfato ferroso durante a gestação. Recebeu um ciclo de corticosteroide antes do parto. Tipagem sanguínea A Rh-positivo, Coombs indireto negativo.

Sorologias: vírus da imunodeficiência humana (HIV), VDRL, hepatites B e C não reagentes, toxoplasmose suscetível e rubéola imune. Pesquisa de estreptococos β-hemolítico do grupo B negativo.

Parto cesárea, indicado em razão de sofrimento fetal agudo, sob raquianestesia. Apresentação pélvica. Bolsa rota no ato.

Recém-nascido pretermo extremo (RNPTE), pequeno para a idade gestacional (PIG), extremo baixo peso (EBP), sexo masculino. Idade gestacional (IG) de 27 semanas e seis dias, peso ao nascimento de 720 g (Fenton percentil 7), estatura de 31 cm (Fenton percentil 1) e perímetro cefálico de 23 cm (Fenton percentil 4).

Nasceu hipotônico, em apneia, com frequência cardíaca acima de 100 bpm. Recebeu dois ciclos de ventilação com pressão positiva em sistema com peça T, fração inspirada de oxigênio (FiO_2) de 100%. Manteve-se em apneia, sendo indicado intubação orotraqueal com cânula nº 2,5 cm fixada em 7 no lábio superior.

Escore de Apgar 2/3/8. Temperatura em sala de parto 35,4 ºC.

Transportado para o Centro de Terapia Intensiva Neonatal 1 (CTIN1) do Hospital das Clínicas da Faculdade de Medicina da Universidade de São Paulo (HC-FMUSP) sem intercorrências.

Acoplado em ventilação mecânica invasiva (VMI) convencional, modo assistido controlado com FiO_2 de 40%, frequência respiratória (FR) 50 ciclos por minuto (cpm), pressão inspiratória (Pinsp) de 18 cmH_2O, pressão positiva expiratória final (PEEP) de 6 cmH_2O e tempo inspiratório (Tinsp) de 0,38 segundos.

Recebeu surfactante na primeira hora de vida (200 mg/kg de curosurf – alfaporactanto). Permitiu redução gradual dos parâmetros ventilatórios, com mudança do modo ventilatório para ventilação mandatória intermitente sincronizada (SIMV) com pressão de suporte (PSV) com FiO_2 de 30%, FR 40 cpm, Pinsp 17 cmH_2O, PEEP 6 cmH_2O, PSV de 11 cmH_2O e Tinsp 0,38 segundos.

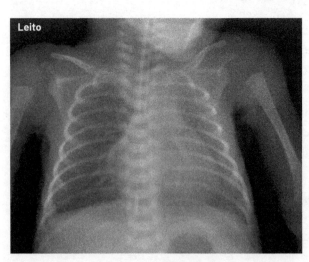

Realizada a radiografia de tórax com três horas de vida, após dose de surfactante, que mostrou cânula orotraqueal bem posicionada (1 cm acima da carina), infiltrado parenquimatoso reticulo granular bilateral, sem áreas de atelectasia ou condensações, área cardíaca normal.

Passado cateter venoso umbilical sem intercorrências.

Gasometria arterial após surfactante: pH 7,24, $PaCO_2$ 43,3 mmHg, PaO_2 63,8 mmHg, bicarbonato 17,7 mmol/L, *base excess* -8,7 mmol/L, SaO_2 de 95%.

Figura 31.1. Radiografia de tórax anteroposterior com três horas de vida.

Fonte: Acervo do Serviço de Radiologia do HC-FMUSP.

SÍNDROME DO DESCONFORTO RESPIRATÓRIO NEONATAL

Nesse momento, optado por troca do modo ventilatório para volume garantido (VG), com volume corrente de 5,5 mL/kg e Pinsp 16 mmHg.

Extubado com quatro horas de vida sem intercorrências. Foi mantido em ventilação não invasiva nasal (NIPPV) sob os parâmetros: FiO_2 30%, FR 25 cpm, Pinsp 18 cmH_2O, PSV 12 cmH_2O, PEEP 6 cmH_2O e Tinsp de 0,4 segundos.

Aproximadamente 16 horas após a extubação traqueal o RN evoluiu com piora importante do padrão respiratório. Repetida radiografia de tórax, evidenciado hipotransparência de todo hemitórax esquerdo (HTE), desvio de traqueia para a esquerda, com discreto pinçamento de arcos costais ipsilateral (Figura 31.2). Indicada a re-intubação traqueal.

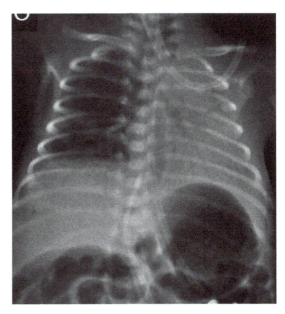

Figura 31.2. Radiografia de tórax anteroposterior pré reintubação no primeiro dia de vida.

Fonte: Acervo do Serviço de Radiologia do HC-FMUSP.

1. **De acordo com o quadro Clínico apresentado e considerando a piora do padrão respiratório do RNPTE, que necessitou de intubação traqueal, assinale a alternativa que indica a hipótese diagnóstica mais provável e a conduta ideal.**

    a) Síndrome de escape de ar (pneumotórax); intubação orotraqueal, radiografia de tórax e drenagem torácica.

    b) Derrame pleural; radiografia de tórax e punção torácica.

    c) Atelectasia pulmonar; intubação orotraqueal, radiografia de tórax e fisioterapia respiratória.

    d) Cardiopatia congênita cianogênica; iniciar prostaglandina E1 contínua.

Após a re-intubação traqueal foi realizado novo controle radiológico: cânula orotraqueal bem posicionada, mantida imagem de hipotransparência de HTE e desvio do mediastino para a esquerda (Figura 31.3).

Pelo desconforto respiratório importante, com necessidade de aumento progressivo de parâmetros ventilatórios, foi indicada nova dose de surfactante (100 mg/kq) com 22 horas de vida.

Com 48 horas de vida, mantinha-se estável em parâmetros ventilatórios mínimos (FiO_2 25%, FR 25 cpm, Pinsp 16 cmH_2O, PEEP 6

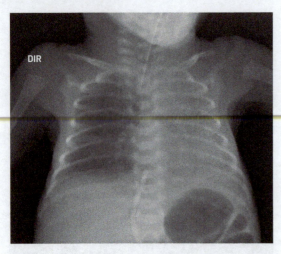

Figura 31.3. Radiografia de tórax anteroposterior pós-reintubação no primeiro dia de vida.

Fonte: Acervo do Serviço de Radiologia do HC-FMUSP.

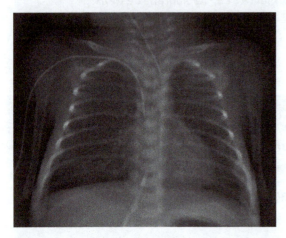

Figura 31.4. Radiografia de tórax anteroposterior no terceiro dia de vida.

Fonte: Acervo do Serviço de Radiologia do HC-FMUSP.

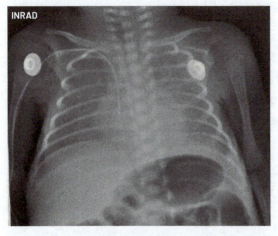

Figura 31.5. Radiografia de tórax anteroposterior pós-extubação no quinto dia de vida.

Fonte: Acervo do Serviço de Radiologia do HC-FMUSP.

cmH$_2$O, Tinsp de 0,38 segundos, volume 5 mL/kg), sendo extubado sem intercorrências. Mantido em NIPPV (FiO$_2$ 40%, FR 40 cpm, Pinsp 18 cmH$_2$O, PEEP 7 cmH$_2$O, Tinsp de 0,45 segundos).

Evoluiu com quedas frequentes de saturação de pulso de oxigênio e bradicardias. Optou-se por nova intubação no terceiro DV. Colocado em modo SIMV + PSV sob os parâmetros FiO$_2$ 45%, FR 25 cpm, Pinsp 18 cmH$_2$O, PSV 11 cmH$_2$O, PEEP 7 cmH$_2$O e Tinsp de 0,45 segundos. Passado cateter central de inserção periférica (PICC).

Realizada a radiografia de tórax anteroposterior após a intubação traqueal (Figura 31.4): cânula orotraqueal um pouco alta, hiperexpansibilidade de parênquimas pulmonares, sem áreas de atelectasia, PICC e cateter venoso umbilical bem posicionados.

Extubado no quinto DV e mantido em NIPPV. Permaneceu extubado desde então. Após retirada da NIPPV, foi mantido em CPAP. Após este período o RN permaneceu em cateter nasal de oxigênio até a alta hospitalar, com dois meses e 14 dias.

Apresentou hipoglicemia precoce com necessidade de *push* de glicose 200 mg/kg/dose. Mantido com soroterapia com oferta hídrica de 90 mL/kg/dia, velocidade de infusão de glicose de 4 mcg/kg/minuto e aminoácido de 2 g/kg/dia. Permaneceu com nutrição parenteral até 20 DV.

No primeiro DV foi iniciada a nutrição enteral mínima. No terceiro DV o RN apresentou resíduo gástrico bilioso, sendo colocado em jejum com sonda orogástrica (SOG) aberta. Reiniciada a nutrição enteral mínima no quinto DV. Permitiu progressão lenta e gradual da dieta, atingindo dieta plena com 25 DV.

O hemograma do primeiro DV mostrava neutropenia e plaquetopenia. Iniciada a antibioticoterapia (ampicilina e gentamicina), segundo protocolo institucional; realizadas duas doses de granuloquine e transfusão de plaquetas. No segundo DV, apresentava proteína C-reativa (PCR) elevada. No terceiro DV foi colhido líquido cefalorraquidiano (LCR) (quimiocitológico normal e cultura negativa). Hemocultura final negativa. Recebeu antibiótico por 10 dias. No quarto DV foi sacado cateter venoso umbilical cuja ponta foi enviada para cultura (negativa).

SÍNDROME DO DESCONFORTO RESPIRATÓRIO NEONATAL

Tabela 31.1. Resultados dos Exames Laboratoriais

EXAME	1º DV	2º DV	3º DV	4º DV
Gasometria arterial				
pH	7,48	7,34		7,33
$PaCO_2$ mmHg	22,3	41		42,6
PaO_2 mmHg	128,1	31,7		30,9
Bicarbonato de Sódio mmol/L	21,1	21,7		22,1
Base excesso				
SaO_2 %		-3,3		-3,3
Lactato mg/dL	98,5	87,3		77
	30			31
Hemoglobina g/dL	16,1	15,2		12,8
Hematócrito %	46,5	44,7		37,8
Leucócitos/mm^3	2.260	1.680		6.480
Índice neutrofílico	0,11	0,05		0,043
Plaquetas/mm^3	20.000	150.000		158.000
Proteína C reativa mg/dL	25,2	51,8		
Sódio mEq/L	136	137		133
Potássio mEq/L	6	3,5		3,3
Cálcio mg/dL	8,1	8,6		9,3
Mg mg/dL	2,06	1,9		1,97
Uréia mg/dL		37		25
Cr mg/dL		0,63		0,32
Hemocultura	Negativa			
Líquido cefalorraquidiano (LCR)				9 células/mm^3 1 hemácias/mm^3 Glicose 61 mg/dL proteína 140 mg/dL
Cultura de LCR	Negativa			

Fonte: Desenvolvida pela autoria.

Tabela 31.2. Resultados dos Exames de Imagem

ECOCARDIOGRAMA DOPPLER (4º DV)	Forâmen oval pérvio e discreta dilatação do óstio da artéria coronária E (1,5 mm)
USG DE CRÂNIO (7º DV)	Hiperecogenicidade de substância branca periventricular nos cornos posteriores. Restante do parênquima encefálico com ecogenicidade normal. Não se pode descartar leucomalácia
USG DE CRÂNIO (2 MESES E 6 DV)	Sem alterações

Fonte: Desenvolvida pela autoria.

DISCUSSÃO

A insuficiência respiratória é um dos sinais clínicos mais frequentes no período neonatal, causada por múltiplos fatores, podendo ou não ter relação com uma doença pulmonar primária.

As causas da insuficiência repitatoria em RNPTE são de fundamental diagnóstico e o tratamento precoce. Aproximadamente 50% dos óbitos ocorridos no período neonatal relacionam-se a falência respiratória. Durante a primeira semana de vida, a Síndrome do Desconforto Respiratório Neonatal é responsável por 80% a 90% dos casos de insuficiência e falência respiratoria.

As principais causas de insuficiência respiratória no período neonatal de origem não pulmonar:

- Alterações metabólicas: hipoglicemia, hipocalcemia, hipermagnesemia;
- Doenças cardíacas: cardiopatias congênitas cianogênicas;
- Doenças infecciosas: sepse precoce e tardia;
- Alterações neurológicas: asfixia perinatal, apneias, hemorragia intracraniana, meningite;
- Obstrução de vias aéreas superiores: atresia de cóanas, macroglossia, edema nasal, estenose subglótica, traqueal ou brônquica, laringotraqueomalácia.

Os sinais clínicos de desconforto respiratório compreendem dispneia, tiragem da musculatura respiratória assessória (intercostal, subdiafragmática e de fúrcula), batimento de haletas nasais, taquipneia ou bradipneia, apnéia, gemência e cianose central.

Em associação aos sinais clínicos, o recém-nascido (RN) pode apresentar sinais decorrentes da doença de base: alterações da pressão arterial; alteração de perfusão periférica e taquicardia (cardiopatias congênitas/sepse); labilidade da saturação de pulso oxigênio às manipulações (principalmente nos caso que cursem como Síndrome de Hipertenão Pulmonar Persistente- SHPP); hipoatividade; hipotonia; irritabilidade; e crises convulsivas (doenças do sistema nervoso central).

O conhecimento dos antecedentes maternos, das condições periparto, da IG e do peso de nascimento, da via de parto, da época de aparecimento do desconforto respiratório e de sua evolução são fundamentais para o diagnóstico etiológico. Os RNPTE apresentam maior risco de SDR, sobretudo naqueles de menor IG, e Síndrome do Pulmão Umido (SPU) nos maiores. No RN de termo e no pós-termo, é maior o risco de Síndrome de Aspiração Meconio (SAM), SHPP e de taquipneia transitória do RN (TTRN).

> Os exames radiológicos continuam sendo o padrão ouro para auxiliar no diagnóstico da doença pulmonar.

A SDR é resultante da deficiência primária de surfactante num pulmão imaturo. Afeta particularmente o RNPTE, em especial aqueles de muito baixo peso (MBP).

Sua incidência e sua gravidade são inversamente proporcionais à IG. Caracteriza-se por um desconforto respiratório que tem início logo após o nascimento e cuja gravidade aumenta nas primeiras horas de vida. Observa-se pior evolução no sexo masculino.

Quando não tratada, pode causar óbito por hipóxia e insuficiência respiratória progressiva. Apesar de todos os avanços feitos desde a introdução da terapêutica com o surfactante exógeno, a SDR ainda é a maior causa de morbidade e mortalidade nos RNPT.

O pulmão fetal é preenchido por líquido e não tem função respiratória até o nascimento. A produção do surfactante inicia-se por volta de 20 ou 22 semanas de IG. Essa produção depende da maturação morfológica e bioquímica dos pneumócitos tipo II. Sua função é reduzir a tensão superficial dos alvéolos, facilitando a expansão pulmonar na inspiração e prevenindo o colapso pulmonar no final da expiração. Tem ainda um importante papel nas defesas pulmonares. Sua deficiência provoca inflamação pulmonar e injúria do epitélio respiratório, resultando em edema e aumento da resistência das vias aéreas.

Os primeiros corpúsculos lamelares surgem em algumas células do epitélio alveolar a partir da 21ª semana de gestação. O maior desenvolvimento dos corpúsculos é observado entre as 22ª e 24ª semanas, quando se dá a diferenciação das células alveolares tipo II. Nas semanas subsequentes, há uma aceleração do amadurecimento anatômico e bioquímico pulmonar, com a secreção ativa de surfactante pelos pneumócitos tipo II a partir da 27ª ou 28ª semana de gestação.

Ao término da gestação, as células alveolares tipo I e II estão totalmente maduras, há grande quantidade de corpúsculos lamelares, onde o surfactante é produzido e armazenado. Antes de 34 semanas de IG, há diminuição da quantidade e qualidade do surfactante, o que resulta na SDR.

Os lipídeos constituem 90% do surfactante e as proteínas, os 10% restantes. Entre os lipídeos, 80% a 90% correspondem a fosfolipides (sobretudo fosfatidilcolina, fosfatidilglicerol e fosfatiletanolamina), os grandes responsáveis pela diminuição da tensão superficial. A quantidade do fosfatidilglicerol no líquido amniótico aumenta após a 35ª semana de IG, sendo um indicador de maturidade pulmonar.

Em relação às proteínas, existem quatro tipos: tipo A e D (hidrofílicas) e tipo B e C (hidrofóbicas), exclusivamente presentes nos pulmões. A proteína A é a mais abundante e principal proteína do surfactante; tem propriedades imunomoduladoras, assim como a proteína D. A proteína tipo B aumenta as propriedades tensoativas, tem ação na reciclagem e é essencial para aumentar a eficácia do surfactante exógeno.

As manifestações clínicas da SDR dependem da IG, ou seja, da maturidade pulmonar do RN.

Inicialmente, os sinais e os sintomas podem ser discretos, com progressão da sua gravidade nas primeiras horas de vida. Caracteriza-se por gemência expiratória, cianose, taquipneia, tiragens da musculatura respiratória assessória, batimento de haletas nasais, diminuição global de múrmurio vesicular. Estes sinais clínicos estão presentes ao nascimento em sala de parto. Pode haver palidez e má perfusão periférica nas primeiras horas de vida.

A progressão desse quadro clínico pode culminar em falência respiratória e óbito nas primeiras 72 horas de vida do RN.

Tipicamente há resolução do quadro até o final da primeira semana de vida.

O diagnóstico clínico baseia-se no conhecimento da história materna, das condições de nascimento e identificação de fatores de risco, associados ao quadro clínico característico. O diagnóstico radiológico característico é o aspecto reticulogranular difuso do parênquima pulmonar de intensidade variável:

- Grau I (leve): infiltrado pulmonar e broncograma aéreo em região peri-hilar;
- Grau II (moderado): infiltrado pulmonar e broncograma aéreo estendendo-se para além da região peri-hilar;
- Grau III (grave): infiltrado pulmonar e broncograma aéreo atingindo a periferia dos pulmões;
- Grau IV: opacificação total dos campos pulmonares, impedindo visualização da área cardíaca.

Na gasometria arterial há hipoxemia responsiva à suplementação de oxigenio, a $PaCO_2$ é inicialmente normal, mas tende a aumentar com a gravidade da doença. A hipoxemia decorre de hipoventilação, de diminuição da difusão dos gases e da existência de *shunts* intra e extrapulmonares direito-esquerdo.

O objetivo do tratamento é manter oxigenação adequada (PaO_2 maior ou igual 50 mmHg), ventilação adequada ($PaCO_2$ menor ou igual a 50 mmHg) e pH > 7,2, visando prevenir ou reduzir a gravidade da doença e suas repercussões em outros órgãos.

Paralelamente, deve-se manter temperatura corpórea entre 36,5 e 37 °C para reduzir o consumo de oxigenio, tratar a hipotensão e a hipovolemia quando existentes, manter a oferta hídrica adequada à IG, prevenir e tratar alterações metabolicas e ácido-básicas, eventualmente existentes.

É fundamental obter a PaO_2 por gasometria arterial e manter a monitoração da SpO_2 (saturação de pulso de oxigênio) para garantir a melhor oferta de oxigênio possível e manter a saturação-alvo para o RNTE.

A maioria dos RNPTE requer assistência ventilatória, seja por intermédio da pressão positiva contínua nas vias aéreas (CPAP), seja por intermédio de ventilação mecânica invasiva (VMI). O uso precoce da CPAP (ainda na sala de parto) melhora a evolução clínica da doença mesmo naqueles RNs que não recebem surfactante. Preconiza-se iniciar com pressão de 6 cmH_2O.

Caso haja falha da CPAP, deve-se administrar surfactante pulmonar. As formas de administração são: minimamente invasiva, com o paciente em CPAP é administrado surfactante com sonda fina, sendo considerada menos invasiva; ou pelo método *INSURE* em que o paciente é intubado com cânula traqueal, sendo administrado surfactante e, posteriormente, o RN é mantido em CPAP ou, após a administração, permanece intubado sob VMI e, depois da estabilização, é extubado e mantido em CPAP.

Hoje é recomendada, na medida do possível, a administração de surfactante minimamente invasivo.

Para ajuste dos parâmetros ventilatórios, quando paciente em VMI, deve-se lembrar que esses RNs têm complacência pulmonar reduzida, necessitando de maiores picos de pressão inspiratória. Devendo-se manter a PaO_2 maior que 50 mmHg; $PaCO_2$ entre 35 e 45 mmHg e o pH entre 7,30 e 7,45. Sugere-se monitorar os gases sanguíneos para adequar os parâmetros ventilatórios, quando necessário.

A retirada da VMI deve ser feita com cautela, com redução gradativa do pico de pressão inspiratória, da FiO_2, da PEEP e da FR, nessa ordem. Após a extubação traqueal, manter o RN em CPAP ou em NIPPV para diminuir falhas de extubação traqueal e as reintubações desnecessárias.

O uso do surfactante exógeno modificou drasticamente a história natural da doença, com melhora da função pulmonar e diminuição da mortalidade em 40%. O uso do corticosteroide antenatal também é fundamental para diminuir a morbidade respiratória associada.

O surfactante poderia ser feito profilaticamente ou de forma terapêutica. O **uso profilático** era indicado nos RNPT com IG menor de 28 semanas e de muito baixo peso, imediatamente após o nascimento para evitar ou amenizar a evolução da doença. Sua vantagem era repor o *pool* endógeno de surfactante antes da instalação da doença e, assim, reduzir a necessidade de VMI prolongada. Atualmente, é indicado o **uso terapêutico,** que é a administração do surfactante exógeno na doença estabelecida, evitando-se o tratamento daqueles RNs que não evoluiriam com SDR.

Existem os surfactantes naturais (derivados de animais, contêm as proteínas B e C, correspondem a extratos lipídicos ou lavados de pulmões porcino ou bovino) e os sintéticos de uso ainda controverso na prática clínica. Os naturais têm ação mais eficaz, com pronta melhora das trocas gasosas, redução do tempo de ventilação, redução de lesão pulmonar e aumento gradual da complacência pulmonar. Atualmente, existem os surfactantes produzidos por engenharia genética, ainda não disponíveis em nosso meio.

A sua administração deve ser a mais precoce possível, preferencialmente nas primeiras duas horas de vida.

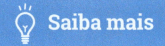

O link a seguir apresenta um estudo sobre o desconforto respiratório no recém-nascido:

A dose inicial recomendada é de 100-200 mg/kg. Uma segunda ou terceira dose pode ser necessárias se houver insuficiência respiratória progressiva, com necessidade de aumento dos parâmetros ventilatórios. A dose máxima total é de 400 mg/kg, cada dose não ultrapassando 200 mg/kg.

Deve-se administrar por via intratraqueal, em alíquota única de maneira contínua, como paciente em decúbito dorsal, mantendo-se sua cabeça em posição neutra. Idealmente, usar cânula orotraqueal (COT) com injetor lateral ou com dispositivo para adaptação de seringa.

No momento da administração, preconiza-se aumentar a FiO_2 em 10% e a FR para 60 cpm, retornando aos valores anteriores imediatamente após a instilação da medicação.

Previamente, deve-se avaliar a posição da cânula traqueal pela ausculta ou por radiografia de tórax para evitar administração seletiva.

O controle radiológico deverá ser realizado após seis horas da administração do surfactante. Deve-se monitorar a oxigenação por meio da oximetria contínua de pulso ou, se necessário, coleta de gasometria arterial.

Caso haja piora clínica, radiológica e/ou gasométrica com necessidade de aumento dos parâmetros ventilatórios, com indicação de retratamento, o intervalo mínimo entre as doses deve ser de seis horas entre as doses adamistradas, sendo o número máximo de três doses até 48 horas após a primeira dose. Após esse período há produção de surfactante endógeno pelo RN.

O surfactante pode ser inativado por substâncias presentes dentro do alvéolo como proteínas plasmáticas, mecônio, exsudato, transudato e sangue. Radicais livres de oxigênio, peróxidos lipídicos, proteases e fosfolipases podem causar processo inflamatório pulmonar, interferindo na produção e na ação do surfactante pulmonar.

Aproximadamente 20% dos RNs com insuficiência respiratoria não respondem ao surfactante, as principais causas são: SHPP, cardiopatia congênita cianogênica, hipoplasia pulmonar, pneumonia e imaturidade extrema.

As complicações das doenças respiratórias neonatais podem ser resultantes da imaturidade do desenvolvimento pulmonar, bem como das terapêuticas empregadas. As mais relevantes são:

- Displasia broncopulmonar (DBP);
- Pneumotórax/pneumomediastino;

- Enfisema intersticial;
- Retinopatia da prematuridade;
- Persistência de canal arterial;
- Hemorragia intracraniana;
- Outras: sepse, fenômenos trombóticos, lesões de laringe, orofaringe e traqueia.

O prognóstico está relacionado com a gravidade da doença, IG e utilização de terapêutica adequada. Esses RNs parecem ter maior predisposição a processos respiratórios, tais como a asma e alterações no desenvolvimento motor a médio e longo prazos.

☑ Respostas das atividades

Atividade 1

Resposta: C. No RNPTE, a imaturidade do parênquima pulmonar, associada à alta complacência da caixa torácica e à baixa quantidade de surfactante, é fator que pode contribuir para o desenvolvimento de atelectasias.

A atelectasia ocorre por um desequilíbrio entre a força de retração dos pulmões e da expansão da caixa torácica. Uma de suas principais características é a redução do volume pulmonar, o que desequilibra a relação entre ventilação e perfusão, ocasionando o *shunt* pulmonar.

A fisioterapia respiratoria é o tratamento padrao ouro para as atelectasias pulmonares, indicada também na prevenção de atelectasias que possam ocorrer após a extubação traqueal. Os achados clínicos, geralmente, são pouco específicos e dependem da extensão da área afetada. É possível observar cianose, tosse, diminuição de sons na ausculta e aumento do trabalho respiratório, com necessidade de intubação traqueal nos casos mais graves que não resolvem com ventilação não invasiva (VNI) e fisioterapia prespiratoria.

A radiografia de tórax auxilia no diagnóstico: imagem hipotransparente do parênquima pulmonar, de extensão variável, com pinçamento de arcos costais e desvio do mediastino ipsilateralmente. O **derrame pleural** e a atelectasia apresentam densidades semelhantes à radiografia. A ultrassonografia pulmonar também pode auxiliar no diagnostico, mas necessita de equipe treinada para a sua aplicação.

Os derrames pleurais seguem o efeito da gravidade e, pela pressão pleural menos negativa no ápice, acumulam-se nas porções inferiores do espaço pleural. Na maioria dos casos, o aumento do volume do líquido pleural escorre para os seios costofrênicos e assume características típicas na radiografia de tórax. Em derrames extensos, em que a radiografia apresenta velamento de todo um hemitórax, as estruturas mediastinais e a traqueia podem ser desviadas para o lado contralateral. Quando isso ocorre, o derrame pleural é caracterizado como hipertensivo e configura uma emergência médica, com necessidade de intubação traqueal e punção torácica.

As cardiopatias congênitas cianogênicas se apresentam com cianose, hipoxemia não responsiva à oxigenoterapia e, em geral, dependem do canal arterial patente para manter o fluxo pulmonar. Evolutivamente, podem cursar com hiperfluxo pulmonar, desconforto respiratório progressivo e imagem radiológica compatível com congestão pulmonar.

No período neonatal, tem-se grande risco para **Síndrome de escape de ar**, pois há uma maior frequência de falência respiratória, implicando o uso de suportes ventilatórios e os procedimentos de reanimação com pressão positiva. As Síndromes de extravasamento de ar envolvem dissecção de ar fora dos espaços aéreos normais do pulmão. São mais frequentes e mais graves nos RNs com doenças pulmonares, em situações em que há diminuição da complacência pulmonar (exemplo: SDR) e na necessidade de uso de pressões positivas elevadas nas vias aereas.

Entre os diagnósticos etiológicos, tem-se o pneumotórax, que, embora às vezes assintomático, causa tipicamente piora abrupta do desconforto respiratório, hipoxemia, cianose, diminuição dos ruídos respiratórios na ausculta e aumento do volume do tórax no lado afetado. Quando hipertensivo, pode ocasionar o colapso cardiovascular e exige drenagem torácica. O diagnóstico é confirmado pela radiografia de tórax (imagem hipertransparente no lado acometido, com desvio do mediastino contralateralmente, quando hipertensivo).

Referências

1. Aldana-Aguire JC, Pinto M, Flatherstone RM, *et al*. Less invasive surfactant administration versus intubation for surfactant delivery in Preterm infant with respiratory distress syndrome: a systematic review and meta analysis. Arch Dis Child Fetal Neonatal Ed. 2017; 102: F17.

2. Kanmaz HG, Erdeve O, Canpolat FE, *et al*. Surfactant administration via catheter during spontaneous breathing: randomized controlled trial. Pediatrics 2013;131.

3. Ho JJ, Subramanian P, Davis PG. Continuous distending pressure for respiratory distress in preterm infants. Cochrane Database Subst. Revisão 2015; CD 002271.

4. Haresh K, Millar D, Lemyre B, Bradley AY, Aaron C, Robin SR, NIPPV Study Group. A trial comparing noninvasive ventilation strategies im preterm infants. The New England Journal of Medicine 2013; 369 ;611-620.

5. Reuter S, Chuanpit M, Baack M. Respiratory distress in the newborn. Pediatric review 2014; 35(10): 417-428.
6. Sakonidau S, Dhaliwal J. The management of neonatal respiratory distress syndrome in preterm infant. Arch Dis Child Educ Pract Ed. 2015 ; 100:257.
7. Whitsett JA, Wert SE, Weaver TE. Alveolar surfactant homeostasis and pathogenesis of pulmonar disease. Annu Rev. Med 2010; 61:105.

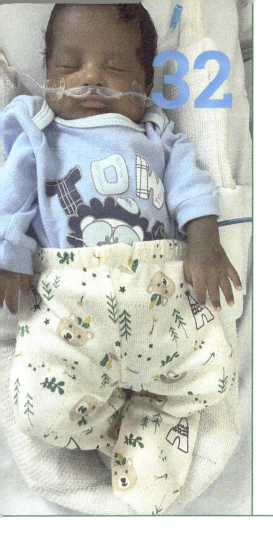

Síndrome do Intestino Curto

Caroline Carone
Lúcia Cândida Soares de Paula
Gláucia Yuri Shimizu
Stela Alves Melo
Ângela Midori Matuhara
Mário Cícero Falcão

APRESENTAÇÃO DO CASO CLÍNICO

Mãe com 31 anos de idade, primigesta, iniciou pré-natal em Unidade Básica de Saúde (UBS), com diagnóstico de gastrosquise pela ultrassonografia (USG) fetal. Foi encaminhada, no oitavo mês de gestação, para o Hospital das Clínicas da Faculdade de Medicina da Universidade de São Paulo (HC-FMUSP), onde realizou duas consultas.

O nascimento ocorreu por parto cesariano, indicado pela malformação fetal. Recém-nascido (RN) do sexo feminino, com idade gestacional (IG) de 33 semanas e cinco dias, peso de nascimento de 1.960 g (Fenton percentil 40). Ao exame físico imediato, a RN apresentava defeito da parede abdominal em região infraumbilical à esquerda, com anel estreito e aspecto necrótico das alças intestinais exteriorizadas (Figura 32.1).

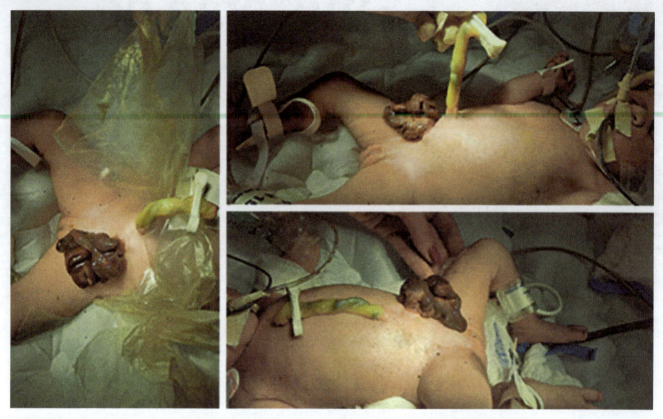

Figura 32.1. Extensa necrose intestinal (vanishing gastrosquise).
Fonte: Acervo do Centro de Terapia Intensiva Neonatal 1 (CTIN1) do Instituto da Criança e do Adolescente do HC-FMUSP.

Encaminhada imediatamente ao centro cirúrgico para correção da gastrosquise. No ato cirúrgico, foram identificados duodeno (1ª a 4ª porções) e cólon (transverso até o reto) de aspecto normais, entretanto as demais alças intestinais apresentavam aspecto necrótico, sendo realizadas extensa enterectomia e anastomose primária entre duodeno e cólon transverso, caracterizando Síndrome do Intestino Curto.

Admitida no CTIN2 em bom estado, sedada e em ventilação mecânica invasiva (VMI). Recebeu antibioticoterapia (ampicilina, amicacina e metronidazol) por 10 dias e fentanil para controle álgico. No primeiro dia de pós-operatório apresentou redução de diurese associado a edema, necessitando de furosemida e reposição de albumina humana. No terceiro dia pós-operatório, evoluiu com melhora, permitindo suspensão do fentanil, da furosemida e da albumina. Extubada nesse mesmo dia, permanecendo em respiração em ar ambiente desde então.

Após cirurgia, foi mantida em jejum com sonda orogástrica aberta e soro de manutenção até o terceiro dia, quando foi iniciada nutrição parenteral com oferta hídrica de 120 mL/kg/dia, velocidade de infusão de glicose de 9 mg/kg/min, aminoácidos de 3 g/kg/dia, lipídeos com óleo de peixe de 3 g/kg/dia, eletrólitos basais, polivitamínico, zinco e selênio.

1. **Para iniciar a dieta enteral nos pacientes submetidos à correção de gastrosquise, é fator determinante:**
    a) Redução do volume e aspecto claro do débito pela sonda orogástrica.
    b) Ausência de vômitos nas últimas 24 horas.
    c) Débito esverdeado, mas em menor volume por sonda orogástrica.
    d) Abdome indolor e flácido ao exame físico.

No 20° dia do pós-operatório foi iniciada a antibioticoterapia profilática com trimetoprim e sulfametoxazol, por via enteral, para evitar supercrescimento bacteriano.

Um mês após a correção cirúrgica da gastrosquise, foram tentados o fechamento da sonda gástrica e a introdução de dieta enteral mínima com fórmula extensamente hidrolisada, uma vez que a mãe não apresentava produção láctea, porém a paciente evoluiu com distensão abdominal e vômitos biliosos, sendo novamente mantida em jejum com sonda aberta. Após a terceira falha na tentativa de reintrodução de dieta enteral, optou-se por realizar fechamento intermitente da sonda, até chegar a 24 horas, na ausência de vômitos. Concomitantemente a isso, foi iniciada redução do tempo de infusão da nutrição parenteral para se realizar *lock* de etanol.

Com um mês e sete dias de vida (DV), foi passado cateter de silicone de longa permanência, por técnica de tunelização, na veia subclávia direita. Esse tipo de cateter permite a realização de *lock* de etanol para prevenção de infecção de corrente sanguínea relacionada ao cateter. Desde então, a criança não apresentou nenhum outro quadro infeccioso.

Com um mês e 27 DV, foi iniciada dieta oral com fórmula elementar, alcançando um volume de 7 mL a cada três horas, sem nenhum episódio de vômito, porém com diarreia e importante lesão perineal. Nesse momento, a dieta foi interrompida temporariamente até melhora das lesões de pele.

Com dois meses de vida o RN apresentou disfunção tireoidiana (o rastreamento para esse tipo de disfunção se inicia após 30 dias de jejum), com aumento de hormônio tireotrófico (TSH) e diminuição de levotiroxina (T4). Iniciada a reposição com levotiroxina, havendo reversão da disfunção (Tabela 32.1).

Tabela 32.1. Evolução da Função Tireoidiana (com 2 meses, foi iniciada a reposição com levotiroxina)

DIAS DE VIDA	30 DIAS	60 DIAS	90 DIAS	120 DIAS
TSH (mUI/mL)	3,91	5,54	4,36	0,89
T4 livre (ng/dL)	1,28	0,7	1,38	1,72

Fonte: Desenvolvida pela autoria.

TSH (hormônio tireoestimulante) - valores normais 0,27 a 4,2 mUI/mL (método eletroquimioluminométrico) / T4 livre (tiroxina) - valores normais 0,93 a 1,70 ng/dL (método eletroquimioimunoensaio).

---

2. **Depois de feito o diagnóstico de hipotireoidismo nos pacientes com Síndrome do Intestino Curto, a melhor conduta é:**

   a) Repetir a dosagem hormonal (T4 livre/TSH) semanalmente e adequar a oferta diária de iodo na nutrição parenteral.

   b) Aumentar a oferta diária de iodo na dieta enteral.

   c) Introduzir levotiroxina, com o objetivo de evitar os riscos da deficiência hormonal.

   d) Reduzir a oferta diária de oligoelementos na nutrição parenteral.

Atualmente, o RN com cinco meses de idade, recebe nutrição parenteral (volume de 100 mL/kg/dia, velocidade de infusão de glicose de 10 mg/kg/min, aminoácidos de 2 g/kg/dia, lipídeos com óleo de peixe de 2 g/kg/dia, eletrólitos basais, polivitamínico, zinco e selênio), infundida em 15 horas, *lock* de etanol em quatro horas e em progressão de dieta via oral com fórmula de aminoácidos. Ainda apresenta alguns episódios de fezes líquidas e discreta dermatite em região de fraldas.

A Tabela 32.2 mostra a evolução dos controles laboratoriais (séricos) ao longo do tempo em nutrição parenteral total.

Tabela 32.2. Evolução dos Controles Séricos Laboratoriais

	AO NASCIMENTO	30 DV	60 DV	90 DV	120 DV
Na (mEq/L)	132	139	136	137	136
K (mEq/L)	5,8	5,3	5	4,4	5,9
Ca iônico (mmol/L)	1,02	1,23	1,28	1,22	1,19
Mg (mg/dL)	1,5	2,28	2,2	2,3	2,3
P (mg/dL)	4,6	5,7	6,6	5,8	6,2
Cl (mEq/L)	103	112	108	104	109
Hb (g/dL)	13,1	10,4	8,3	8,8	11,2
Ht (%)	35,2	30,6	24,8	26,1	33,1
Triglicérides (mg/dL)	Não realizado	121	65	97	73
BT (mg/dL)	Não realizado	0,51	0,45	0,45	0,37
BI (mg/dL)	Não realizado	0,13	0,12	0,25	0,26
BD (mg/dL)	Não realizado	0,38	0,33	0,20	0,11
TGO (U/L)	Não realizado	9	19	41	69
TGP (U/L)	Não realizado	11	9	49	88
FA (U/L)	Não realizado	354	523	665	628
GGT (U/L)	Não realizado	43	67	9	70
Ureia (mg/dL)	27	19	32	36	32
Creatinina (mg/dL)	0,83	0,58	0,22	0,55	0,19

Na: sódio, K: potássio, Ca: cálcio, Mg: magnésio, P: fósforo, Cl: cloro, Hb: hemoglobina, Ht: hematócrito, BT: bilirrubina total, BI: bilirrubina indireta, BD: bilirrubina direta, TGO: transaminase glutâmico oxalacética, TGP: transaminase glutâmico pirúvica, FA: fosfatase alcalina, GGT: gamaglutamiltransferase, DV: dias de vida.

Fonte: Desenvolvida pela autoria.

Com nove DV, após estabilização clínica e controle álgico, foi realizada a avaliação do desenvolvimento neuropsicomotor (DNPM) por meio do *Test of Infant Motor Performance* – TIMP, e observado um escore bruto de 32, escore Z de -1,13, classificado como abaixo da média para a idade.

A intervenção sensoriomotora global foi realizada uma vez ao dia, seguindo a ordem de maturação do sistema sensorial com movimentos sentido cefalocaudal e de proximal para distal, realizando-se inicialmente estímulos tátil, proprioceptivo, vestibular, auditivo e visual, evoluindo para estímulos em linha média (mão-mão, mão boca), controle de cervical com descarga de peso em membros superiores e inferiores em diversas posturas e treino de transferência (rolar, dorsal para sentado). Inicialmente, realizamos um tempo menor de estímulos e intervenções, com uma média de 10 minutos de atendimento, respeitando a tolerância da RN à manipulação e ao toque.

Mesmo com a intervenção uma vez ao dia, foi observado que, devido ao tempo de internação muito prolongado, os marcos motores ainda não estavam adequados para a idade. Assim, com 116 dias de idade cronológica, foi intensificada a intervenção para duas vezes ao dia, com objetivo de adequar os marcos motores normais para a idade atual (controle de cervical em diversas posturas, coordenação audiovisocefálica, rolar em 45º graus, orientação simétrica em linha média). De acordo com a necessidade e a tolerância da lactente aos estímulos, esse tempo foi aumentado para uma média de 20 minutos.

Após 13 dias de intensificada a estimulação, foi realizada nova avaliação por meio do TIMP para acompanhamento das intervenções e do DNPM da R quando ela estava com quatro meses e sete dias (12 semanas pós-termo). Nessa reavaliação, o escore bruto foi de 121, escore Z de 0,68 e classificado dentro da média, apresentando um desenvolvimento típico para idade. Como está ilustrado na Figura 32.2, observou-se os ganhos motores de orientação em linha média e controle cervical na posição prona, com coordenação audiovisocefálica completa.

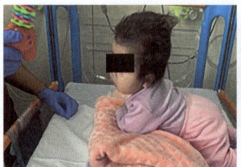 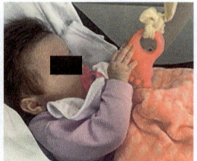 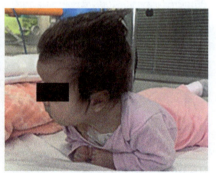

Figura 32.2. Lactente demonstrando marcos motores adequados para idade em diferentes posturas.
Fonte: Acervo do CTIN 2 do Instituto da Criança e do Adolescente do HC-FMUSP.

O **Test of Infant Motor Performance (TIMP)** é uma escala que permite avaliar o DNPM em de 25 a 35 minutos, realizada geralmente para avaliar a postura e o controle seletivo do movimento necessário em bebês com idade abaixo dos quatro meses, visando identificar o desempenho funcional do RN em atividades esperadas para a sua faixa etária. Foi desenvolvido para identi-

SÍNDROME DO INTESTINO CURTO

ficar bebês com atraso no desenvolvimento motor, discriminar bebês com vários graus de risco para resultados motores ruins e medir a mudança resultante de intervenções de prevenção e ou tratamento das alterações no DNPM. O TIMP é a avaliação motora infantil padrão-ouro.

Os gráficos 1, 2 e 3 mostram o crescimento em peso, comprimento e perímetro cefálico da criança utilizando-se o *WHO Anthro Survey Analyser*.

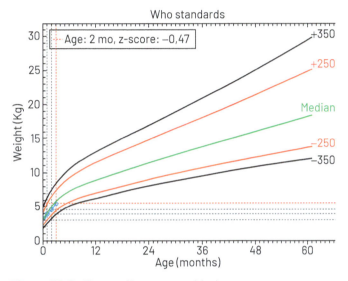

Figura 32.3. Escore Z peso para idade.

Fonte: WHO anthroplus for personal computers manual.

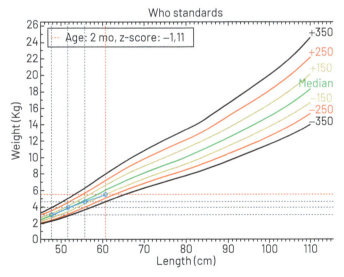

Figura 32.4. Escore Z peso para comprimento.

Fonte: WHO anthroplus for personal computers manual.

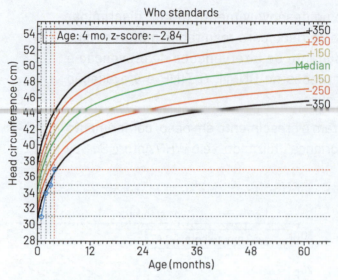

Figura 32.5. Escore Z perímetro cefálico para idade.

Fonte: WHO anthroplus for personal computers manual.

---

2. Entre as possíveis causas do atraso no DNPM da RN, incluem-se todas as alternativas a seguir, exceto:

a) Desnutrição secundária à diminuição da absorção de nutrientes pela superfície intestinal.

b) Falta de estimulação devido à internação hospitalar prolongada.

c) Acometimento do sistema nervoso central associado à Síndrome do Intestino Curto.

d) Hipotireoidismo secundário ao jejum prolongado.

DISCUSSÃO

Síndrome do Intestino Curto

A insuficiência intestinal pode ser caracterizada por causa anatômica ou funcional. Envolve o comprimento do intestino ou a sua fisiologia primária, levando à dificuldade de absorção, que pode ser compensada pela hiperfagia e por adaptações estruturais e metabólicas do intestino.

A falência intestinal se estabelece consequentemente às deficiências absortivas dos macronutrientes (carboidratos, lipídeos e proteínas) e dos micronutrientes (água, eletrólitos, vitaminas e minerais), cujas necessidades diárias não poderão ser atingidas pela alimentação oral ou pela nutrição enteral.

SÍNDROME DO INTESTINO CURTO

> Esse estado clínico torna inevitável a dependência da terapia nutricional parenteral para a manutenção do equilíbrio nutricional, da composição e da função corporal. Assim, a Síndrome do Intestino Curto, a insuficiência e a falência intestinais estão intimamente relacionadas em decorrência do resultado dos eventos fisiopatológicos, metabólicos e clínicos consequentes.

A Síndrome do Intestino Curto consiste na má absorção resultante de ressecção extensa do intestino delgado (em geral, acima de dois terços do seu comprimento). Os sintomas dependem da extensão e da função do intestino restante, mas a diarreia pode ser grave e deficiências nutricionais são frequentes.

Caracteriza-se pelo quadro de má-absorção intestinal, com reflexo maior ou menor sobre o estado nutricional dependendo do comprimento e do local da ressecção intestinal ou da área intestinal acometida. A perda de peso é resultado da deficiência em atingir as necessidades energéticas plenas do organismo secundárias à má-absorção.

Desse modo, a nutrição dependerá diretamente do processo de adaptação intestinal e do balanço entre o que é ingerido e efetivamente absorvido. Esse aspecto definirá o estado nutricional dos pacientes e caracterizar a insuficiência ou falência intestinal. Logo, a desnutrição resultante da falência intestinal é a consequência final de vários processos etiológicos.

A epidemiologia da Síndrome do Intestino Curto ainda apresenta indefinições devido a variação nos critérios diagnósticos, da população dos estudos e do tempo de *follow-up*. Em um grande estudo populacional, a incidência foi de 0,02% dos recém-nascidos vivos e 2,2% em UTIN; a incidência em prematuros foi 100 vezes maior do que entre os de termo, com 0,7% em RN com baixo peso e 1,1% com extremo baixo peso.

> A Síndrome do Intestino Curto, sem dúvida, é a principal causa de insuficiência intestinal grave em RNs e lactentes, condição em que a mucosa intestinal limitada não pode atender às necessidades nutricionais devido a absorção enteral bastante prejudicada.

As principais causas da Síndrome do Intestino Curto em crianças são ressecções maciças secundárias à enterocolite necrosante, às gastrosquises (simples, complexas e *vanishing*), atresias intestinais e má rotação associada a volvo intestinal; entre elas, as enterocolites necrosantes representam mais de 90% dos casos. Outras situações que levam à insuficiência intestinal grave são: Síndrome de Berdon (microcólon com hipoperistalse intestinal e megabexiga); e "*apple peel* Síndrome" (atresia do intestino delgado causada pela oclusão da artéria mesentérica superior, causando um enrolamento do intestino delgado em torno do eixo vascular em espiral).

A Síndrome do Intestino Curto representa condição clínica muito grave, caracterizada pela deficiente absorção intestinal de nutrientes e que, na criança, culmina no óbito por desnutrição grave se não tratada adequadamente. Alguns autores preferem a denominação "síndrome do intestino encurtado", devido ao problema ser, geralmente, decorrente de ressecção de extensos segmentos intestinais. As causas dessa Síndrome incluem afecções congênitas e adquiridas que resultam em perdas de grandes áreas de superfície de absorção intestinal, tanto *in utero* como pós-natal.

O diagnóstico depende da avaliação da perda intestinal, em combinação com má absorção enteral e dependência de nutrição parenteral prolongada como única forma de nutrição. Outro critério de definição avalia o comprimento do intestino delgado restante e, se 25% menor do que o esperado para a IG ou cronológica, o diagnóstico é estabelecido.

O tamanho do intestino remanescente, a ausência da válvula ileocecal, episódios recorrentes de sepse e o tempo de fechamento da ostomia estão relacionados a maiores mortalidade e morbidade.

Logo após a ressecção intestinal, o organismo inicia uma resposta adaptativa, com alterações anatômicas e fisiológicas para melhorar a capacidade absortiva intestinal, visando sua autonomia e o consequente crescimento normal da criança. Essa resposta é lenta e progressiva, geralmente demorando de 24 a 60 meses. Em geral, a insuficiência intestinal ocorre quando a menos de 40 cm de intestino delgado viável remanescente. Um comprimento do intestino residual de apenas 15 a 40 cm tem sido associado com adaptação do intestino, autonomia intestinal e desmame da nutrição parenteral.

Disfunção intestinal grave e disfunção tireoidiana

O rastreamento de disfunção tiroidiana em lactentes com jejum prolongado é rotina em vários Serviços que não dispõem de iodo na nutrição parenteral. A Sociedade Europeia de Gastrenterologia, Hepatologia e Nutrição Pediátrica (ESPGHAN) sugere que crianças em nutrição parenteral prolongada devem ser monitoradas regularmente para o *status* da função tireoidiana por meio de determinação de T4 livre e TSH.

Na CTIN2, esse rastreamento é realizado após 30 dias de jejum, independentemente da doença de base.

O iodo é um elemento de traço essencial para a síntese de hormônios tireoidianos responsáveis pelo desenvolvimento cerebral, proliferação de neurônios e regulação de processos que envolvem funções cerebrais e sua deficiência é a primeira causa de *déficit* mental evitável.

Lactentes com suporte nutricional parenteral exclusivo por longos períodos correm o risco de múltiplas deficiências de nutrientes. Deficiências de ferro, zinco, vitaminas e magnésio são bastante conhecidas, mas pouco se sabe sobre o *status* do iodo e suas consequências em crianças em nutrição parenteral prolongada.

A Sociedade Americana de Nutrição Clínica (ASCN), desde 1988, recomenda a dose de 1 mcg/kg/dia de iodo na nutrição parenteral para evitar a deficiência desse nutriente, a mesma recomendação da ESPGHAN de 2005. As diretrizes atuais, de 2018, continuam recomendando essa mesma dose.

A suplementação de oligoelementos na nutrição parenteral é feita pela adição individual de diferentes oligoelementos e o iodo não é rotineiramente incluído nessa suplementação. Um estudo publicado em 2017 encontrou alta prevalência de deficiência de iodo em pacientes pediátricos com insuficiência intestinal grave, recebendo nutrição parenteral total sem iodo, com 33% dos pacientes desenvolvendo hipotireoidismo.

Lock de etanol

Esforços estão sendo empregados no sentido de se diminuir o risco de infecções relacionadas ao cateter venoso central, entre os quais, maior vigilância em termos de curativos e o uso de substâncias para se evitar a formação do biofilme dentro do cateter.

Biofilmes são matrizes tridimensionais, consistindo em plaquetas, plasma, fibronectina e fibrinogênio, onde microrganismos podem colonizar e desprender-se, atingindo a corrente sanguínea. Os biofilmes formam-se em praticamente todos os dispositivos implantados, inclusive em cateteres venosos centrais.

Concentrações antimicrobianas suficientes para erradicar bactérias em biofilmes não são alcançadas pela terapia sistêmica em doses recomendadas dos antibióticos. Assim, soluções antimicrobianas altamente concentradas (*lock* de antibióticos), administradas no cateter venoso, têm mostrado melhores resultados. No entanto, existe uma desvantagem desse bloqueio: o potencial risco para desenvolver resistência bacteriana. Um bloqueio com vancomicina, por exemplo, pode provocar seleção de enterecocos resistente ao antibimicrobiano.

O etanol é um antisséptico que mostra atividade bactericida e fungicida contra uma ampla gama de bactérias gram-positivas e negativas e fungos. Os primeiros relatos bem-sucedidos sobre o uso do *lock* de etanol foram em pacientes oncológicos e, posteriormente, em pacientes recebendo nutrição parenteral total e prolongada.

Apesar de a maioria dos estudos com a técnica de bloqueio de etanol não relatar eventos adversos ou, alguns relatar eventos adversos leves, a interpretação desses resultados merece cautela, pois são retrospectivos e com pequeno tamanho amostral. Os potenciais efeitos tóxicos relacionados ao *lock* de etanol incluem ações no sistema nervoso central (SNC), arritmias e irritação venosa local.

A técnica envolve injetar uma solução de etanol no lúmen do cateter e permitir que a solução permaneça por certo tempo, com o objetivo de se prevenir a colonização ou de esterilização do lúmen. O etanol age por desnaturação de proteínas não específicas e, portanto, é menos provável que ocorra resistência antimicrobiana, que é uma preocupação com antibióticos sistêmicos ou com o uso de bloqueio de antibióticos.

O volume de etanol para fazer o bloqueio depende do cateter implantado (comprimento e espessura), variando de 0,1 a 0,7 mL para cada lúmen do cateter, com uma concentração de 70% de etanol; para os catéteres utilizados em lactentes, geralmente utiliza-se 0,3 mL. O tempo do bloqueio varia de duas a quatro horas. Após esse período, o etanol é aspirado e o cateter é lavado com solução salina a 0,9%, com volumes que variam de 2 a 5 mL.

Fisioterapia

A RN tem uma doença que cursa com um longo período de internação hospitalar e com diversos riscos (infecção, necessidade de procedimentos invasivos, baixa aceitação alimentar e má absorção dos nutrientes), o que pode determinar riscos para alterações no DNPM e em deformidades neuromusculoesqueléticas (exemplo: crânio, encurtamento muscular, vícios posturais).

O desafio da assistência de fisioterapia é adequar os marcos motores nesse contexto exclusivamente hospitalar desde o nascimento, com todas as suas limitações, como a privação do convívio familiar, restrição ao leito e estímulos dolorosos. É fundamental a integração da família nos cuidados para execução e continuidade do plano terapêutico definido.

O TIMP é aplicado para avaliar o comportamento motor funcional e postural de RNs e lactentes, a partir de 34 semanas de IG corrigida até quatro meses após o termo. É utilizado na CTIN2 de rotina antes do início das intervenções de fisioterapia, visando a avaliação e acompanhamento do DNPM dos pacientes.

> A fisioterapia, nestes casos clínicos, é fundamental para promover os estímulos e atividades funcionais necessários para alcançar o desempenho no DNPM típico para idade, mesmo em ambiente hospitalar.

A paciente com quatro meses de idade nunca foi para casa e é exposta a estímulos inadequados da internação prolongada. Transformar o leito restrito da UTIN em um ambiente de estímulos positivos que a paciente pode explorar e se desenvolver é desafiador. A avaliação precoce é importante para detectar as alterações do DNPM e para nortear as intervenções de fisioterapia, assim como para definir as orientações apropriadas aos familiares e cuidadores, para que estejam seguros na continuidade aos cuidados da lactente.

☑ Respostas das atividades

Atividade 1

Resposta: A. O início da nutrição enteral é um grande desafio nos pacientes com gastrosquise, devendo ser iniciada tão logo possível depois da cirurgia. O íleo adinâmico pós-operatório associado à dismotilidade intestinal estão presentes em quase todos os recém-nascidos com essa condição, por isso é necessário o uso de nutrição parenteral prolongada.

De maneira geral, quando a sonda orogástrica apresentar débito claro, em pequeno volume, e os ruídos hidroaéreos estiverem presentes, a nutrição enteral em pequenos volumes (nutrição enteral mínima) poderá ser iniciada.

Dar preferência sempre ao leite materno ou ao leite humano de banco de leite como primeira opção e, na sua falta, à fórmula semielementar. O volume deverá ser aumentado gradualmente, respeitando-se a tolerabilidade do paciente, e a nutrição parenteral deve ser reduzida de forma concomitante até alcançar a dieta plena.

O achado de abdome indolor e flácido ao exame físico do paciente e a ausência de vômitos são dados sugestivos de que a nutrição enteral poderá ser iniciada, porém a redução do volume e a melhora do aspecto do débito por sonda gástrica também devem estar presentes. Débito esverdeado pela sonda gástrica, independentemente do seu volume, contraindica a introdução da dieta enteral.

Atividade 2

Resposta: C. Para a síntese e a função adequada dos hormônios da tireoide, são necessários micronutrientes, como iodo, selênio e zinco. Uma dieta pobre desses nutrientes é um dos fatores de risco para o surgimento e o agravamento do hipotireoidismo.

A influência dos nutrientes na função tireoidiana é bem estabelecida. Os hormônios tireoidianos são responsáveis pelo desenvolvimento cerebral, proliferação de neurônios e regulação de processos que envolvem funções cerebrais. Sua deficiência é a primeira causa de déficit mental evitável.

Em pacientes com jejum prolongado e uso de nutrição parenteral prolongada, observa-se uma deficiência desses nutrientes e, portanto, um maior risco para o desenvolvimento do hipotireoidismo.

Na impossibilidade de aumentar o consumo de iodo pela dieta, deve-se indicar o tratamento medicamentoso do *déficit* hormonal (levotiroxina) na tentativa de minimizar os efeitos adversos dessa deficiência.

A suplementação de oligoelementos na nutrição parenteral não inclui rotineiramente a suplementação de iodo, mas a redução da oferta diária de selênio e zinco também pode contribuir para o agravamento da deficiência hormonal, não sendo indicado, portanto, a esses pacientes. Após diagnosticada a deficiência hormonal, não se recomenda atrasar o início do tratamento, a fim de se repetir a coleta de exames.

Atividade 3

Resposta: C. A Síndrome do Intestino Curto refere-se a uma condição gastrointestinal debilitante, que leva à redução da superfície de absorção de água, eletrólitos e nutrientes. Resulta em um estado de má absorção, com incapacidade de manter o equilíbrio hidroeletrolítico, e um balanço energético positivo, causando diarreia crônica, desidratação, perda de peso, alterações eletrolíticas e desnutrição.

As influências ambientais e o estado nutricional adequado desempenham um papel importante no desenvolvimento do SNC. As complicações associadas à esta Síndrome podem contribuir para alterações no DNPM (cognitivas, posturais, adaptativas, da linguagem e do comportamento).

As crianças em nutrição parenteral prolongada devem ter regularmente monitoradas a sua função tireoidiana por meio da dosagem de T4 livre e TSH, uma vez que os hormônios tireoidianos são responsáveis pelo desenvolvimento cerebral e proliferação de neurônios. Sua deficiência (hipotireoidismo) é a primeira causa de *déficit* mental evitável.

O ambiente em que as crianças estão inseridas tem grande influência na aquisição de novas habilidades. Crianças que sofrem privação materna (como aquelas em situação de internação hospitalar prolongada), em associação à carência de estímulos, podem apresentar atrasos no DNPM. A família proporciona para a criança um ambiente de carinho, amor, segurança, proteção, bem como valores, religião, lazer e condições materiais, fundamentais para que a criança tenha um desenvolvimento neurológico saudável.

A assistência multiprofissional nestes casos clínicos eh fundamental.

Referências

1. Amin SC, Pappas C, Iyengar H, *et sal*. Short bowel syndrome in the NICU. Clin Perinatol. 2013;40(1):53-68.
2. Cicalese MP, Bruzzese E, Guarino A, *et al*. Requesting iodine supplementation in children on parenteral nutrition. Clin Nutr. 2009;28(3):256-9.
3. Chiquetti EMDS, Valentini NC, Saccani R. Validation and reliability of the test of infant motor performance for Brazilian infants. Phys Occup Ther Pediatr. 2020;40(4):470-485. doi: 10.1080/01942638.2020.1711843.
4. John BK, Khan MA, Speerhas R, *et al*. Ethanol lock therapy in reducing catheter-related bloodstream infections in adult home parenteral nutrition patients: results of a retrospective study. JPEN J Parenter Enteral Nutr. 2012;36(5):603-610.

5. Mutanen A, Wales PW. Etiology and prognosis of pediatric short bowel syndrome. Semin Pediatr Surg. 2018;27(4):209-217.
6. Oliveira C, Nasr A, Brindle M, et al. Ethanol locks to prevent catheter-related bloodstream infections in parenteral nutrition: a meta-analysis. Pediatrics 2012;129:318-329.
7. Passos ACV, Barros F, Damiani D, et al. Hypothyroidism associated with short bowel syndrome in children: a report of six cases. Arch Endocrinol Metab. 2018;62(6):655-660.
8. Robbins Tighe SL. Clinical application of prophylactic ethanol lock therapy in pediatric patients with intestinal failure. Gastroenterol Nurs. 2016;39(5):376-84.
9. Thomassen RA, Kvammen JA, Sæland C, et al. Micronutrients in paediatric intestinal failure patients receiving home parenteral nutrition. Clin Nutr. 2020;39(11):3452-3460.
10. Wales PW, de Silva N, Kim J, et al. Neonatal short bowel syndrome: population-based estimates of incidence and mortality rates. J Pediatr Surg. 2004;39(5):690-5.

33 Anomalias Anorretais

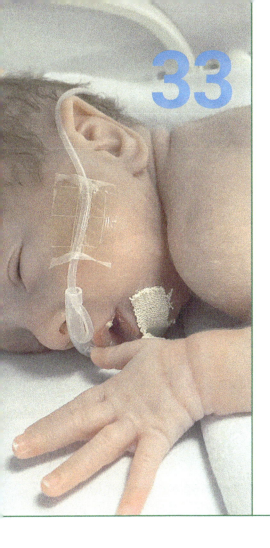

Francine Harb Corrêa
Juliana Zoboli Del Bigio
Mário Cícero Falcão

APRESENTAÇÃO DO CASO CLÍNICO

Mãe de 36 anos de idade, quintigesta com história prévia de dois abortos e um natimorto, portadora de hipertensão crônica, trombofilia e diabetes *mellitus* tipo 2; fez uso de metildopa, amlodipina, metformina e enoxaparina. A gestação, inicialmente, era gemelar dicoriônica e diamniótica, o segundo feto não se desenvolveu.

Recém-nascido (RN) feminino, nascido de parto cesariano indicado por apresentação pélvica e descontrole pressórico materno, com idade gestacional (IG) de 38 semanas, pesando 3.792 g (percentil 94 da curva de Fenton), com 48,5 cm de comprimento (percentil 78 da curva de Fenton) e 34,5cm de perímetro cefálico (percentil 78 da curva de Fenton). Nasceu bem, sem necessidade de manobras de reanimação. Ao exame físico inicial, foi notada a presença de ânus imperfurado (Figuras 33.1) e artéria umbilical única.

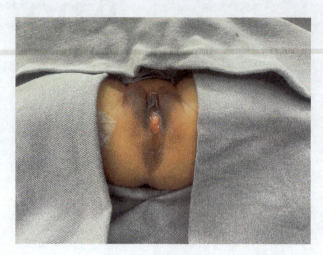

Figura 33.1. Aspecto pré-operatório da anomalia anorretal.

Fonte: Acervo do Centro de Terapia Intensiva Neonatal 2 (CTIN2) do Instituto da Criança e do Adolescente do Hospital das Clínicas da Faculdade de Medicina da Universidade de São Paulo.

RN encaminhada para o Centro de Terapia Intensiva Neonatal 2 (CTIN2) do Instituto da Criança e do Adolescente do Hospital das Clínicas da Faculdade de Medicina da Universidade de São Paulo (HC-FMUSP) ainda no primeiro dia de vida (DV), em jejum com soro de manutenção. Apresentou eliminação de mecônio no segundo DV, confirmada presença de ânus imperfurado com fístula retovestibular. Avaliada pela equipe da Cirurgia Infantil e indicada a correção cirúrgica (Figura 22.2). Foi submetida à proctoplastia no terceiro DV, procedimento sem intercorrências.

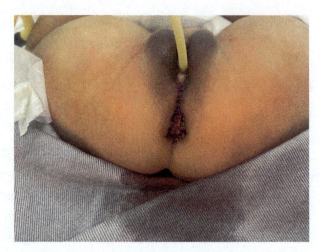

Figura 33.2. Aspecto pós-operatório da anomalia anorretal.

Fonte: Acervo do CTIN 2 do Instituto da Criança e do Adolescente HC-FMUSP.

Exames para investigação de outras malformações

- Ecocardiografia – presença de comunicação interatrial (CIA) do tipo *ostium secundum* de 6 mm, duas comunicações interventriculares em região muscular apical de 1,2 mm e 1mm.
- Ultrassonografia (USG) de rins e vias urinárias – presença de rins fundidos em topografia pélvica mediana (aspecto em "panqueca"), com contornos regulares e espessura normal do parênquima (Figura 33.3).
- USG abdominal – normal.
- USG de crânio transfontanelar – sem alterações.
- Radiografia simples de coluna – sem alterações.

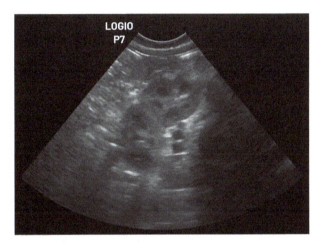

Figura 33.3. USG de rins e vias urinárias com presença de rins fundidos em topografia pélvica mediana.

Fonte: Acervo do Serviço de Radiologia do HC-FMUSP.

A RN evoluiu com quadro de vômitos, hipoglicemia oscilação da saturação de pulso de oxigênio (SpO_2). Apresentou hipoglicemia na primeira hora de vida com necessidade de correção.

---

1. **Com base no quadro clínico apresentado pela RN, assinale a conduta a ser tomada.**
   a) Correção da hipoglicemia e manutenção do jejum com sonda aberta.
   b) Coleta de exames de *screening* infeccioso, como hemograma, proteína C-reativa (PCR), hemocultura e urocultura.
   c) Considerar a hipótese de sepse neonatal tardia e iniciar antibioticoterapia após coleta de exames.
   d) Todas as alternativas estão corretas.

Iniciado esquema terapêutico com vancomicina e meropenem para tratamento de sepse neonatal tardia, com culturas (sangue e urina) negativas, completando sete dias de antibioticoterapia.

Na evolução clínica, a RN apresentou dificuldade de sucção, identificada presença de anquiloglossia, realizada frenulectomia, com melhora da aceitação da dieta por via oral.

Paciente avaliada pela equipe da Nefrologia Infantil, indicada realização de uretrocistografia miccional e início de antibioticoterapia profilaxia com cefalexina. Alta em boas condições clínicas e em aleitamento misto.

DISCUSSÃO

As malformações anorretais ocorrem em aproximadamente um em cada 5 mil nascimentos e são ligeiramente mais frequentes em homens, com 1% de risco de uma família ter um segundo filho com a mesma anomalia. A fístula retouretral é mais frequente no sexo masculino e a fístula retovestibular, no sexo feminino. A ausência de fístula é rara (5% dos pacientes) e pode estar associada à Síndrome de Down.

As malformações anorretais geralmente não são diagnosticadas na USG pré-natal. Existem alguns marcadores de malformação cloacal (cistos intrapélvicos ou abdominais), bem como hidronefrose, e marcadores ultrassonográficos da associação VACTERL (defeito vertebral, atresia anal, defeitos cardíacos, fístula traqueoesofágica, anomalias renais e de membros) que podem alertar para o diagnóstico da anomalia anorretal.

Em RNs, o exame físico cuidadoso da região perineal e a investigação das anomalias associadas são de suma importância. Após o diagnóstico, a conduta deve ser expectante nas primeiras 24 horas de vida, pois pode ser necessário o aumento da pressão intraluminal intestinal para que o mecônio seja forçado através de um trato fistuloso, o que ajuda a estabelecer o diagnóstico; a presença de mecônio na região perineal confirma o diagnóstico de uma fístula retoperineal; a presença de mecônio em urina confirma uma fístula retouretral.

As avaliações radiológicas feitas antes de 24 horas de vida podem não ser conclusivas, pois o reto pode ser incorretamente diagnosticado como muito alto.

Durante as primeiras 24 horas de vida, o RN deve receber hidratação intravenosa (IV), antibióticos, se necessário, e descompressão orogástrica. Esses pacientes devem ser avaliados quanto a defeitos associados, que incluem malformações cardíacas, esofágica e anomalias renais. A coluna lombosacra deve ser avaliada radiograficamente (radiografia e USG espinal e ressonância nuclear magnética - RNM, se necessário) à busca de anormalidades espinais e sacrais. A USG de abdome e pelve avaliará hidronefrose e outras malformações renais e, especificamente nas meninas, um hidrocolpos (acúmulo de urina e muco na região vaginal).

RNs com fístulas perineais e vestibulares podem ser tratados com reparo primário ou dilatação da fístula e, posteriormente, correção definitiva, ou colostomia, que poderá ser realizada ao mesmo tempo que o reparo primário.

Após 24 horas de observação clínica, se não houver evidência de fístula, uma radiografia lateral com o paciente em decúbito ventral deve ser realizada. Se essa radiografia mostrar ar no reto, localizado logo abaixo do cóccix, uma anorretoplastia sagital posterior pode ser realizada ou, quando o ar não se estende além do cóccix, deverá ser realizada uma colostomia (Figura 33.4).

Em RNs do sexo feminino, é preciso avaliar se existe uma fístula perineal, uma fístula vestibular, uma cloaca, um defeito sem fístula ou uma malformação complexa.

RNs (meninos ou meninas) com fístula perineal ou meninas com fístula vestibular, desde que não tenham comorbidades, podem ser tratados com anoplastia ou anoretoplastia sagital posterior, respectivamente, sem necessidade de colostomia. Se houver um único orifício perineal, o diagnóstico de cloaca deve ser feito, e o tratamento inclui a realização de uma colostomia. Devido à alta incidência de doenças urológicas associadas, se houver hidrocolpos, a respectiva drenagem deve ser realizada durante a cirurgia.

Em RNs masculinos, se existir uma fístula no períneo, é feito o diagnóstico de fístula retoperineal e uma anoplastia primária pode ser realizada. Evidência de mecônio na urina confirma o diagnóstico de uma fístula retouretral, e será necessário uma colostomia. Aproximadamente, 90% dos defeitos em recém-nascidos do sexo masculino podem ser corrigidos apenas por intermédio de uma abordagem sagital posterior; somente em fístulas retouretral ou prostáticas altas o reto deve ser abordado mediante laparotomia ou laparoscopia.

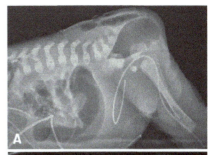
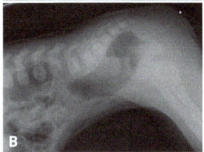

Figura 33.4. Radiografia lateral em dois recém-nascidos. (A) Reto próximo à região anal. (B) Reto distante da região anal.

Fonte: Acervo do Serviço de Radiologia do HC-FMUSP.

Nos casos de ânus imperfurado sem fístula, a extremidade cega do reto geralmente está localizada no nível da uretra bulbar e é facilmente alcançável pela abordagem sagital posterior. O reto deve ser cuidadosamente separado da uretra porque as duas estruturas compartilham uma parede comum, mesmo que não haja fístulas. A abordagem posterior é a mesma para casos de defeito com fístula retouretral.

No pós-operatório, a maioria dos pacientes não apresenta intercorrências. O controle álgico costuma ser mais fácil na incisão sagital posterior e mais difícil para aqueles que foram submetidos a uma laparotomia. Se houver uma abordagem da cloaca, o cateter urinário permanece por 14 a 28 dias no pós-operatório até que o períneo não tenha mais edema.

A maioria dos RNs recebe alta dois dias após a reparação sagital, e após três a cinco dias se a laparoscopia ou a laparotomia com colostomia for realizada. As dilatações anais são iniciadas duas semanas após o reparo para evitar estenose no nível da pele, com um dilatador que se encaixa facilmente no ânus.

As dilatações podem ser realizadas até duas vezes ao dia e o tamanho do dilatador é aumentado semanalmente, até que o reto atinja o tamanho desejado, com base na idade do paciente; uma vez atingido o tamanho desejado, a colostomia pode ser fechada.

A respeito do prognóstico, parece haver três fatores que afetam os resultados nesses pacientes. O tipo de malformação, o desenvolvimento sacral ou a falta dele e todas as anormalidades relacionadas à coluna vertebral e à relação destas com a continência fecal.

As malformações cloacais representam um espectro próprio e devem ser subclassificados com base no potencial para o controle intestinal e urinário, bem como sua função. O comprimento do canal comum parece ser o fator prognóstico mais importante nesses casos.

☑ Respostas das atividades

Atividade 1

Resposta: D. As anomalias anorretais são uma importante causa de obstrução gastrintestinal, com alta taxa de morbimortalidade em RNs. As complicações surgem logo após o nascimento, com distensão abdominal, dor e vômitos; por isso, os RNs com essa anomalia devem ser mantidos em jejum até a cirurgia, com sonda orogástrica (SOG) aberta para descompressão gástrica, e receber hidratação intravenosa (IV) e antibióticos, se necessário.

Após as primeiras 72 horas de vida, o quadro clínico de vômitos, distensão abdominal, queda do estado geral, oscilação da SpO_2 com episódios de apneia e alterações de glicemia (hipo ou hiperglicemia) sugere o diagnóstico de sepse neonatal tardia. Indicam-se, nesses casos, a coleta de exames, como hemograma, PCR e hemocultura e a urocultura para investigação.

Devido aos riscos apresentados por esses RNs, tão logo os exames sejam coletados, deve-se iniciar antibioticoterapia com cobertura para os agentes bacterianos mais frequentes em cada Serviço. Concomitantemente, corrige-se a glicemia, adequa-se a oferta de oxigênio, mantêm-se o jejum e a observação clínica rigorosa do paciente. A duração do esquema antibiotico dependerá dos resultados dos exames laboratoriais e da evolução clínica do paciente.

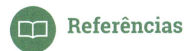

Referências

1. Belizon A, Levitt M, Shoshany G, et al. Rectal prolapse following posterior sagittal anorectoplasty for anorectal malformations. J Pediatr Surg. 2005;40(01):192-196.

2. Daszkiewicz P, Barszcz S, Roszkowski M, et al. Tethered cord syndrome in children – impact of surgical treatment on functional neurological and urological outcome. Neurol Neurochir Pol. 2007;41(05):427-435.

3. Georgeson KE. Midterm follow-up study of high-type imperforate anus after laparoscopically assisted anorectoplasty. Yearbook of Surgery. 2007; 30:287-288.

4. Georgeson KE, Inge TH, Albanese CT. Laparoscopically assisted anorectal pull-through for high imperforate anus – a new technique. J Pediatr Surg. 2000;35(06):927-930, Discussion 930- 931 29.

5. Levitt MA, Peña A. Anorectal malformations. Orphanet J Rare Dis. 2007; 2:33.

6. Livingston J, Elicevik M, Crombleholme T, et al. Prenatal diagnosis of persistent cloaca: A 10 year review. Am J Obstet Gynecol 2006;195(06):S63

7. Shaul DB, Harrison EA. Classification of anorectal malformations – initial approach, diagnostic tests, and colostomy. Semin Pediatr Surg. 1997;6(04):187-195.

8. Sydorak RM, Albanese CT. Laparoscopic repair of high imperforate anus. Semin Pediatr Surg 2002;11(04):217-225.

9. Upadhyaya VD, Gopal SC, Gupta DK, et al. Single stage repair of anovestibular fistula in neonate. Pediatr Surg Int. 2007;23(08):737-740.
10. Wood RJ, Levitt MA. Anorectal Malformations. Clin Colon Rectal Surg. 2018;31(2):61-70.
11. Peña A, Grasshoff S, Levitt M. Reoperations in anorectal malformations. J Pediatr Surg. 2007;42(02):318-325.
12. Teich S, Caniano DA. Reoperative Pediatric Surgery. New York, NY: Springer Science & Business Media; 2008.

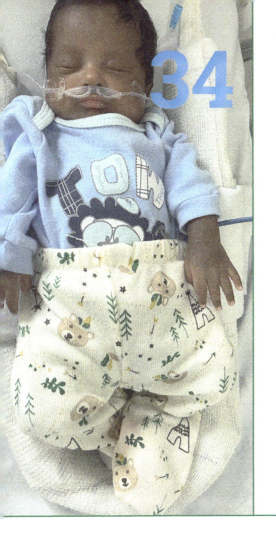

34

Síndrome Mieloproliferativa Transitória Associada à Trissomia do 21

Islã Ventura
Mário Cícero Falcão

DESCRIÇÃO DO CASO CLÍNICO

Mãe com 35 anos de idade, primigesta, diagnóstico prévio à gestação de depressão. Apresentou diabetes *mellitus* gestacional controlado com dieta. Utilizou ácido fólico e sulfato ferroso durante a gestação. Nega tabagismo, etilismo e uso de drogas ilícitas.

Sorologias maternas

- **1º trimestre:** vírus da imunodeficiência humana (HIV), sífilis, hepatites B e C não reagentes, toxoplasmose IgG e IgM negativos, vírus de inclusão Citomegálica IgG positivo e IgM negativo, rubéola IgG positivo e IgM negativo.
- **2º trimestre:** toxoplasmose IgG e IgM negativos.

- **3º trimestre:** HIV, sífilis, hepatites B e C não reagentes, toxoplasmose IgG e IgM negativos, vírus de inclusão citomegálica IgG positivo e IgM negativo, rubéola IgG positivo e IgM negativo.
- Na internação para o parto: teste rápido para HIV e sífilis não reagentes.

Ultrassonografia (USG) morfológica do segundo semestre sem alterações. À repetição do exame, no terceiro trimestre da gestação, achados sugestivos de Síndrome de Down e hidropisia fetal (polidrâmnio, edema generalizado de tecido subcutâneo, derrame pericárdico e ascite de moderado volume).

Realizada a amniocentese com 32 semanas de gestação para coleta de cariótipo que evidenciou Síndrome de Down (47, XX com trissomia do cromossomo 21). A pesquisa para infecções (eritrovírus, herpesvírus 1, 2, 6 e 7, parechovírus, parvovírus B19, enterovírus, vírus Epstein-Barr, vírus de inclusão citomegálica, rubéola, toxoplasmose, adenovírus, varicela-zóster, HIV, *venereal disease research laboratory* (VDRL), hepatites B e C) no líquido amniótico resultou negativa e a pesquisa para anticorpos irregulares também foi negativa.

Indicada resolução da gestação com 35 semanas em razão de sofrimento fetal agudo com sinais de anemia à USG.

Recém-nascido pretermo (RNPT) tardio, nascido de parto cesariano com boletim de Apgar de 6, 8 e 8. Apresentou desconforto respiratório em sala de parto, sendo necessário o uso de pressão positiva contínua nas vias aéreas (CPAP) que foi suspenso no 12º minuto de vida. Encaminhado à CTIN2 em cateter nasal de oxigênio convencional.

O exame físico inicial mostrou fácies sugestiva de Síndrome de Down; edema palpebral bilateral, de parede abdominal e de membros inferiores; ausculta cardíaca sem alterações; abdome globoso, tenso, com importante edema de parede e difícil palpação de visceromegalias (Figura 34.1); genitália típica feminina com edema de vulva.

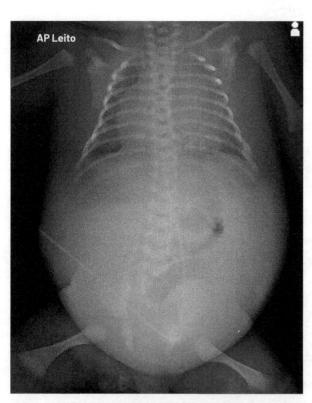

Figura 34.1. Radiografia após o nascimento evidenciando ascite importante e aumento da área cardíaca.

Fonte: Acervo do Serviço de Radiologia do Hospital das Clínicas da Faculdade de Medicina da Universidade de São Paulo.

Paciente admitido na CTIN2 com cateter nasal de oxigênio convencional para manutenção da SpO$_2$. Realizada a passagem de cateter venoso umbilical e prescritos jejum e soro de manutenção.

O hemograma à admissão evidenciou: hemoglobina 10 g/dL; hematócrito 30,1%; leucócitos 27.440/mm³ (neutrófilos segmentados: 34%, eosinófilos 0%, basófilos 0%, linfócitos 18%, monócitos 6%, outras células: 40%); plaquetas: 96 mil/mm³.

Esse porcentual de outras células de 40% foi descrito como células anômalas de médio e grande tamanho, apresentando alta relação núcleo/citoplasma, núcleo com a cromatina frouxa e nucléolos por vezes evidenciados e únicos e citoplasma basofílico, por vezes apresentando pequena quantidade de grânulos azurófilos. A lâmina desse sangue periférico evidenciou presença de blastos (Figura 34.2).

1. **De acordo com o relato clínico apresentado, associado ao resultado do hemograma, quais as hipóteses diagnósticas?**

    a) RNPT tardio; Síndrome de Down; anemia, plaquetopenia e leucocitose por doença hemolítica.

    b) RNPT; Síndrome de Down; pancitopenia.

    c) RN muito prematuro; Síndrome de Down; leucemia linfoide aguda.

    d) RNPT tardio; Síndrome de Down; hidropisia; anemia, plaquetopenia e Síndrome mieloproliferativa.

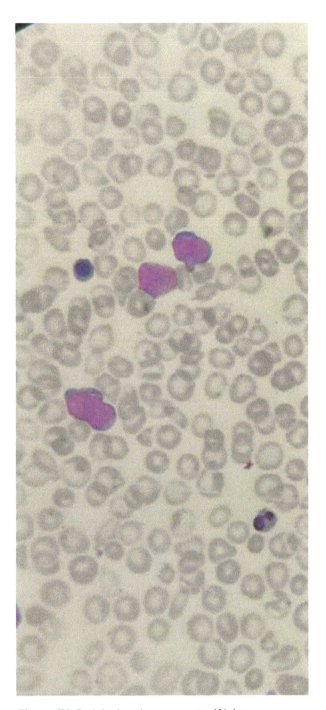

Figura 34.2. Lâmina de sangue periférico evidenciando blastos.

Fonte: Acervo do Serviço de Histopatologia do Hospital das Clínicas da Faculdade de Medicina da Universidade de São Paulo.

Dessa forma, foi solicitada a avaliação pela equipe de Oncologia Pediátrica no segundo DV, que fez a hipótese diagnóstica de Síndrome mieloproliferativa transitória associada à Síndrome de Down, com indicação de quimioterapia apenas se houver repercussão em órgãos-alvos. A princípio, como o paciente estava clinicamente estável, com leucometria baixa, o tratamento não foi indicado e foi realizada a coleta de imunofenotipagem de neoplasia hematológica em amostra de sangue periférico. Realizada a vigilância de função renal, hepática e de coagulação. Solicitadas USG de abdome para investigação de derrames cavitários.

Em ecocardiografia no terceiro DV, foram identificadas cavidades cardíacas direitas com dilatação de grau discreto, boa função sistólica dos ventrículos e derrame pericárdico importante, que rechaçava discretamente o átrio direito, além de fluxos valvares com sinais de restrição ao enchimento ventricular.

A USG de abdome mostrou ascite anecogênica com sombra acústica na vesícula biliar, compatível com cálculos, veia porta pérvia, fígado e baço com dimensões dentro da normalidade, rins normais e bexiga sem alterações.

A evolução laboratorial revelou alteração de função renal, com elevação de creatinina, e o coagulograma evidenciou alargamento do tempo de protrombina e do tempo de tromboplastina parcialmente ativada.

2. **Quando deve ser iniciado o tratamento da Síndrome mieloproliferativa do paciente com Síndrome de Down?**
    a) Imediatamente após a identificação de leucocitose em hemograma.
    b) Se leucocitose > 50.000/mm^3 e associação com anemia e plaquetopenia.
    c) Se houver sintomatologia clínica e acometimento de órgãos.
    d) Não há necessidade de tratamento, uma vez que é a Síndrome é transitória.

Dessa forma, no quinto DV, consequentemente à repercussão clínica de derrames cavitários com evidência de derrame pericárdico com rechaço atrial e restrição ao enchimento ventricular, ascite importante e alteração de função renal e hepática (coagulograma alterado), indicado início de tratamento de Síndrome mieloproliferativa transitória com citarabina 2,5 mg (1 mg/kg) uma vez ao dia, infusão em 30 minutos em cateter venoso central, curso inicial de cinco dias, com reavaliação após esse período.

Durante a quimioterapia, foi realizada coleta diária de hemograma, ureia, creatinina, eletrólitos, ácido úrico e desidrogenase láctea para avaliação de lise tumoral. Paciente com baixo risco de evolução para Síndrome de lise tumoral devido à baixa leucometria, no entanto realizada aumento da oferta hídrica. Prescrita antibioticoterapia com cobertura estreptocócica (ampicilina 50 mg/kg/dose a cada 12 horas) e profilaxia antifúngica (fluconazol 6 mg/kg/dia).

Paciente evoluiu clinicamente estável, com resolução dos derrames cavitários e desaparecimento de blastos em sangue periférico após curso de citarabina por cinco dias, sem apresentar Síndrome de lise tumoral.

Anemia e plaquetopenia foram corrigidas com transfusões quando valores abaixo de 9 g/dL e 50 000/mm^3, respectivamente. Evoluiu com neutropenia pós-quimioterapia, sem febre, com recuperação, sem necessidade do uso de filgrastima. Suspensa a antibioticoterapia com 11 dias do término do ciclo de citarabina em virtude da recuperação do número de neutrófilos.

A Tabela 34.1 mostra a evolução dos hemogramas antes e após o tratamento com citarabina.

Tabela 34.1. Evolução dos hemogramas antes e após o tratamento com citarabina (realizado do 5º ao 10º dia de vida)

	1º DV	3º DV	6º DV	10º DV	12º DV	15º DV	20º DV	22º DV
Hemoglobina (d/dL)	10	11,1	10	10,6	8,4	9,9	8,3	11,7
Hematócrito (%)	30,1	33	30,3	29,2	25	28,8	24,1	33
Leucócitos (mil/mm^3)	27,44	14,23	9,41	2,47	1,53	1,79	2,64	3,11
Neutrófilos segmentados (%)	34	46	43	60	48	31	43	44
Blastos (%)	40	30	11	0	0	0	0	0
Linfócitos (%)	48	21	36	31	48	59	49	47
Basófilos (%)	0	0	0	6	0	0	0	0
Monócitos (%)	6	2	0	0	0	10	7	4
Eosinófilos (%)	0	1	1	0	0	0	1	3
Plaquetas (mil/mm^3)	96	28	72	65	8	23	77	183

Fonte: Desenvolvida pela autoria.

DISCUSSÃO

Crianças com Síndrome de Down têm risco aumentado de desenvolver leucemia aguda, tanto mieloide (risco 150 vezes maior) como linfoblástica (risco 30 vezes maior). Em relação à leucemia mieloide, essa condição quase sempre se desenvolve antes dos 5 anos de idade, podendo ser precedida por uma síndrome pré-leucêmica neonatal conhecida como "síndrome mieloproliferativa transitória", exclusiva da Síndrome de Down.

Essa Síndrome mieloproliferativa é caracterizada pelo aumento do blastos circulantes que abrigam mutações truncadas N-terminais adquiridas no gene do fator de transcrição hematopoiético GATA1.

Aproximadamente 10% a 15% dos RNs com Síndrome de Down apresentam a Síndrome mieloproliferativa, com contagem periférica de blastos maior que 10%. Esses neonatos requerem monitoramento rigoroso no período neonatal, pois a taxa de mortalidade pode chegar a 20%.

Outros 10% a 15% dos RNs portadores de Síndrome de Down têm uma ou mais mutações GATA1 adquiridas, em associação com um baixo número de blastos (inferior a 10%) e apresentam doença clínica e hematológica silenciosa (Síndrome mieloproliferativa associada à Síndrome de Down).

Em grande parte dos casos de doença mieloproliferativa ativa ou silenciosa, o GATA1 mutante entra em remissão completa e permanente, sem a necessidade de quimioterapia. No entanto, em 10% a 20% dos RNs, essas Síndromes evoluem para leucemia mieloide da Síndrome de Down nos primeiros cinco anos de vida, quando células mutantes GATA1 persistentes adquirem mutações oncogênicas adicionais, mais frequentemente em genes reguladores.

A síndrome mieloproliferativa associada à síndrome de Down tem uma apresentação clínica variável: em uma extremidade do espectro, pode ser detectada como um achado incidental em esfregaço de sangue em um recém-nascido saudável (10% a 25%) e na outra extremidade, os neonatos apresentam infiltração leucêmica disseminada (10% a 20%), hepatoesplenomegalia importante, derrames cavitários, coagulopatia e falência de múltiplos órgãos.

A maioria dos RNs com Síndrome mieloproliferativa associada à Síndrome de Down clínica (blastos > 10%) terá uma ou mais das características clínicas. Entre essas características destacam-se: hepatomegalia; esplenomegalia; efusões pericárdicas/pleurais; e erupções cutâneas. A icterícia é frequente em RNs com Síndrome de Down com ou sem Síndrome mieloproliferativa.

É importante ressaltar que nenhuma característica clínica é específica para Síndrome mieloproliferativa associada à Síndrome de Down, portanto é essencial realizar esfregaço sanguíneo de todos os recém-nascidos com síndrome de Down para se realizar o diagnóstico dessa condição clínica.

Vale a pena enfatizar que hiperbilirrubinemia de início tardio ou prolongada em RNs com Síndrome de Down pode ser o início de fibrose hepática progressiva associada à Síndrome mieloproliferativa, com prognóstico bastante reservado. Embora a maioria dos casos se apresente nos primeiros dias de vida, ela também pode se iniciar no feto, resultando em hidropisia fetal (polidrâmnio, edema generalizado de tecidos subcutâneos, derrames pleurais e pericárdico e ascite).

A Síndrome mieloproliferativa associada à Síndrome de Down causa várias anormalidades hematológicas. As principais características são leucocitose e aumento de blastos no sangue periférico. A leucocitose está presente em 30% a 50% dos casos e tipicamente inclui aumento de neutrófilos, mielócitos, monócitos e basófilos.

A contagem de plaquetas pode estar elevada, normal ou reduzida, e a trombocitopenia não é mais frequente em RNs com Trissomia do 21 com Síndrome mieloproliferativa *versus* sem essa doença. Da mesma forma, embora a hemoglobina seja menor em neonatos com síndrome mieloproliferativa em comparação a RN com Síndrome de Down sem mieloproliferação, a anemia não é frequente.

Apesar de alterações da coagulação serem relatadas em 20% a 25% dos casos, a coagulopatia intravascular disseminada, geralmente, está restrita aos casos em que há disfunção hepática grave devido à infiltração hepática por blastos. Essa disfunção hepática manifesta-se por hiperbilirrubinemia conjugada e, frequentemente, acompanhada pela elevação das transaminases.

Entretanto, a única dessas características laboratoriais que é específica para o diagnóstico de Síndrome mieloproliferativa associada à Síndrome de Down é um alto número de blastos circulantes. Um dos aspectos mais desafiadores para o diagnóstico dessa Síndrome é estabelecer se existe ou não um valor limite para a porcentagem de blastos confiável para o seu diagnóstico, na ausência de confirmação molecular pela análise da mutação GATA1.

A maioria dos RNs com Síndrome mieloproliferativa associada à Síndrome de Down apresenta resolução espontânea e não necessita de tratamento. No entanto, ante a presença de sintomas progressivos e com risco de vida, como hidropisia fetal, leucocitose acentuada, hepatopatia, coagulação intravascular disseminada (com ou sem sangramento), insuficiência renal e/ou cardíaca, os RNs podem se beneficiar da quimioterapia.

Como os blastos são bastante sensíveis à citarabina, os estudos observacionais mostraram resultados promissores com baixas doses desse fármaco. Assim, os protocolos de tratamento atuais são baseados nessas publicações, recomendando-se o uso de citarabina (0,5-1,5 mg/kg por três a 12 dias) para recém-nascidos com Síndrome mieloproliferativa associada à Síndrome de Down e comprometimento clínico em razão de trombocitopenia, sinais de colestase ou disfunção hepática ou de contagem elevada de leucócitos. No entanto, não há evidências até o momento de que o tratamento com citarabina tenha um impacto significativo na probabilidade de progressão da doença para leucemia mieloide da Síndrome de Down.

Respostas das atividades

Atividade 1

Resposta: D. Paciente com 35 semanas de idade gestacional (IG) é classificado como RNPT tardio (IG entre 34 e 35 6/7 semanas). Recebeu o diagnóstico de Síndrome de Down (47, XX + Trissomia do cromossomo 21) por meio de cariótipo coletado por amniocentese. O hemograma apontou anemia, plaquetopenia e leucocitose com presença de blastos.

As Síndromes mieloproliferativas são desordens clonais que levam à proliferação excessiva de células do tronco hematopoiético, denominadas "células mieloides". Essas doenças podem evoluir para leucemia mieloide aguda. Caracteristicamente, o número de leucócitos estará elevado (5.000 a 400.000/mm^3), com até mais de 95% de blastos no sangue periférico.

Podem ocorrer infiltração da pele, anemia e plaquetopenia, como nesse caso clínico. É possível evoluir também com hepatoesplenomegalia e acometimento de outros órgãos. A hidropisia pode ocorrer em decorrência da anemia, da infiltração de blastos em órgãos e do acometimento hepático, com hipoalbuminemia.

A maioria das crianças evolui para remissão espontânea em um a dois meses, enquanto outras persistem com a alteração. As crianças portadoras de Síndrome de Down podem desenvolver uma reação leucemoide transitória, denominada também "mielopoiese anormal transitória", "leucemia transitória" ou "Síndrome mieloproliferativa transitória".

Atividade 2

Resposta: C. A maioria dos RNs com Síndrome mieloproliferativa associada à Síndrome de Down apresenta resolução espontânea e não necessita de tratamento.

No entanto, ante a presença de sintomas progressivos e com risco de vida, como hidropisia fetal, leucocitose acentuada, hepatopatia, coagulação intravascular disseminada, insuficiência renal e/ou cardíaca, os RNs podem se beneficiar da quimioterapia.

Referências

1. Bhatnagar N, Nizery L, Tunstall O, et al. Transient abnormal myelopoiesis and AML in Down syndrome: an update. Curr Hematol Malig Rep. 2016;11(5):333-41.

2. Gamis AS, Alonzo TA, Gerbing RB, et al. Natural history of transient myeloproliferative disorder clinically diagnosed in Down syndrome neonates: a report from the Children's Oncology Group Study A2971. Blood. 2011.22;118(26):6752-9.

3. Hasle H, Clemmensen IH, Mikkelsen M. Risks of leukaemia and solid tumours in individuals with Down's syndrome. Lancet. 2000.15;355(9199):165-9.

4. Park MJ, Sotomatsu M, Ohki K, et al. Liver disease is frequently observed in Down syndrome patients with transient abnormal myelopoiesis. Int J Hematol. 2014;99(2):154-61.

5. Roberts I, Alford K, Hall G, et al. GATA1-mutant clones are frequent and often unsuspected in babies with Down syndrome: identification of a population at risk of leukemia. Blood. 2013.5;122(24):3908-17.

6. Tamblyn JA, Norton A, Spurgeon L, et al. Prenatal therapy in transient abnormal myelopoiesis: a systematic review. Arch Dis Child Fetal Neonatal. 2016;101(1):F67-71.

7. Zwaan CM, Kaspers GJ, Pieters R, et al. Different drug sensitivity profiles of acute myeloid and lymphoblastic leukemia and normal peripheral blood mononuclear cells in children with and without Down syndrome. Blood. 2002.1;99(1):245-51.

35 Associação VACTERL

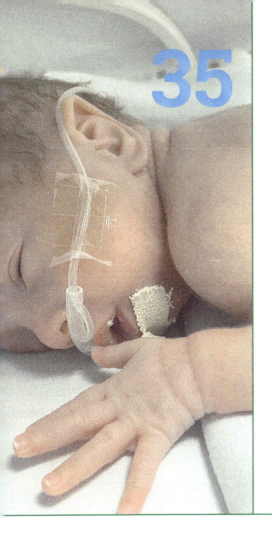

Juliana Septímio Amaral
Amanda Maiolini Porto
Mário Cícero Falcão

APRESENTAÇÃO DO CASO CLÍNICO

Mãe com 34 anos de idade, quartigesta, portadora de diabetes *mellitus* tipo 2 controlado com insulina. Durante o pré-natal, observou-se, à ultrassonografia (USG) fetal, ventriculomegalia bilateral assimétrica, atresia pulmonar e comunicação interventricular de 4,2 mm no ecocardiograma fetal.

Recém-nascido (RN) do sexo feminino, nascido de parto cesariano, foi encaminhado pela equipe da patologia fetal para a o Centro de Terapia Intensiva Neonatal 1 (CTIN1), com idade gestacional (IG) de 34 semanas, peso ao nascimento de 2.282 gramas (Fenton percentil 96), estatura de 45 cm (Fenton percentil 54) e 40 cm de perímetro cefálico (Fenton > percentil 99).

Nasceu hipotônica, cianótico e sem movimentos respiratórios. Realizado clampeamento imediato do cordão umbilical, foram necessários dois ciclos de ventilação com pressão positiva (VPP) durante a reanimação em sala de parto. Pela ausência de resposta à VPP foi indicado intubação orotraqueal. Tentado progredir a sonda orogástrica (SOG), sem sucesso.

Escore de Apgar de 4/5/10.

Ao exame físico imediato foram observados pescoço alado, hematomas em membros, massa palpável em loja renal direita, escoliose e malformação de arcos costais.

---

1. **Com base nos dados do pré-natal e nos achados do exame físico inicial da recém-nascida, assinale a melhor conduta inicial.**

   a) Cateterização umbilical à admissão na CTIN1 e introdução de prostaglandina E1.

   b) Realização de radiografia de tórax para avaliar a posição do cateter venoso umbilical, visualizar alterações ósseas (malformações de arcos costais e vértebras) e determinar a posição da SOG, contatando a equipe da cirurgia infantil para confirmar a hipótese de atresia de esôfago.

   c) Solicitação de exames de imagem (ecocardiograma e ultrassonografias transfontanelar e de abdome total) para investigação diagnóstica de malformações.

   d) Todas as alternativas estão corretas.

À admissão na CTIN1, foi inserido cateter venoso umbilical e iniciado alprostadil na dose 0,01 mcg/kg/min. Realizada a radiografia de tórax que mostrou malformação de arcos costais e atresia esofágica com fístula (Figuras 35.1 e 35.2).

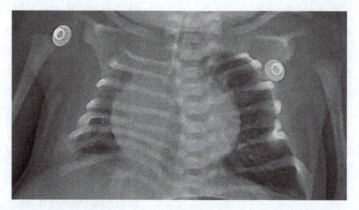

Figura 35.1. Radiografia simples de tórax evidenciando malformação dos arcos costais e de vértebras.

Fonte: Acervo do Serviço de Radiologia do Instituto da Criança e do Adolescente do Hospital das Clínicas da Faculdade de Medicina da Universidade de São Paulo.

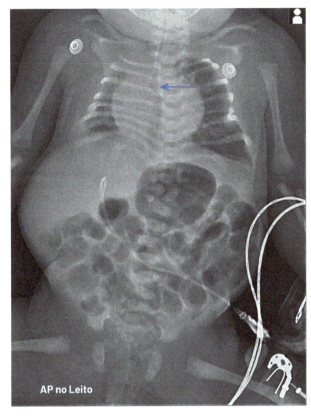

Figura 35.2. Radiografia simples de tórax evidenciando coto esofágico com fístula (pela presença de ar em estômago e intestino).

Fonte: Acervo do Serviço de Radiologia do Instituto da Criança e do Adolescente do Hospital das Clínicas da Faculdade de Medicina da Universidade de São Paulo.

Após 24 horas de vida, a recém-nascida evoluiu com instabilidade hemodinâmica, sendo necessário iniciar droga vasoativa (dobutamina 5 mcg/kg/min). Evoluiu com resposta satisfatória, possibilitando a suspensão da droga após 72 horas.

Iniciada a investigação das malformações com exames de imagem: realizada USG de abdome total, evidenciando rins fundidos em topografia pélvica mediana (aspecto em "panqueca"), com contornos regulares, ecogenicidade preservada e útero bicorno. A USG transfontanelar mostrou dilatação acentuada dos ventrículos laterais e proeminência dos cornos posteriores, com índice ventricular de 0,66. O ecocardiograma doppler pós-natal confirmou a atresia pulmonar funcional, comunicação interatrial de 7 mm e canal arterial patente de 4 mm.

Completada a investigação com tomografia axial computadorizada (TAC) de crânio: evidenciada hidrocefalia supratentorial com afilamento do parênquima encefálico e apagamento dos demais espaços do líquido cefalorraquidiano intracranianos (sinais de provável estenose do aqueduto cerebral) (Figura 35.3).

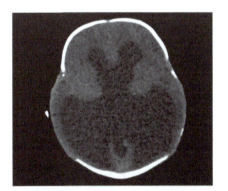
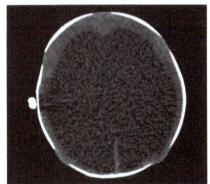

Figura 35.3. Tomografia computadorizada de crânio evidenciando extensa hidrocefalia supratentorial e grande afilamento do parênquima encefálico.

Fonte: Acervo do Serviço de Radiologia do Instituto da Criança e do Adolescente do Hospital das Clínicas da Faculdade de Medicina da Universidade de São Paulo.

O exame de fundo de olho mostrou hipoplasia bilateral do nervo óptico.

Com 48 horas de vida, apresentou distensão abdominal com imagem radiológica de pneumoperitônio extenso. Indicada a laparotomia exploradora de urgência. Identificada uma perfuração gástrica, medindo em torno de 10 cm, com bordas de aspecto isquêmico, compreendendo a porção esofagogástrica até o antro do estômago. Realizaram-se rafia em dois planos e gastrostomia descompressiva.

No 6º dia de vida, foi realizada a correção da fístula traqueoesofágica distal, esofagostomia e drenagem de tórax à direita. Os procedimentos ocorreram sem intercorrências ou instabilidades clínicas.

No 13º dia de vida, foi iniciada a nutrição enteral, com aumentos diários progressivos e retirada da nutrição parenteral concomitantemente.

Em programação para realização de derivação ventriculoperitoneal pela equipe da Neurocirurgia Pediátrica e, posteriormente, inserção de *stent* em canal arterial pela equipe de Cardiologia Pediátrica, para retirada do alprostadil.

2. Entre as malformações apresentadas pelo paciente, quais confirmam o diagnóstico de Síndrome de VACTERL?

a) Malformações de vértebras e de arcos costais e hidrocefalia.

b) Ânus imperfurado, hipoplasia de nervo óptico bilateral e atresia de esôfago com fístula.

c) Malformações de vértebras e de arcos costais, atresia de esôfago com fístula traqueoesofágica, cardiopatia congênita e malformação renal.

d) Hidrocefalia grave e cardiopatia congênita.

Em vista da presença das malformações congênitas, firmou-se o diagnóstico da associação VACTERL com hidrocefalia.

DISCUSSÃO DO CASO

O acrônimo VATER foi descrito no início dos anos 1970 e definido como uma associação não aleatória de algumas malformações congênitas: alterações vertebrais (V); imperfuração anal (A); atresia de esôfago com fístula traqueoesofágica (TE); e displasias radial e renal (R).

Posteriormente, com base em observações clínicas, propôs-se a expansão da definição para VACTERL, incluindo malformações cardíacas (C), alterações em membros (L) e anomalias vasculares como artéria umbilical única.

> Alguns pesquisadores consideram VACTERL com hidrocefalia (VACTERL-H) uma condição à parte, pois as etiologias da VACTERL e a hidrocefalia possam estar relacionadas. Os pacientes podem apresentar outras anomalias congênitas. A condição também pode apresentar um padrão de hereditariedade autossômico recessivo ou ligado ao X.

Atualmente, não há consenso dos critérios diagnósticos, ou seja, quais malformações devem ser incluídas na associação VACTERL. No entanto, uma boa parte dos pesquisadores exige pelo menos três alterações para o seu diagnóstico. Alguns propõem a presença de malformações essenciais, como a anomalia anorretal e/ou a fístula traqueoesofágica para confirmar o diagnóstico.

Em decorrência da ausência de uma definição exata, as estimativas de incidência podem ser de difícil interpretação, pois são afetadas por fatores de notificação e diferenças nos critérios de inclusão entre as várias coortes. A frequência estimada da associação varia muito entre os estudos clínicos, de 1 em 10 mil a 40 mil/nascidos vivos. Outro viés importante é a ausência de estudos moleculares para descartar condições sobrepostas que atualmente não seriam consideradas VACTERL.

Parece ter predileção pelo sexo masculino.

Bases genéticas da associação não aleatoria da VACTERL com algumas malformações congênitas

Existem evidências de que uma proporção de VACTERL tem base genética. Em contrapartida, essa base genética é encontrada apenas em uma pequena fração de pacientes. A explicação para esse fato é a alta heterogeneidade etiológica, suportada pelas evidências atuais. Assim, análises sugerem agrupamentos de subgrupos dentro da associação e é altamente provável que existam diferentes causas entre esses subgrupos.

Algumas pesquisas mostram evidências conflitantes da base genética para a doença. Entretanto, esses estudos têm amostras relativamente pequenas e apresentam heterogeneidade clínica e etiológica.

Estudos em gêmeos não mostraram fortes evidências de causas genéticas, com taxas de concordância de 15% para gêmeos monozigóticos e 18% para dizigóticos. O risco de recorrência no cogêmeo de um indivíduo afetado é de 27% para monozigóticos e de 31% para dizigóticos. Um estudo utilizando *microarray* e sequenciamento de exoma detectou variantes discordantes em um par de gêmeos monozigóticos em que apenas um deles era afetado.

Assim como em outras malformações congênitas, a multiparidade pode aumentar o risco de algumas anomalias do tipo VACTERL. Existem, na literatura, vários relatos de casos de famílias com membros afetados pela associação VACTERL, entretanto, na maioria dessas citações, não foram realizados estudos moleculares. Portanto, alguns casos podem representar condições individuais com base molecular herdada, enquanto outros podem ter uma explicação não genética, por exemplo, ambiental.

Alguns estudos examinaram o risco da recorrência familiar em séries maiores, mostrando que 9% dos diagnosticados tinham algum parente de 1º grau com ao menos uma característica da associação. Concluiu-se que essa associação ocorreu de modo estatisticamente maior do que na população geral. Outros estudos tentaram mostrar fatores genéticos, mas não identificaram aumento de prevalência de parentes de 1º grau de indivíduos afetados em comparação à população geral.

Quadro Clínico

A associação VACTERL é clinicamente definida pela presença de um conjunto de malformações congênitas, a saber:

- Anomalias vertebrais, comumente acompanhadas de alterações de costelas em 60% a 80% dos pacientes, podendo existir malformações em costelas com vértebras normais. Essas anomalias incluem defeitos de segmentação (hemivértebras) e "vértebras em asa de borboleta e em cunha" (vértebras displásicas), fusões vertebrais, vértebras supranumerárias ou ausentes. Existe um amplo espectro de gravidade dessas malformações vertebrais, algumas requerem múltiplas cirurgias, enquanto outras podem ser achados radiológicos sem expressão clínica. Curvaturas espinhais alteradas, como as escolioses, consequentes às anomalias costovertebrais, podem ocorrer. Importante salientar que pacientes com anomalias anorretais podem ter vértebras sacrais displásicas, porém ainda não há consenso se estas devem ou não ser incluídas como verdadeiras malformações vertebrais para o diagnóstico da associação VACTERL.

- Anomalias anorretais ocorrem em aproximadamente 55% a 90% dos casos. Ânus imperfurado é frequentemente diagnosticado no período pós-natal imediato pelo exame físico do recém-nascido. No entanto, outras formas com estenose podem parecer anatomicamente normais ao exame inicial, e evoluírem para obstrução.

- Malformações geniturinárias podem estar associadas a anomalias anorretais, lembrando que essas alterações podem ocorrer em pacientes sem ânus imperfurado ou atresia anal. Em geral, as anomalias geniturinárias ocorrem em até 25% dos pacientes com associação VACTERL.

- Malformações cardíacas foram relatadas em aproximadamente 40% a 80% dos pacientes com associação VACTERL, variando de defeitos estruturais graves, algumas vezes incompatíveis com a vida, outras vezes necessitando de várias cirurgias reparadoras ou defeitos anatômicos sutis. Tetralogia de Fallot, defeitos do septo interatrial e defeitos do septo interventricular são os problemas mais frequentes, pode ocorrer *truncus arteriosus* ou transposição dos grandes vasos.

Algumas malformações congênitas isoladas, como a persistência do canal arterial ou do forâmen oval patente, não devem ser incluídas no diagnóstico da associação **VACTERL**.

Fístula traqueoesofágica pode ocorrer com ou sem atresia de esôfago em aproximadamente 50% a 80% dos pacientes. Na vida intrauterina, provoca polidrâmnio e/ou ausência de bolha gástrica. No período neonatal imediato, ocorre a não progressão de sonda naso ou orogástrica. As fístulas traqueoesofágicas requerem tratamento cirúrgico nos primeiros dias de vida e podem apresentar complicações posteriores, como recorrência da fístula, doença reativa de vias aéreas e refluxo gastresofágico. Cerca de 33% dos bebês com fístula traqueoesofágica também apresentam cardiopatia congênita.

- Alterações renais são relatadas em 50% a 80% dos casos e apresentam amplo grau de gravidade. Entre as anomalias, incluem-se as agenesias renais (unilateral ou bilateral), rins em ferradura, rins císticos e/ou displásicos, os quais podem ser acompanhados de anomalias ureterais e geniturinárias.
- Malformações em membros são relatadas em aproximadamente 40% a 50% dos pacientes. Embora classicamente definidas como anomalias radiais, incluindo aplasia/hipoplasia do polegar, muitas outras anomalias dos membros foram atribuídas à associação VACTERL, incluindo polidactilia e anomalias dos membros inferiores.

Pacientes com associação VACTERL não apresentam tendência a comprometimento neurocognitivo, mas os bebês costumam nascer pequenos e ter dificuldade de ganhar peso.

Diagnóstico diferencial

O diagnóstico diferencial inclui várias Síndromes, muitas delas também raras, a saber:

- **Síndrome de Alagille:** doença autossômica dominante que acomete 1 a cada 30 mil nascidos vivos, atingindo igualmente ambos os sexos; relaciona-se a um defeito no gene JAGGED1 e caracteriza-se por alterações hepáticas, cardíacas, oculares, faciais e esqueléticas;
- **Síndrome de Baller-Gerold:** caracterizada pela associação de craniossinostose coronal com anomalias radiais (oligodactilia, aplasia ou hipoplasia do polegar, aplasia ou hipoplasia do rádio);
- **Associação ou Síndrome CHARGE:** cardiopatia, coloboma, atresia de cóanas, atraso de desenvolvimento e crescimento, hipoplasia de genitais, anomalias auriculares e surdez;
- **Síndrome de Currarino:** também denominada "agenesia sacral hereditária", é definida como uma rara doença genética autossômica dominante causada por uma mutação no gene HLXB9, que se caracteriza pela presença da tríade composta por agenesia parcial do sacro, tumoração pré-sacral e malformação anorretal;

- **Síndrome de DiGeorge:** uma das doenças genéticas mais frequentes em humanos. Clinicamente, caracteriza-se por amplo espectro fenotípico com mais de 180 achados, tanto físicos como comportamentais. Contudo, nenhum deles é patognomônico ou mesmo obrigatório, o que acaba dificultando o diagnóstico. A microdeleção 22q11.2 tem sido descrita, de forma geral, em 4% a 21% dos indivíduos com suspeita da síndrome;
- **Anemia de Fanconi:** doença hereditária da reparação do DNA e na estabilidade genômica; caracteriza-se por pancitopenia progressiva com falência da medula óssea, malformações congênitas variáveis e predisposição para tumores hematológicos ou sólidos;
- **Síndrome de Feingold:** rara condição genética, de caráter autossômico dominante relacionada a mutações germinativas ou deleções no gene MYCN, situado em 2p24.1. As manifestações clínicas incluem anormalidades digitais (sindactilia, hipoplasia do polegar e braquimesofalangia), microcefalia, dismorfias faciais (fissuras palpebrais curtas e micrognatia), atresia de esôfago e/ou duodeno, déficit de aprendizagem, anormalidades cardíacas e renais e perda da audição;
- **Síndrome de Lujan-Fryns:** doença genética rara que ocorre principalmente em homens (ligada ao cromossoma X). Apresenta características faciais semelhantes à síndrome de Marfan, além de alta estatura e magreza, deficiência intelectual e alterações comportamentais;
- **Associação MURCS:** entidade de etiologia desconhecida e de natureza esporádica que se caracteriza pela associação de aplasia mulleriana (agenesia de útero e vagina), aplasia renal e displasia dos somitos cervicotorácicos. As anomalias mais frequentes são baixa estatura, defeitos vertebrais, cervicais e torácicos, agenesia/hipoplasia renal, ausência dos dois terços proximais da vagina e ausência ou hipoplasia uterina;
- **Síndrome oculoauriculovertebral:** também denominada "síndrome de Goldenhar", é uma desordem de desenvolvimento rara, relacionada a um defeito genético e que pode causar graves anomalias na coluna vertebral e também assimetria facial;
- **Síndrome de Opitz G/BBB:** também denominada "síndrome de hipertelorismo"/hipospadia, "síndrome de Opitz-Frias" ou

"síndrome oculogenitolaríngea de Opitz". Caracteriza-se por defeitos no plano mediano do corpo, sobretudo no esqueleto craniofacial e no tubérculo genital. Seus principais elementos de diagnóstico são telecanto (aumento da distância entre os cantos dos olhos) e hipospadia no sexo masculino e, no feminino, ocorrência de hipospadia em parentes do sexo masculino;

- Síndrome de Pallister-Hall – doença genética autossômica dominante,rara, decorrente de mutação no gene GLI3 no braço curto do cromossomo 7, com penetrância e expressividade variáveis. Doença pleiotrópica do desenvolvimento humano que compreende hamartoma hipotalâmico, polidactilia central e pós-axial, epiglote bífida, atresia anal e anomalias renais;

- Síndrome de Townes-Brocks – síndrome genética de herança autossômica dominante que se caracteriza principalmente por imperfuração anal, polegar com três falanges, outras anormalidades dos dedos do pé ou da mão e disacusia neurossensorial.

Tratamento e prognóstico

A abordagem dos pacientes com a associação VATER/VACTERL geralmente se concentra em torno da correção cirúrgica das anomalias congênitas específicas (anomalias traqueoesofágicas, cardíacas e anorretais). Essas cirurgias devem ser feitas preferencialmente no período pós-natal no caso das malformações de esôfago e ânus, seguidas de acompanhamento médico a longo prazo e tratamento das sequelas das malformações congênitas, quando possível.

Se a correção cirúrgica ideal for realizada, o prognóstico pode ser relativamente positivo, embora alguns pacientes continuem sendo afetados por suas malformações ao longo da vida.

Respostas das atividades

Atividade 1

Resposta: D. A realização de exames de imagem o mais precocemente possível possibilita a confirmação diagnóstica das malformações cardíacas e cerebrais observadas durante o acompanhamento pré-natal. Incluem-se o ecocardiograma, a USG transfontanelar e a de abdome total.

Até a realização do ecocardiograma, é mandatória a cateterização umbilical para iniciar a infusão de prostaglandina E1, uma vez que o ecocardiograma fetal mostrava alterações compatíveis com cardiopatia canal dependente.

A radiografia de tórax é o exame de escolha após a passagem do cateter venoso umbilical, a fim de determinar sua posição, avaliar vértebras e arcos costais e visualizar a posição da sonda orogástrica.

A equipe de Cirurgia Pediátrica deve ser chamada uma vez que a não progressão da sonda orogástrica em sala de parto sugere fortemente o diagnóstico de atresia de esôfago.

Atividade 2

Resposta: C. A associação VACTERL corresponde à ocorrência simultânea de, pelo menos, três das seguintes malformações congênitas: malformações vertebrais; atresia anal; alterações cardíacas; fístula traqueoesofágica com atresia de esôfago; anomalias renais e de membros (anomalias radiais, incluindo aplasia/hipoplasia do polegar).

A síndrome decorre de anormalidades de estruturas do mesoderma embrionário. Embora as malformações citadas na alternativa sejam consideradas características, muitas outras têm sido descritas nos indivíduos afetados.

Sua incidência é estimada em 1/40 mil nascidos vivos e a importância de seu diagnóstico precoce se dá pela necessidade de intervenção imediata. O prognóstico depende das malformações existentes.

O paciente descrito no caso clínico apresenta todas as malformações que simultaneamente diagnosticam a doença. As mesmas malformações, quando presentes de forma isolada, não fecham o diagnóstico.

A associação VACTERL-H é uma condição genética que envolve todas as características clínicas da associação VACTERL mais o achado de hidrocefalia. A condição pode ter um padrão de hereditariedade autossômico recessivo ou ligado ao X. Não são descritas alterações oftalmológicas.

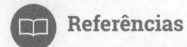

Referências

1. Hilger A, Schramm C, Draaken M, *et al*. Familial occurrence of the VATER/VACTERL association. Pediatr Surg Int. 2012;28(7):725-9.
2. Schulz AC, Bartels E, Stressig R, *et al*. Nine new twin pairs with esophageal atresia: a review of the literature and performance of a twin study of the disorder. Birth Defects Res A Clin Mol Teratol. 2012;94(3):182-6.
3. Shi H, Enriquez A, Rapadas M, *et al*. NAD deficiency, congenital malformations, and niacin supplementation. N Engl J Med. 2017.10;377(6):544-552.
4. Solomon BD. VACTERL/VATER Association. Orphanet J Rare Dis. 2011.16;6:56.
5. Solomon BD. The etiology of VACTERL association: current knowledge and hypotheses. Am J Med Genet C Semin Med Genet. 2018;178(4):440-446.
6. Solomon BD, Bear KA, Kimonis V, *et al*. Clinical geneticists' views of VACTERL/VATER association. Am J Med Genet A. 2012;158A(12):3087-100.
7. Solomon BD, Pineda-Alvarez DE, Hadley DW, *et al*. De novo deletion of chromosome 20q13.33 in a patient with tracheo-esophageal fistula, cardiac defects and genitourinary anomalies implicates GTPBP5 as a candidate gene. Birth Defects Res A Clin Mol Teratol. 2011;91(9):862-5.
8. Solomon BD, Pineda-Alvarez DE, Raam MS, *et al*. Analysis of component findings in 79 patients diagnosed with VACTERL association. **Am J Med Genet A**. 2010;152A:2236-2244.
9. Solomon BD, Raam MS, Pineda-Alvarez DE. Analysis of genitourinary anomalies in patients with VACTERL association. **Congenit Anom (Kyoto)** 2011; 51:87-91.

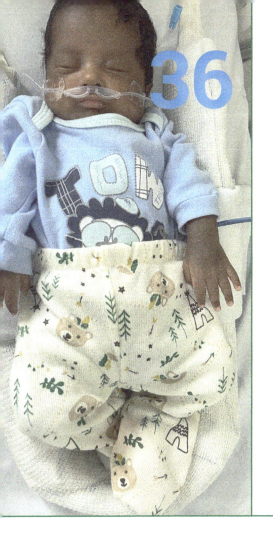

36 Malformações Pulmonares Congênitas das Vias Aéreas

Letícia da Silva Bellotto
Mário Cícero Falcão
Juliana Zoboli Del Bigio

APRESENTAÇÃO DO CASO CLÍNICO

Mãe com 16 anos de idade, primigesta, sem comorbidades prévias à gestação. Durante o pré-natal, visualizado na ultrassonografia (USG) morfológica, malformação pulmonar congênita de via aérea em pulmão esquerdo (denominação atual da malformação adenomatoide cística congênita (MACC)), com imagem heterogênea de aspecto sólido e hiperecogênico, medindo 5,3 × 4,1 × 3,2 cm.

Recém-nascido (RN) do sexo masculino, nascido de parto cesariano com idade gestacional (IG) de 38 semanas, calculada pelo método de Capurro, com peso de 2.980 g (Fenton percentil 40), 47 cm de comprimento (Fenton percentil 17), 34 cm de perímetro cefálico (Fenton percentil 63). Nasceu com choro forte e tônus adequado, sem necessidade de manobras de reanimação. Evoluiu com desconforto respiratório

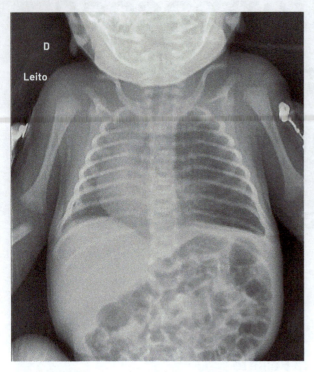

Figura 36.1. Radiografia torácica com diminutos cistos em hemitórax esquerdo.

Fonte: Acervo do Serviço de Radiologia do Instituto da Criança e do Adolescente do Hospital das Clínicas da Faculdade de Medicina da Universidade de São Paulo.

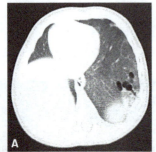
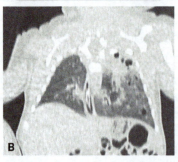

Figura 36.2 Ressonância magnética de pulmões: cortes axial (A) e coronal (B) evidenciando cistos em pulmão esquerdo.

Fonte: Acervo do Serviço de Radiologia do Instituto da Criança e do Adolescente do Hospital das Clínicas da Faculdade de Medicina da Universidade de São Paulo.

precoce, sendo acoplado à ventilação não invasiva com pressão positiva (VNIPP). Após 24 horas, esta foi suspensa e colocado cateter nasal de oxigênio, suspenso posteriormente e o RN permaneceu em ar ambiente. A Figura 36.1 mostra a radiografia torácica com diminutos cistos em porção inferior do hemitórax esquerdo.

Foram realizadas ultrassonografias transfontanela (normal) e de abdome, mostrando rim esquerdo com sinais sugestivos de duplicação piélica associada à discreta dilatação pielocalicinal dos grupamentos superior e inferior, acometendo pelve e cálices centrais. Dimensões:

- Rim direito: 4,7 cm;
- Rim esquerdo: 4,4 cm;
- Diâmetro anteroposterior da pelve renal direita: 0,3 cm;
- Diâmetro anteroposterior da pelve renal esquerda superior: 0,3 cm;
- Diâmetro anteroposterior da pelve renal esquerda inferior: 0,4 cm.

Diante desses resultados, foi programada a uretrocistografia miccional em momento oportuno.

A ecocardiografia *doppler* evidenciou forâmen oval patente e redução discreta do calibre do istmoaórtico medindo 3,2 mm (escore Z – 2,1), com fluxo de padrão normal, gradiente máximo de 6 mmHg (não significativo) e fluxo normal em aorta abdominal.

Realizada a tomografia axial computadorizada (TAC) de tórax com presença de infiltrados alveolares confluentes nos dois terços inferiores do pulmão esquerdo, com lesões císticas de permeio (Figuras 36.2A e B). O restante do exame não mostrou alterações.

1. **Diante do diagnóstico de malformação adenomatoide cística pulmonar, assinale a alternativa que indica a conduta correta.**

   a) Lobectomia esquerda por videotoracoscopia.

   b) Punção dos cistos pulmonares à esquerda e colocação de dreno de tórax.

c) Intubação orotraqueal com ventilação seletiva do pulmão esquerdo para expansão pulmonar.

d) Observação do padrão respiratório.

Com 12 DV, o RN foi submetido à pneumectomia esquerda, à inserção de dreno de tórax também à esquerda e à passagem de cateter venoso central, sem intercorrências. Retornou do centro cirúrgico em ventilação mecânica (VM), tendo recebido transfusão de concentrado de hemácias no intraoperatório.

A Figura 36.3 mostra a radiografia torácica no pós-operatório imediato com ausência de pulmão esquerdo e dreno torácico também à esquerda.

O exame anatomopatológico do pulmão ressecado mostrou malformação congênita das vias aéreas pulmonares tipo 2, com cistos em parênquima alveolar revestidos por epitélio respiratório.

No 4º dia pós-operatório, o RN foi extubado permanecendo em cateter nasal de oxigênio 0,5 L/min; iniciadas dieta enteral e redução do soro de manutenção.

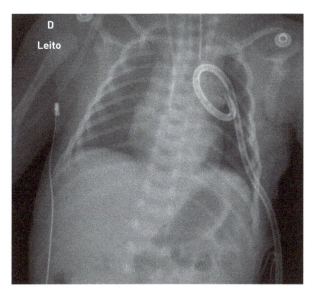

Figura 36.3. Radiografia torácica no pós-operatório imediato com ausência de pulmão esquerdo e dreno torácico à esquerda.

Fonte: Acervo do Serviço de Radiologia do Instituto da Criança e do Adolescente do Hospital das Clínicas da Faculdade de Medicina da Universidade de São Paulo.

2. **A drenagem torácica é um procedimento que consiste na colocação de um dreno na cavidade torácica após a realização de cirurgias. Quais os critérios a serem considerados para sua retirada no pós-operatório?**

   a) Melhora clínica e da ausculta pulmonar.

   b) Expansão pulmonar à radiografia de tórax, sem sinais de pneumotórax.

   c) Drenagem líquida de aspecto claro e em pequeno volume.

   d) Todas as alternativas estão corretas.

No 8º dia de pós-operatório, ainda com débito de aspecto sero-hemático pelo dreno torácico, RN recebendo dieta enteral plena.

Com 21 DV, no 9º dia de pós-operatório, foi fechado o dreno de tórax. No 13º dia, o dreno torácico foi retirado e foi suspensa a oxigenoterapia.

A Figura 36.4 mostra a radiografia torácica após a retirada do dreno torácico.

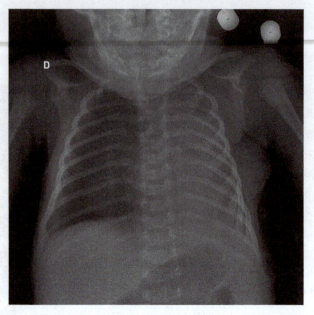

Figura 36.4. Radiografia torácica mostrando desvio do mediastino para a esquerda em consequência do pulmão direito vicariante.

Fonte: Acervo do Serviço de Radiologia do Instituto da Criança e do Adolescente do Hospital das Clínicas da Faculdade de Medicina do Hospital das Clínicas da Universidade de São Paulo.

Realizada a uretrocistografia miccional em razão de alterações encontradas na USG de abdome, que não evidenciou refluxo vesicoureteral.

Recebeu alta hospitalar com 28 DV (16º dia de pós-operatório) em boas condições clínicas, em ar ambiente e com dieta plena por via oral.

DISCUSSÃO

Lesões pulmonares congênitas

As lesões pulmonares congênitas incluem as malformações pulmonares congênitas das vias aéreas, denominação atual das malformações adenomatoides císticas congênitas; os sequestros broncopulmonares, os cistos broncogênicos e os enfisemas lobares congênitos.

A primeira descrição da malformação pulmonar congênita das vias aéreas data de 1.949 e, desde então, várias séries de casos foram relatadas na literatura. Acredita-se que esse defeito ocorra entre 26 dias e 19 semanas de IG. Embora a etiologia exata seja desconhecida, acredita-se que represente um defeito no desenvolvimento do pulmão embriônico. Existe a hipótese de que haja uma parada localizada no desenvolvimento tecidual durante esse tempo, com subsequente excesso de crescimento dos tecidos que se desenvolveram previamente.

Apesar de essas anomalias serem relativamente raras, o número de diagnósticos vem aumentando. Sua incidência tem se elevado nos últimos anos com base em vários estudos populacionais que sugerem uma frequência de 1 em 2.500 nascidos vivos. Essa incidência crescente provavelmente se deve à ampla disponibilidade de USG fetal combinada com a melhoria tecnológica do exame, que permite a detecção de lesões pulmonares menores. A MACC acomete segmentos ou um ou mais lobos dos pulmões, sendo o comprometimento bilateral excepcional, com apenas dois casos citados na literatura.

Ante uma suspeita diagnóstica, a avaliação seriada dessas lesões durante a gravidez e o período neonatal é mandatória. Os exames de ressonância magnética fetal e pós-natal, assim como outros exames diagnósticos, podem ser úteis para fornecer informações prognósticas adicionais.

Atualmente, aproximadamente 70% de todas as malformações pulmonares congênitas são detectadas durante o exame anatômico fetal.

> Embora a USG seja uma ferramenta útil para a detecção de lesões pulmonares hiperecogênicas e císticas, existe potencial para se diagnosticarem erroneamente massas pulmonares fetais primárias. Por exemplo, é frequente a hérnia diafragmática congênita ser confundida com malformação pulmonar congênita de vias aéreas do tipo macrocística de lobos pulmonares inferiores visto que, na USG, as duas condições apresentam características muito similares.

Ao longo da última década, os esteroides maternos tornaram-se o tratamento-padrão para a abordagem de lesões maiores com risco de hidropisia fetal não imune. Como resultado, procedimentos cirúrgicos fetais, incluindo ressecção aberta, derivação toracoamniótica e tratamento intraparto *ex utero* (quando o tecido pulmonar é ressecado por meio de toracotomia ainda em suporte placentário), são realizados com menos frequência.

As lesões pulmonares fetais parecem ocorrer ao acaso, sem nenhuma associação com fatores maternos como etnia, paridade e idade. A presença de outras malformações ocorre em 10% a 20% dos casos, porém apenas 5% a 10% dos fetos terão outra anomalia "major" coincidente com a lesão pulmonar. Essas malformações também não estão associadas a aneuploidias.

Os critérios macroscópicos e microscópicos para a diferenciação entre malformação pulmonar congênita das vias aéreas e outras doenças pulmonares císticas são mostrados no Quadro 36.1.

Quadro 36.1. Critérios macroscópicos e microscópicos para a diferenciação entre malformação pulmonar congênita das vias aéreas e outras doenças pulmonares císticas

Ausência de cartilagem
Ausência de glândulas brônquicas
Focos de epitélio colunar mucinoso
Excesso de estruturas bronquiolares com diferenciação alveolar (exceto subpleurais)
Alargamento do lobo afetado
Projeções papilíferas da mucosa com aumento do tecido elástico nas paredes dos cistos
Ausência de componentes inflamatórios

Fonte: Jornal Brasileiro de Pneumologia. Malformações pulmonares congênitas. Artigo de revisão: volume 37; nº 2 ; 2011.

As estratégias de manejo perinatal podem diferir com base no tamanho inicial e nos padrões de crescimento dessas massas até o parto. Idealmente, o parto desses fetos deve ocorrer em um centro neonatal de nível terciário, com serviço de cirurgia pediátrica treinado em cirurgias torácicas e equipe de anestesiologistas habilitados. Grandes malformações podem exigir remoção cirúrgica urgente no período pós-natal precoce devido ao desconforto respiratório. Outras complicações, como pneumonias e pneumotórax recorrentes, são indicações para ressecção pulmonar pós-natal de forma eletiva. Hoje em dia, é possível a abordagem cirúrgica minimamente invasiva por cirurgias robóticas, como alternativa à ressecção por toracotomia. Com uma abordagem adequada, essas lesões pulmonares congênitas evoluem com bom prognóstico.

A primeira classificação adotada para as malformações pulmonares congênitas das vias aéreas, descrita por Stocker em 1.977, sendo definia em três tipos:

- **Tipo I – macrocística;** mais frequente e de melhor prognóstico, é caracterizado por cistos de até 7 cm de diâmetro, tendo alvéolos normais de permeio;
- **Tipo II – mista;** tem cistos menores mesclados com áreas adenomatosas;

- **Tipo III – sólida/microcística,** é o tipo mais raro e caracteriza-se por lesão compacta, inteiramente adenomatosa

Os tipos II e III apresentam-se, frequentemente, com lesão extensa e tem prognóstico desfavorável.

Embora ainda seja amplamente utilizada para descrever as lesões pulmonares pré-natais, a classificação patológica de Stocker tem pouco valor prognóstico pós-natal.

> Como muitas lesões das malformações pulmonares congênitas das vias aéreas não eram nem císticas nem adenomatoides, criou-se, posteriormente, outra classificação visando obter uma terminologia mais precisa. Foram acrescentados os tipos 0 (zero) e IV que são raros. O tipo 0 é caracterizado por uma lesão sólida formada por estruturas semelhantes a bronquíolos, com cartilagem e músculo liso, também conhecida como "displasia acinar", é incompatível com a vida. O tipo IV é constituído de cistos grandes, periféricos, com origem em células alveolares. Apresenta epitélio não ciliado, sem tecido cartilaginoso.

Outra classificação, proposta por Adzick, em 1985, baseia-se no aspecto macrocístico ou microcístico à USG fetal: forma macrocística (cistos > 5 mm de diâmetro, múltiplos), com melhor prognóstico por seu crescimento ser, habitualmente, mais lento. A forma microcística é aquela com cistos menores que 5 mm e aparência homogênea no pulmão fetal. Quando extensas, essas lesões podem resultar em desvio de mediastino, hipoplasia pulmonar, polidrâmnio e hidropsia.

A característica principal das lesões pulmonares, independentemente do subtipo, é a alteração da morfogênese pulmonar durante o estágio pseudoglandular do desenvolvimento pulmonar fetal. A obstrução precoce das vias aéreas proximais fetais é o início de sua patogênese baseado na expressão epitelial persistente da proteína reguladora nuclear.

A citogenética tem auxiliado bastante na elucidação de ramificações e brotamentos defeituosos do pulmão, como o gene HOXB5, que está presente nas proliferações celulares defeituosas, quando comparados a pulmões normais. Hamartomas e supercrescimento de bronquíolos terminais são características comuns na avaliação histológica. Em três quartos dos casos, ocorre acometimento de um dos lobos inferiores. Doença bilateral e multilobar é rara.

Diferentemente dos cistos broncogênicos, a maioria das malformações pulmonares congênitas das vias aéreas comunica-se de forma direta com o parênquima pulmonar adjacente, o que prejudica as trocas gasosas e causa prejuízo no tecido pulmonar normal.

As anomalias associadas são raras (6% a 10%). Existem casos descritos na literatura que são acompanhados por agenesia renal bilateral, rins multicísticos, displasias renais, hidrocefalia, anomalias cardíacas (tetralogia de Fallot), atresia jejunal ou ileal, deformidades de clavícula e coluna, sirenomelia e hérnia diafragmática.

As lesões unilaterais são mais comuns (85% dos casos), atingindo somente um lobo pulmonar, preferencialmente o inferior. A evolução depende do seu tipo (sendo menos favorável na do tipo III), localização, volume, presença ou não de outras anomalias associadas e suas possíveis complicações, como a hidropisia.

O principal diagnóstico diferencial é o **sequestro pulmonar**.

Tratamento pós-natal das malformações pulmonares congênitas das vias aéreas

A apresentação clínica e subsequente abordagem das malformações pulmonares congênitas das vias aéreas variam conforme a idade do aparecimento da sintomatologia. Existem, sob o ponto de vista clínico, cinco apresentações:

1. Fetos com diagnóstico antenatal por meio de USG realizada em gestantes com polidrâmnio;
2. Natimortos (prematuros ou não) com hidropisia pela compressão cardíaca;
3. RNs com desconforto respiratório progressivo em decorrência da insuflação dos cistos inerentes à doença de base;
4. Lactentes e crianças maiores com pneumonias recorrentes;
5. Achados radiológicos ao acaso em radiografia torácica em crianças maiores e adultos assintomáticos.

O modo mais frequnete de apresentação da MACC (80%) é a insuficiência respiratória aguda, em decorrência da expansão do cisto e da compressão de estruturas vizinhas, sendo mais frequente no período neonatal. Entre os RNs com insuficiência respiratória, 10% dos casos são atribuídos a malformações pulmonares.

Na presença de desconforto respiratório, a radiografia simples de tórax faz parte da abordagem inicial, visando detectar graus de desvio de mediastino e pneumotórax associados às malformações. A ecocardiografia deve ser realizada para avaliar a função cardíaca direita e rastreamento de malformações cardíacas congênitas associadas.

Toracotomia e lobectomia nos casos sintomáticos são o tratamento de escolha. Podem ser **realizadas por meio de cirurgia aberta convencional ou por meio de videotoracoscopia**. A tomografia computadorizada pré-operatória com contraste deve ser realizada para se avaliar a circulação do tecido pulmonar normal e o planejamento cirúrgico.

Sob os cuidados de uma equipe da cirurgia pediátrica experiente, a morbidade perioperatória de ressecções pulmonares eletivas é baixa. Essa morbidade ainda diminui mais ante a adoção de ressecções pulmonares minimamente invasivas por meio de técnicas toracoscópicas. Os resultados após a lobectomia toracoscópica apresentam excelente prognóstico.

A ausência da incisão da toracotomia poupa a musculatura e está associada a uma morbidade musculoesquelética relativamente baixa a longo prazo. A lobectomia anatômica total é preferida às lobectomias parciais (p. ex.: segmentectomias e ressecções em cunha), que têm um potencial aumentado de manter uma doença residual.

Apresenta índice de mortalidade de 25% e boa evolução clinica nos casos em que a terapêutica cirúrgica é aplicável.

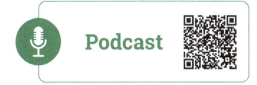

☑ Respostas das atividades

Atividade 1

Resposta: A. Quando na presença de sintomas, o tratamento cirúrgico das malformações pulmonares deve ser realizado o mais precocemente possível, buscando-se o máximo de preservação do parênquima pulmonar normal.

Nas lesões assintomáticas, o tratamento cirúrgico ainda permanece controverso quanto à necessidade ou não de ressecção pulmonar. Sua indicação baseia-se no risco de infecções de repetição e de possíveis complicações pleuropulmonares, bem como no risco de malignização (rabdomiossarcoma e carcinoma bronquioloalveolar).

A lobectomia por videotoracocospia é o procedimento de escolha. As ressecções pulmonares são seguras e com baixos índices de complicações. As crianças que não são submetidas à ressecção da MAC no início da vida correm o risco de contrair infecções pulmonares recorrentes.

Atividade 2

Resposta: D. Normalmente, o dreno de tórax é retirado quando não houver mais saída de secreção e desde que a cicatriz não apresente sinais de infecção. O tempo de permanência do dreno varia com o tipo de cirurgia, de poucos dias até algumas semanas. Previamente à sua retirada, deve-se clampeá-lo por 12 a 24 horas e realizar-se um controle radiológico, certificando-se de que não há ar ou líquido na cavidade pleural.

Atualmente, não há evidências sólidas do momento ideal para retirada do dreno de tórax. Em geral, os critérios estão de acordo com as preferências do profissional. Entre esses critérios, citem-se: melhora clínica do paciente e da ausculta pulmonar; fluxo de drenagem líquida menor que 150 a 200 mL/dia (2 mL/kg/dia); ausência de fuga aérea por 24 a 48 horas com evidência radiológica de expansão pulmonar; pulmão completamente expandido; aspecto claro (seroso) do líquido drenado; ausência de débito purulento, sanguinolento ou quiloso.

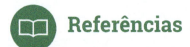

Referências

1. Adzick NS, Harrison MR, Glick PL, et al. Fetal cystic adenomatoid malformation: prenatal diagnosis and natural history. J Pediatr Surg. 1985;20(5):483-8.
2. Ehrenberg-Buchner S, Stapf AM, Berman DR, et al. Fetal lung lesions: can we start to breathe easier? Am J Obstet Gynecol. 2013;208(2): 151.e1-7.
3. Kunisaki SM. Narrative review of congenital lung lesions. Transl Pediatr. 2021;10(5):1418-1431.
4. Kunisaki SM, Fauza DO, Nemes LP, et al. Bronchial atresia: the hidden pathology within a spectrum of prenatally diagnosed lung masses. J Pediatr Surg. 2006;41(1):61-5.
5. Kunisaki SM, Saito JM, Fallat ME, et al. Fetal Risk Stratification and outcomes in children with prenatally diagnosed lung malformations: results from a multi-institutional research collaborative. Ann Surg. 2020;17.
6. Lau CT, Kan A, Shek N, et al. Is congenital pulmonary airway malformation really a rare disease? Result of a prospective registry with universal antenatal screening program. Pediatr Surg Int. 2017;33(1):105-108.
7. Rothenberg SS, Kuenzler KA, Middlesworth W, et al. Thoracoscopic lobectomy in infants less than 10 kg with prenatally diagnosed cystic lung disease. J Laparoendosc Adv Surg Tech A. 2011;21(2):181-4.
8. Stocker JT, Madewell JE, Drake RM. Congenital cystic adenomatoid malformation of the lung. Classification and morphologic spectrum. Hum Pathol. 1977;8(2):155-71.

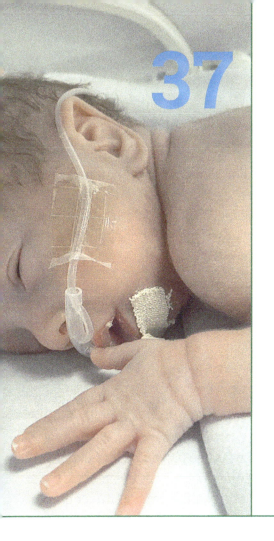

37 Infecção por Rinovírus em Recém-Nascidos

Bárbara Barros Pereira Lobo
Denise Gomes Miyazato
Silvia Maria Ibidi

APRESENTAÇÃO DO CASO CLÍNICO

Recém-nascido (RN) do sexo masculino, idade gestacional (IG) de 39 semanas, nascido em 06 de julho de 2022, parto vaginal. Bolsa rota 30 minutos antes do parto. Apresentação cefálica. Peso ao nascimento (PN) de 2.300g (Fenton percentil 1). Nasceu com bom tônus e respiração regular, realizado clampeamento oportuno de cordão, sem necessidade de manobras de reanimação. Escore de Apgar 8/9/9. Tipagem sanguínea B Rh+, Coombs direto negativo. Encaminhado ao alojamento conjunto.

Classificado como recém-nascido a termo (RNT), pequeno para a idade gestacional (PIG), baixo peso (BP).

Mãe com 31 anos de idade, tercigesta, um parto e uma gestação ectópica prévios, tipagem sanguínea B Rh+, sem comorbidades. Realizou pré-natal em Unidade Básica de Saúde (UBS) desde o primeiro trimestre. Gestação evoluiu sem intercorrências. Sorologias negativas para HIV, sífilis (VDRL negativo), hepatite B e toxoplasmose (suscetível). Imune para citomegalovírus e rubéola.

Durante exame físico inicial, em alojamento conjunto, foram constatados sinais dismórficos e desconforto respiratório. O RN foi transferido à Unidade de Cuidados Intermediários Neonatais (UCIN), em uso de oxigênio suplementar em incubadora, que foi suspenso no segundo dia de vida (DV).

Permaneceu internado, realizando-se a investigação diagnóstica, em ar ambiente e recebendo dieta enteral por sonda orogástrica. Em conjunto com equipe da genética, aventada hipótese diagnóstica de Síndrome CHARGE, após detecção de coloboma em retina, cardiopatia (persistência do canal arterial e valva aórtica bicúspide), micropênis e dismorfismo do pavilhão auricular.

Com sete DV o RN evoluiu com piora progressiva do padrão respiratório e necessidade de oxigenoterapia, sendo iniciada suplementação com cateter nasal de oxigênio (O_2) de baixo fluxo. Realizada a triagem infecciosa (Tabelas 37.1 a 37.3) e radiografia de tórax evidenciando opacidade heterogênea em hemitórax direito (Figura 37.1). Colhida pesquisa de SARS-CoV-2 e painel viral respiratório negativos. Hemocultura negativa.

1. **Frente ao quadro clínico apresentado, quais as possíveis hipóteses diagnósticas?**
   a) Sepse tardia de aquisição intrahospitalar com comprometimento pulmonar.
   b) Infecção viral com acometimento pulmonar.
   c) Repercussão do canal arterial com congestão pulmonar e insuficiência cardíaca congestiva.
   d) Todas as anteriores.

Tabela 37.1. Resultados do Hemograma

DATA E DIAS DE VIDA (DV)	HEMOGLOBINA G/DL	HEMATÓCRITO %	LEUCÓCITOS/MM³ ÍNDICE NEUTROFÍLICO (IN)	PLAQUETAS/MM³
13/07 7 DV	16,1	48,7	12.590 IN: 0,02	276.000
21/07 15 DV	14,8	46,3	16.560 IN: 0	388.000

(Continua)

Tabela 37.1. Resultados do Hemograma (*Continuação*)

DATA E DIAS DE VIDA (DV)	HEMOGLOBINA G/DL	HEMATÓCRITO %	LEUCÓCITOS/MM³ ÍNDICE NEUTROFÍLICO (IN)	PLAQUETAS/MM³
23/07 17 DV	12,5	37,4	14.220 IN: 0	329.000
27/07 21 DV	10,6	33,3	22.570 IN: 0	305.000
01/08 26 DV	6,2	19,3	19.220 IN: 0	189.000
03/08 28 DV	10,5	30,5	17.700 IN: 0	306.000
07/08 32 DV	9,8	29,3	23.190 IN: 0	fibrina
08/08 33 DV	14	42	19.310 IN: 0	fibrina
13/08 38 DV	10	29,2	11.490 IN: 0	425.000

Fonte: Acervo do Laboratório Clínico do Hospital Universitário da Faculdade de Medicina da Universidade de São Paulo.

Tabela 37.2. Resultados dos Exames Séricos (mês julho)

EXAMES	13/07 7 DV	21/07 15 DV	23/07 17 DV	25/07 19 DV	27/07 21 DV	28/07 22 DV
Na (mEq/L)		139	136	140		135
K (mEq/L)		4,5	4,2	4,1		4,9
U (mg/dL)		18	37	24		
Cr (mg/dL)		0,48	0,88	0,32		
Mg (mg/dL)		2,0	2,2	2,2		2,2
P (mg/dL)		5,8	7,0	4,3		
CaT (mg/dL)				9,8		
Cai (mg/dL)		1,24	0,64	1,28		
Cloro (mEq/L)			91	103		96
PCR (mg/L)	10	< 3	< 3		22	
HMC	Negativa				Negativa	

Fonte: Acervo do Laboratório Clínico do Hospital Universitário da Faculdade de Medicina da Universidade de São Paulo.

Tabela 37.3. Resultados dos Exames Séricos (mês agosto)

EXAMES	01/08 26 DV	03/08 28 DV	05/08 30 DV	07/08 32 DV	08/08 33 DV	11/08 36 DV	13/08 38 DV	19/08 44 DV
Na (mEq/L)	133		138	136		135	133	135
K (mEq/L)			6,3	4,9		4,1	3,3	3,7
U (mg/dL)	64		83	87	61		43	49
Cr (mg/dL)	0,35		0,49	0,41	0,41		0,41	0,29
Mg (mg/dL)	2,5		2,9	2,6		2,2		2,3
P (mg/dL)	5,7		5,3	4,6		4,3		4,9
CaT (mg/dL)						10,4		9,8
Cai (mg/dL)	1,16		1,22	1,22	1,27	1,23	1,06	1,15
Cloro (mEq/L)			102	104		96		93
PCR (mg/L)	25	15		7		51	34	17
HMC		Negativa			Negativa	Negativa		

PCR: reação em cadeia de polimerase; HMC: hemoglobina corpuscular média.
Fonte: Acervo do Laboratório Clínico do Hospital Universitário da Faculdade de Medicina da universidade de São Paulo.

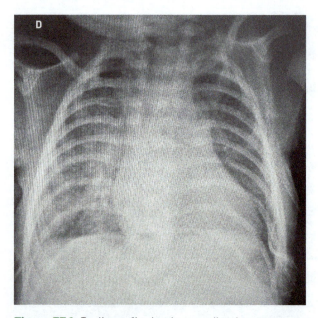

Figura 37.1 Radiografia de tórax realizada com sete dias de vida.
Fonte: Acervo do Serviço de Radiologia do Hospital Universitário da Faculdade de Medicina da Universidade de São Paulo.

No 10º DV o RN evoluiu com necessidade de aumento do fluxo de oxigênio, colocado inicialmente, em oxigenoterapia nasal de alto fluxo 5 L/min e após, em em pressão positiva contínua nas vias aéreas (CPAP) com pressão positiva expiratória final (PEEP) de 6 cmH$_2$O e fracação inspirada de oxigênio (FiO$_2$) de 25%, sendo encaminhado ao Centro de Terapia Intensiva Neonatal 1 (CTIN1) do hospital. Colhido novo painel viral respiratório, que detectou presença de rinovírus. O teste de reação em cadeia de polimerase (PCR) para SARS-CoV-2 negativo. Paciente foi colocado em isolamento de contato e gotículas. No 11º DV, tolerou retornar a oxigenoterapia nasal de alto fluxo (ONAF).

Com 14 DV foi realizado ecocardiograma que detectou aumento do canal arterial e presença de repercussão hemodinâmica. Iniciado uso de captopril e furosemida.

Com 17 DV o RN apresentou pico febril (38 °C) e nova piora do padrão respiratório. Retornado à CPAP e colhidos novos exames (Tabelas 37.1 a 37.4).

Tabela 37.4. Resultados das Gasometrias Arteriais

DATA E DIAS DE VIDA (DV)	PH	PAO$_2$ (MMHG)	PACO$_2$ (MMHG)	BIC (MMOL/L)	BE (MMOL/L)	SAO$_2$ (%)	LACTATO (MG/DL)
21/07 15 DV	7,32	106	41	25	-2	98	
23/07 17 DV	7,46	117	42	29	+5,3	99	31,3
24/07 18 DV	7,49	99	40	31	1,07	97	
25/07 19 DV	7,66	98	25	28	8,1	98	
28/07 21 DV	7,63	113	34	35	13,6	98	
01/08 26 DV	7,53	106	40	33	9,8	100	
05/08 30 DV	7,45	77	37	25	1,7	96	26,2
07/08 32 DV	7,55	131	27	24	1,3	97	
08/08 33 dias	7,60	143	26	26	3,5	98	9,6
11/08 36 DV	7,54	96	37	32	8,6	97	
13/08 38 DV	7,7	142	22	27	8,6	97	
19/08 44 DV	7,48	127	50	37	12,2	98	
22/08 47 DV	7,51	76	45	35	11,6	97	

Fonte: Acervo do Laboratório Clínico do Hospital Universitário da Faculdade de Medicina da Universidade de São Paulo.

Repetido painel viral respiratório, o qual mostrou novamente a positividade para rinovírus, detectou presença de adenovírus e bocavírus. A radiografia de tórax demonstrava a presença de atelectasia em lobo superior direito (Figura 37.2). Realizada a correção intravenosa de hipocalcemia. Mantido em jejum temporariamente, por apresentar alguns vômitos. O RN evoluiu com desidratação e oligúria. Suspensos diurético e anti-hipertensivo, recebeu expansão com solução salina a 0,9% (20 mL/Kg).

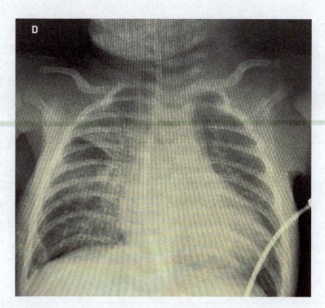

Figura 37.2. Radiografia de tórax realizada com 17 dias de vida.

Fonte: Acervo do Serviço de Radiologia do Hospital Universitário da Faculdade de Medicina da Universidade de São Paulo.

Com 18 DV o RN evoluiu com parada respiratória e bradicardia, realizada a reanimação cardiopulmonar por 30 segundos, com boa recuperação. Em seguida, feita a intubação orotraqueal por insuficiência respiratória aguda. Algumas horas depois, promovida a troca de cânula orotraqueal por dificuldade na ventilação – suspeita de rolha. Durante as laringoscopias, foi observada lesão obstruindo parcialmente a via aérea ao nível das pregas vocais; posteriormente, realizada a broncoscopia que descartou granuloma ou outra lesão obstrutiva. Retornados furosemida e captopril.

Com 19 dias DV apresentou nova piora do padrão respiratório e aumento do PCR, sendo optado por reiniciar antibioticoterapia, dessa vez com oxacilina e vancomicina. Dois dias após, substituída a oxacilina por cefepime em razão do quadro clínico e do uso recente de oxacilina. A antibioticoterapia foi mantida por sete dias.

2. **Assinale a alternativa correta com relação ao risco de infecção secundária nesse paciente.**
   a) RN internado em cuidados intensivos.
   b) Uso de antibiótico de amplo espectro.
   c) Suporte ventilatório e descompensação hemodinâmica do canal arterial.
   d) Todas as anteriores.

Foi colhida a cultura de secreção traqueal que veio positiva para *Candida tropicalis*, sendo iniciado fluconazol no 25º DV. Com 26 DV apresentou pico febril (38,2 ºC). Coletados exames e prescrito concentrado de hemácias por anemia.

Apresentou falha de extubação com 31 DV, evoluindo com desconforto respiratório significativo em CPAP e atelectasia extensa em hemitórax esquerdo (Figura 37.3), sendo reintubado após poucas horas. Com 33 DV apresentou hipertermia (37,7 °C), piora do desconforto respiratório e pele rendilhada, sendo novamente coletadas culturas (negativas) e novo painel viral respiratório, que permanecia positivo para rinovírus. Colhida pesquisa de fungos negativa e suspenso fluconazol. Recebeu nova transfusão de concentrado de hemácias.

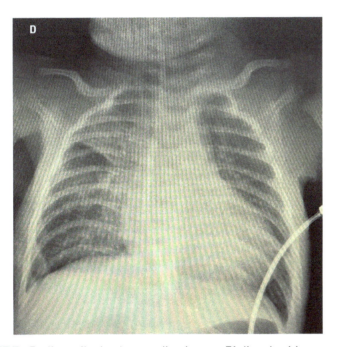

Figura 37.3. Radiografia de tórax realizado com 31 dias de vida.

Fonte: Acervo do Serviço de Radiologia do Hospital Universitário da Faculdade de Medicina da Universidade de São Paulo.

Com 36 DV o RN apresentou hiperemia em região de cateter venoso central e cultura de secreção traqueal positiva para *Acinetobacter baumanii*. Colhida a hemocultura negativa, sacado o cateter venoso central cuja ponta foi enviada para cultura (negativa). O paciente apresentou boa evolução clínica e o PCR caiu dois dias após, sendo mantido sem antibióticos. Não tolerou tentativas de ventilação não invasiva (VNI), evoluindo com desconforto respiratório significativo e atelectasia pulmonar extensa.

Ao longo da internação, foi realizada analgosedação (dexmedetomidina, fentanil, morfina, gabapentina, lorazepam e metadona) e, em diversos momentos, apresentou episódios de agitação importantes e sintomas sugestivos de abstinência. Os parâmetros ventilatórios foram ajustados diversas vezes conforme o quadro clínico e o controle gasométrico (Tabela 57.4). Durante a maior parte do tempo, o RN permaneceu com pressão média das vias aéreas (MAP) < 10 e FiO_2 < 40%. Foram realizados ajustes de diuréticos, conforme piora da congestão pulmonar, e indicada a correção cirúrgica do canal arterial.

Solicitada uma vaga para transferência em serviço de saúde que realizasse cirurgia cardíaca, porém a transferência foi adiada devido a rinovírus persistente em painel viral. Realizada nova coleta de painel viral respiratório no 39º DV, ainda positiva para rinovírus. O RN recebeu novo concentrado de hemácias no 43º DV. Com 47 DV o painel viral apresentou resultado negativo, possibilitando a transferência. Foi realizada a abordagem cirúrgica do canal arterial e o paciente segue internado em ventilação mecânica devido a suas comorbidades. Posteriormente, foi realizada nova broncoscopia, que diagnosticou laringomalácia significativa.

Exames complementares durante a internação hospitalar

- **Ecocardiograma (07 de julho de 2022):** forâmen oval pérvio; canal arterial pérvio 3 mm com *shunt* de aorta – tronco pulmonar; valva aórtica bivalvular sem disfunção.
- **Ecocardiograma (11 de julho de 2022):** forâmen oval pérvio; canal arterial pérvio 3 mm com *shunt* de aorta – tronco pulmonar; valva aórtica bivalvular sem disfunção; sinais indiretos de hipertensão pulmonar.
- **Ecocardiograma (20 de julho de 2022):** forâmen oval pérvio; canal arterial pérvio com 13,4 mm no coto pulmonar e 5,5 mm no coto aórtico, com *shunt* de aorta – tronco pulmonar.
- **Ecocardiograma (05 de agosto de 2022):** forâmen oval pérvio; canal arterial pérvio grande com repercussão sistêmica e pulmonar; doppler de artéria mesentérica superior com diástole zero; valva aórtica bivalvular sem disfunção.
- **Ultrassonografia transfontanela (25 de julho de 2022):** sem alterações.

DISCUSSÃO

Os rinovírus humanos (HRV) são um grupo de vírus de RNA que fazem parte da família Picornaviridae e correspondem ao principal agente etiológico encontrado nas infecções de vias aéreas superiores, podendo infectar até 70% das crianças pelo menos uma vez durante o primeiro ano de vida. Estão divididos em três espécies de acordo com seu genótipo: rinovírus A (RV-A); rinovírus B (RV-B); e rinovírus C (RV-C). O RV-A e o RV-C parecem ser mais prevalentes e estar associados a sintomas mais graves. O RV-C parece também estar mais relacionado à infecção em crianças menores.

A transmissão se dá por contato (direto ou por fômites), gotículas e, em algumas situações, por aerossolização. O vírus tem alta transmissibilidade e a transmissão nosocomial parece ser relevante, com ocorrência descrita de surtos em Unidades de Terapia Intensiva Neonatal (UTIN).

O diagnóstico pode ser feito por técnicas moleculares de PCR e painéis virais que utilizam a técnica para detecção simultânea de múltiplos patógenos associados a infecções respiratórias. A coinfecção com outros vírus respiratórios é frequente, especialmente em pacientes mais jovens. Não há vacinas ou terapêutica antiviral específica aprovada para os rinovírus.

Apesar de causarem sintomas leves na maioria dos pacientes, cada vez mais se reconhece seu potencial de ocasionar quadros graves, principalmente em grupos vulneráveis, como os RNs. O quadro clínico pode variar desde infecções assintomáticas até insuficiência respiratória grave com necessidade de ventilação mecânica invasiva.

Na infecção por rinovírus, o quadro clínico mais frequente cursa com os sintomas respiratórios de vias aéreas superiores, como coriza e congestão nasal. RNs podem apresentar outros sintomas inespecíficos, como distermia, apneia e possível acometimento do sistema respiratório inferior.

O RN apresentou quadro clínico compatível com infecção viral, com piora clínica, radiológica e laboratorial, aumento da necessidade de oxigênio e de suporte ventilatório concomitantemente à detecção do patógeno viral. O paciente, entretanto, apresentava outros fatores de confusão, como cardiopatia de hiperfluxo pulmonar (persistência de canal arterial amplo com repercussão hemodinâmica) e sepse presumida tratada, que provavelmente contribuíram para a evolução clínica.

Houve acometimento do sistema respiratório inferior, mas não foi possível atribuir a necessidade de ventilação mecânica prolongada apenas à infecção viral. A laringomalácia diagnosticada na investigação posterior pode estar relacionada às falhas de extubação traqueal, contribuindo para a insuficiência respiratória e atelectasias no RN que apresentava infecção viral do sistema respiratório inferior e, hiperfluxo pulmonar secundário à cardiopatia.

Houve persistência da positividade do PCR para rinovírus em três coletas subsequentes ao diagnóstico inicial. Na segunda amostra positiva, colhida sete dias após a primeira amostra positiva, foi detectada coinfecção com adenovírus e bocavírus. Nas duas amostras seguintes, houve persistência apenas do rinovírus. A quarta e a última amostras positivas foram colhidas 30 dias após a primeira amostra positiva.

Embora infecções recorrentes por diferentes cepas de rinovírus sejam frequentemente descritas, pode ocorrer persistência de infecção pela mesma cepa. Não há, na literatura, uma única definição sobre o conceito da persistência da infecção. Uma definição proposta, mas sem consenso de literatura, é a positividade para a mesma cepa de rinovírus por mais de 30 dias. A análise molecular pode diferenciar períodos de eliminação viral prolongada e reinfecções por cepas diferentes, mas essa análise não costuma ser realizada rotineiramente na prática clínica, fora do ambiente de pesquisas científicas.

Habitualmente, o vírus permanece no trato respiratório superior por uma a três semanas, podendo se estender até cinco semanas, com positividade do PCR. A cultura viral, cuja sensibilidade é menor, costuma negativar mais rapidamente do que o PCR.

Embora não haja estudos específicos para a população neonatal, um estudo realizado com crianças saudáveis, no primeiro ano de vida, demonstrou 4,5% de infecções persistentes por rinovírus. A duração descrita foi de até 91 dias, e os pacientes eram tanto sintomáticos como assintomáticos.

Em pacientes imunodeprimidos, há relatos de infecções por rinovírus ainda mais prolongadas, variando entre quatro e 15 meses.

Apesar de se questionar se a positividade persistente do PCR se refletiria em replicação viral ativa, com persistência da transmissibilidade ou se seriam apenas partículas inativas remanescentes de uma infecção prévia, a detecção de partículas virais parece, sim, estar associada à persistência de infecção ativa e, portanto, transmissível. A questão não está totalmente elucidada e mais estudos são necessários, principalmente na faixa etária neonatal.

✅ Respostas das atividades

Atividade 1

Resposta: D. Diante de um RN com sete DV, em ambiente hospitalar, evoluindo com desconforto respiratório e necessidade de oxigênio inalatório, deve-se formular hipóteses diagnósticas, dentre elas: a sepse tardia de aquisição intrahospitalar, visto que o paciente está internado por mais de 72 horas; a infecção viral decorrente do quadro clínico de desconforto respiratório; e a descompensação do canal arterial, que pode ocorrer pela diminuição da pressão da artéria pulmonar, percebida entre sete e 14 DV.

A abordagem, nesses casos, é a triagem infecciosa, com coleta de hemograma, proteína C-reativa, hemocultura, painel viral, radiografia de tórax e, de acordo com o caso apresentado, ecocardiograma *doppler* colorido para avaliar repercussão hemodinâmica do canal arterial.

Deve-se iniciar antibioticoterapia com cobertura para germes intrahospitalares, segundo os patógenos mais frequentes do serviço. Após resultado dos exames laboratoriais e de imagem, deve-se formular o diagnóstico e prosseguir com o tratamento mais apropriado.

Aventada a hipótese de pneumonia nosocomial ou aspirativa, iniciar antibioticoterapia com oxacilina e amicacina, cuja duração é de sete dias.

Atividade 2

Resposta: D. O recém-nascido tem imaturidade imunológica, e o ambiente da UTIN, por si só, determina um risco adicional em decorrência da flora ambiental, da invasibilidade e da manipulação. O uso de antibioticoterapia de amplo espectro seleciona a flora e propicia infecções por germes resistentes, assim como fungos. O suporte ventilatório e a descompensação do canal arterial predispõem a quadro infeccioso pulmonar. Sugere-se acompanhamento multiprofissional.

Referências

1. Esneau C, Duff AC, Bartlett NW. Understanding rhinovirus circulation and impact on illness. Viruses. 2022;14(1):141.
2. Jartti T, Lehtinen P, Vuorinen T, et al. Persistence of rhinovirus and enterovirus RNA after acute respiratory illness in children. J Med Virol. 2004;72(4):695-699.
3. Loeffelholz MJ, Trujillo R, Pyles RB, et al. Duration of rhinovirus shedding in the upper respiratory tract in the first year of life. Pediatrics. 2014;134(6):1144-1150.
4. Müller L, Mack I, Tapparel C, et al. Human rhinovirus types and association with respiratory symptoms during the first year of life. Pediatr Infect Dis J. 2015;34(8):907-909.
5. Reese SM, Thompson M, Price CS, et al. Evidence of nosocomial transmission of human rhinovirus in a neonatal intensive care unit. Am J Infect Control. 2016;44:355-357.
6. Reid AB, Anderson TL, Cooley L, et al. An outbreak of human rhinovirus species C infections in a neonatal intensive care unit. Pediatr Infect Dis J. 2011;30(12):1095-1096.
7. Steiner M, Strassl R, Straub J, et al. Nosocomial rhinovirus infection in preterm infants. Pediatr Infect Dis J. 2012;31(12):1302-1304.

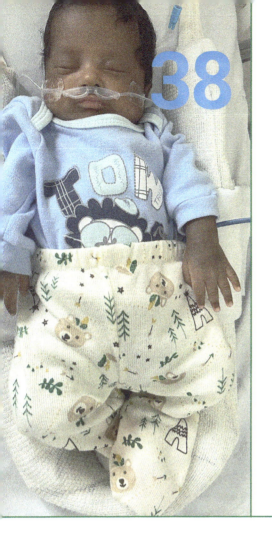

38
Síndrome de Regressão Caudal

Carolina Carraro Braga
Giselle Garcia Origo Okada
Euler João Kernbichler
Michele da Silva Jordan Faleiros
Sílvia Maria Ibidi

APRESENTAÇÃO DO CASO CLÍNICO

Recém-nascido (RN) do sexo feminino, idade gestacional (IG) 37 semanas, nascido em 21 de junho de 2021. Mãe com 21 anos de idade, primigesta, portadora de diabetes *mellitus* tipo 1. Fez uso de insulina NPH e regular durante a gestação. Realizou pré-natal na Unidade Básica de Saúde (UBS) São Remo, com sete consultas desde o primeiro trimestre. Sorologias negativas para vírus da imunodeficiência humana (HIV), sífilis (VDRL negativo). Imune para hepatite B e toxoplasmose. Pesquisa negativa de estreptococos do grupo B.

Parto cesárea, sob raquianestesia, devido à apresentação pélvica, bolsa rota espontânea uma hora antes do parto, líquido amniótico claro. Peso ao nascimento (PN) de 3.310g (Fenton percentil 84), estatura de 38 cm (Fenton percentil < 1), perímetro cefálico (PC) 34 cm (Fenton percentil 77). A paciente nasceu hipotônica e com respiração irregular, necessitou de um ciclo de ventilação com pressão positiva com aparelho manual com peça T e máscara facial, com pressão positiva expiratória final (PEEP) de 6 cmH$_2$O e fração inspirada de oxigênio (FiO$_2$) de 21%, apresentando melhora do padrão respiratório.

Escore de Apgar 4/9/9.

Realizado exame físico imediato em sala de parto e observadas múltiplas malformações (Figura 38.1):

- Membros inferiores hipoplásicos;
- Região dorsal com fosseta sacral em fundo cego;
- Ânus anteriorizado;
- Pescoço alado;
- Microstomia;
- Microftalmia aparente;
- Malformação de pavilhões auriculares bilateralmente;
- Nariz em sela.

Apresentada aos pais e transferida para a Unidade de Terapia Intensiva Neonatal (UTIN) do Hospital Universitário da Faculdade de Medicina da Universidade de São Paulo (HU-FMUSP) para investigação e suporte clínico.

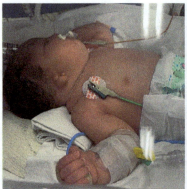
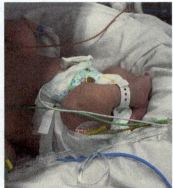
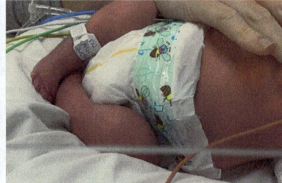

Figura 38.1. Imagens da paciente com síndrome de regressão caudal.
Fonte: Acervo da UTIN do HU-FMUSP.

Classificado como recém-nascida termo (RNT), adequada para a idade gestacional (AIG), com malformações congênitas a esclarecer.

SNAPPE II: 5 (mortalidade de 0,3%).

Na UTIN, a RNT encontrava-se em ar ambiente, em incubadora aquecida. Com uma hora de vida, apresentou hipoglicemia assintomática, com glicemia capilar ("dextro") de 17mg/dL.

Realizada correção com *push* de glicose (solução glicosada (SG) 10% 2mL/kg) e introduzido soro de manutenção com velocidade de infusão de glicose (VIG) de 4 mg/kg/min. Houve necessidade de aumento progressivo da VIG até 12 mg/kg/min e uso de hidrocortisona 10 mg/kg/dia a partir do 2º dia de vida (mantida por 3 dias) em virtude de hipoglicemia refratária. Após esse período inicial, foi possível a redução gradual da VIG até a suspensão do soro com 13 dias de vida (DV).

Realizados exames complementares para investigação diagnóstica das malformações:

- **Ecocardiografia transtorácica:** defeito de septo atrioventricular total (DSAVT), comunicação interventricular muscular (2,6 mm), comunicação interatrial do tipo *ostium primum* (2 mm), forâmen oval patente, insuficiência discreta da valva atrioventricular única e coartação de aorta leve.
- **Ultrassonografia (USG) de rins e vias urinárias:** rim direito apresentando forma, contornos, dimensões, parênquima e ecogenicidade normais. Rim esquerdo de dimensões aumentadas, com parênquima substituído por imagens císticas não comunicantes medindo até 4,3 cm, compatível com rim displásico multicístico.
- **Ultrassonografia (USG) de crânio:** sem alterações.
- **USG de quadril:** luxação bilateral dos quadris, com aspecto morfológico razoavelmente preservado dos moldes cartilagíneos de crescimento. Sinais de marcada hipoplasia dos ossos ilíacos e dos acetábulos.
- **Radiografia (Figura 38.2) e tomografia computadorizada de abdome:** agenesia sacrococcígea e das peças lombares a partir de L1. Assoalho muscular pélvico completamente descaracterizado, havendo uma formação anorretogenital conjunta. Encurtamento dos fêmures. Hipoplasia dos ilíacos (*tombstone*).
- **Avaliação oftalmológica:** córnea normal, motilidade aparentemente preservada, dobras da conjuntiva tensas e fundo de olho normal.
- **Avaliação auditiva:** condutos pérvios bilateralmente, com visualização de membrana timpânica normal à esquerda e impossibilidade de visualização à direita. Não realizada a triagem auditiva/BERA devido às malformações.

O conjunto de malformações corroborou o diagnóstico de síndrome de regressão caudal.

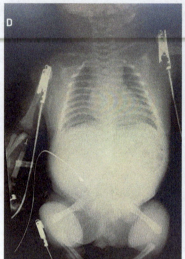 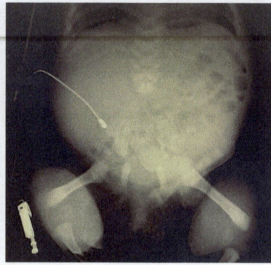 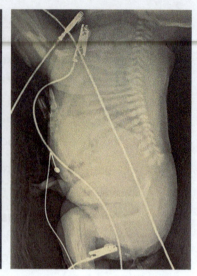

Figura 38.2. Radiografia simples (anteroposterior (a), (b) e perfil (c)) de tórax e abdome mostrando ausência de sacro.
Fonte: Acervo do Serviço de Radiologia do HU-FMUSP.

---

1. **Com base nos achados dos exames da RNT, assinale a alternativa que sugere o diagnóstico de Síndrome de regressão caudal.**

   a) Hipoplasia de membros inferiores, hipoplasia dos ossos ilíacos, encurtamento dos fêmures e ânus anteriorizado.

   b) Extrofia de bexiga, onfalocele, defeitos espinhais.

   c) Atresia anal e agenesia parcial do sacro.

   d) Defeitos cardíacos, vertebrais, anomalia de membros e fístula traqueoesofágica.

Durante a internação, foi introduzida a dieta por sonda orogástrica desde o primeiro DV, com acompanhamento conjunto pela equipe de Fonoaudiologia. Não houve nenhuma progressão da sucção, sendo indicada a realização de gastrostomia. Após orientações e reuniões multidisciplinares e em razão do risco cirúrgico inerente ao procedimento, a família optou pela não realização do procedimento, sendo mantida a oferta da dieta via sonda orogástrica.

A paciente apresentava sinais de dor associada à manipulação, introduzidas metadona e gabapentina com 15 DV, havendo melhora do quadro álgico. Avaliada pela equipe de Ortopedia durante a internação, sem indicação de intervenções de urgência. Optado pelo seguimento ambulatorial.

A paciente recebeu também o diagnóstico de hipotireoidismo congênito, com triagem neonatal alterada, com confirmação após coleta dos hormônios tireoidianos e TSH. Iniciada a levotiroxina 25 mcg/dia, com seguimento pela endocrinologia pediátrica.

Avaliada ainda pela equipe de cirurgia cardíaca em virtude de cardiopatia congênita: consequentemente à complexidade, à estabilidade clínica durante a internação e às múltiplas malformações associadas, não foi indicada a correção cirúrgica.

Recebeu alta no 51º DV, em ar ambiente, com alimentação por sonda orogástrica, em bom estado geral, com encaminhamento para acompanhamento com equipe multiprofissional de assistência domiciliar, UBS São Remo e Ambulatório de Pediatria do HU-FMUSP. Peso à alta de 3.810 g, estatura de 42 cm e PC de 35 cm.

DISCUSSÃO

O diabetes materno está associado a aumento no risco de complicações fetais e neonatais, pode ser pré-gestacional ou gestacional. No primeiro trimestre, a hiperglicemia materna pode causar embriopatia diabética, resultando em grandes defeitos congênitos (Quadro 38.1) e até aborto espontâneo.

Quadro 38.1. Anomalias congênitas frequentes em filhos de mães diabéticas em diferentes órgãos e sistemas

SISTEMA	MANIFESTAÇÕES
Neurológico	Anencefalia, arrinencefalia, microcefalia, holoprosencefalia, defeitos do tubo neural (meningomielocele e outras variantes)
Cardiovascular	Transposição dos grandes vasos, coarctação da aorta, persistência do canal arterial, comunicação interatrial e/ou ventricular, ventrículo único, ventrículo esquerdo hipoplásico, estenose pulmonar, atresia valvar pulmonar, *truncus arteriosus*
Gastrointestinal	Atresia duodenal, ânus imperfurado, atresia anorretal, Síndrome do cólon esquerdo pequeno, *situs inversus*
Geniturinário	Duplicação ureteral, agenesia renal, hidronefrose
Esquelético	Síndrome de regressão caudal (agenesia sacral), hemivértebras
Outro	Artéria umbilical única

Fonte: Adaptado de Tyrala EE. Obstet Gynecol Clin North Am 1996; 23:221; e Reece EA, Homko CJ. Semin Perinatol 1994; 18:459.

Quando o diabetes materno é diagnosticado no início da gravidez, o risco de malformações aumenta à medida que se elevam os níveis glicêmicos maternos no sangue em jejum e o índice de massa corporal (IMC). Esses achados sugerem que algumas mães provavelmente não foram diagnosticadas com diabetes tipo 2 antes da gestação.

O risco geral relatado para malformações maiores é de aproximadamente 5% a 6%, com uma taxa de prevalência mais alta, de 10% a 12%, quando as mães necessitam de terapia com insulina.

A hiperglicemia materna durante a gravidez, a hipoperfusão vascular e a predisposição genética foram identificadas como importantes fatores de risco para a síndrome de regressão caudal (SRC). Embora o diabetes materno seja um importante fator de risco, indivíduos com síndrome de regressão caudal também podem nascer de uma mãe não diabética.

A prevalência de SRC em bebês de mães com diabetes está documentada em até 1 para 350 nascidos vivos. Entre 20% e 25% das mães de bebês com SRC têm diabetes *mellitus* insulinodependente.

A SRC é uma doença congênita rara, com incidência em torno de 1-2:100.000 nascidos vivos, caracterizada pela interrupção do crescimento caudal da coluna vertebral e associada a anomalias congênitas multissistêmicas de amplo espectro.

Na SRC, podem ser observadas malformações dos sistemas geniturinário e gastrointestinal, juntamente com a agenesia dos segmentos inferiores da coluna vertebral e desenvolvimento anormal dos membros inferiores. Nas formas graves, pode haver fusão dos membros inferiores e lesão neurológica significativa nos membros inferiores, bexiga e intestino. Anormalidades do sistema cardiovascular e pulmonar também podem ser observadas.

Nas formas mais graves, a apresentação da SRC é a sirenomelia ou a Síndrome da sereia, caracterizada por fusão parcial ou completa dos membros inferiores. Quando menos grave, pode haver anormalidades ou agenesias sacrais uni ou bilaterais que podem passar despercebidas até a infância.

No nível embrionário, acredita-se fortemente que a SRC seja resultado de defeitos no desenvolvimento dos elementos caudais antes da quarta semana de gestação. Esse defeito decorre da lesão no eixo mesodérmico, levando a um grau variável de parada no desenvolvimento da gema mesoblástica caudal.

De acordo com o OMIM, a herança é autossômica dominante no gene VANGL1/LOCATION 1P13.1.

Outras Síndromes associadas à SRC e que devem ser consideradas no diagnóstico diferencial

1. Associações VACTERL: defeitos vertebrais, atresia anal, defeitos cardíacos, atresia esofágica com ou sem fístula traqueoesofágica, anomalias renais e dos membros.
2. A Síndrome OIES ou extrofia cloacal: anomalia congênita rara que afeta as estruturas da parede abdominal inferior. Inclui onfalocele, extrofia da bexiga e do reto, ânus imperfurado e defeito espinhal.
3. Síndrome de Currarino: tríade de achados que consiste em disgenesia sacral parcial, massa pré-sacral (meningocele anterior, cisto entérico ou teratoma pré-sacral) e malformação anorretal.
4. Síndrome de Mayar Rockitanski Kauser Hauser, especialmente tipo 2: ausência congênita de útero e vagina superior com ovários e trompas de falópio de aparência normal. Pode estar associada a anomalias não ginecológicas como cardíacas, urológicas, esqueléticas e vertebrais, incluindo agenesia sacrococcígea.

O diagnóstico pode ser realizado ainda durante o pré-natal por meio da USG e da RNM; na literatura realata-se que a minoria dos casos é diagnosticada nesse momento.

Para o manejo adequado desses pacientes, é necessária uma abordagem multiprofissional por neurocirurgiões, ortopedistas, urologistas, nefrologistas, fisioterapeutas e psicólogos. O tratamento é principalmente de suporte e as **anormalidades anatômicas específicas presentes em cada paciente determinarão as opções terapêuticas: conduta** cirúrgica; ou conduta conservadora.

O prognóstico é reservado e está relacionado principalmente com as malformações urológicas e cardíacas. A morte neonatal precoce, nas formas graves, ocorre por complicações cardíacas, renais e respiratórias. Os doentes que sobrevivem às etapas iniciais geralmente apresentam uma função cognitiva normal.

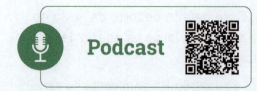

Respostas das atividades

Atividade 1

Resposta: A. A Síndrome de regressão caudal é uma malformação congênita rara dos segmentos inferiores da coluna vertebral, caracterizada por aplasia ou hipoplasia do sacro e da coluna lombar. Habitualmente, coexistem malformações gastrointestinais, geniturinárias, esqueléticas e do sistema nervoso.

O espectro clínico das anomalias que afetam a extremidade caudal do corpo varia desde uma agenesia parcial isolada da coluna sacrococcígea a deformidades mais graves. Os achados de hipoplasia de membros inferiores, fosseta sacral e ânus anteriorizado no exame físico, associados às alterações cardíacas, geniturinárias e radiológicas (p. ex.: ausência de sacro, hipoplasia de ilíacos e ossos femorais), sugerem fortemente o diagnóstico. As demais doenças citadas fazem parte do diagnóstico diferencial.

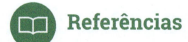

1. Adjunto NP, Kim SY, Conrey EJ, et al. Prevalência e mudanças em diabetes pré-existente e diabetes gestacional entre mulheres que tiveram um nascimento vivo. Estados Unidos, 2012-2016. MMWR Morb Mortal Wkly Rep 2018; 67:1201.
2. Kylat RI, Bader M. Caudal regression syndrome. Children (Basel). 2020 Nov 4;7(11):211. doi: 10.3390/children7110211. PMID: 33158301; PMCID: PMC7694368.
3. Mehdi SM, Baig U, Zia MH, et al. Caudal regression syndrome – a rare congenital disorder: case report. J Pak Med Assoc. 2021 Dec;71(12):2847-2849. doi: 10.47391/JPMA.01-499. PMID: 35150560.
4. Qudsieh H, Aborajooh E, Daradkeh A. Caudal regression syndrome: postnatal radiological diagnosis with literature review of 83 cases. Radiol Case Rep. 2022 Sep 29;17(12):4636-4641. doi: 10.1016/j.radcr.2022.09.037. PMID: 36204402; PMCID: PMC9530488.

39 Citomegalovírus Congênito

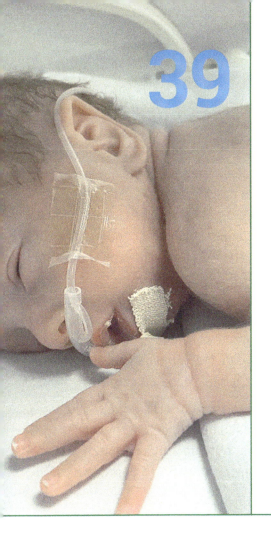

Gabriela Loyo
Patrícia Prado Durante

APRESENTAÇÃO DO CASO CLÍNICO

Mãe de 29 anos de idade, duas gestações, um parto prévio, pré-natal externo, apresentou anemia e diabetes *mellitus* gestacional controlado com dieta. Uso de sulfato ferroso e ácido fólico. Tabagista de 20 cigarros/dia. Encaminhada ao Hospital da Clínicas da Faculdade de Medicina da Universidade de São Paulo (HC-FMUSP) no oitavo mês de gestação, após o diagnóstico ultrassonográfico de malformação fetal (cardiopatia, calcificações intracranianas e hidropsia fetal). Ecocardiograma *doppler* (Eco) fetal com miocardiopatia hipertrófica, aumento de câmaras direitas e risco aumentado de coartação de aorta. Casal não consanguíneo. Tipagem sanguínea: A Rh-positivo coombs indireto (CI) negativo.

Sorologias do terceiro trimestre negativas para vírus da imunodeficiência humana (HIV), sífilis e parvovírus; imunes para toxoplasmose, hepatite B e citomegalovírus (CMV). Pesquisa de estreptococos do grupo B negativa.

Parto normal, bolsa rota no ato, apresentação cefálica, sem necessidade de manobras de reanimação em sala de parto. Escore de Apgar 8/9/9. Com cinco minutos de vida, evoluiu com desconforto respiratório, sendo acoplado em pressão positiva contínua nas vias aéreas (CPAP), com máscara facial e sistema com peça em T, pressão positiva expiratória final (PEEP) de 6 cmH$_2$O e fração inspirada de oxigênio (FiO$_2$) máxima de 40%. Houve melhora gradual do desconforto respiratório, sendo suspensa a CPAP e o paciente mantido com oxigênio inalatório com fluxo de 5 L/minuto. Encaminhado ao Centro de Terapia Intensiva Neonatal 1 (CTIN1) do Hospital das Clínicas da Universidade de Medicina da Universidade de São Paulo (FMUSP). Exame físico inicial sem alterações.

Classificado como recém-nascido termo (RNT), adequado para a idade gestacional (AIG), sexo masculino, idade gestacional (IG) 38 semanas e um dia. Peso ao nascimento de 2.915 g (Fenton percentil 31%), estatura 46,5 cm (Fenton percentil 5%) e perímetro cefálico de 31 cm (Fenton percentil 1%).

Permaneceu com oxigênio (O$_2$) suplementar em incubadora, por oscilações da saturação de pulso de oxigênio (SpO$_2$), sendo suspenso com 24 horas de vida e mantido em ar ambiente.

À chegada na CTIN1 foi passado catéter venoso umbilical e iniciado prostaglandina E1 na primeira hora de vida. Por meio do Eco com *doppler* realizado no segundo dia de vida (DV), descartou a hipótese de coartação de aorta, sendo suspensa a prostaglandina.

Frente ao diagnóstico pré-natal de hidropsia fetal e calcificações intracranianas, colhidos cariótipo, hemograma, função hepática, sorologias de toxoplasmose e CMV, reação em cadeia da polimerase (PCR), CMV na urina, coleta de líquido cefalorraquidiano (LCR) (Tabela 39.1), ultrassonografia (USG) transfontanela e de abdome e tomografia axial computadorizada (TAC) de crânio.

Resultados dos Exames de Imagem

- **USG de crânio:** calcificações grosseiras de distribuição periventricular, cisto de cerebelo 0,4cm.
- **USG de abdome:** hepatoesplenomegalia, discreta ectasia piélica à direita. Pequena quantidade de líquido livre periesplênico.

Tabela 39.1. Resultados dos Exames Laboratoriais

EXAME/DIA DE VIDA (DV)	1º DV	3º DV
Hemoglobina g/dL hematócrito %	15,5 42,5	15,7 43,3
Leucócitos/mm³	23.180	13.270
Índice neutrofílico	0,08	0,17
Plaquetas/mm³	63.000	85.000
Transaminase oxalacética mg/dL	11	107
Transaminase pirúvica mg/dL	51	15
Fosfatase alcalina U/L	150	
GamaGT U/L	77	
Bilirrubina total mg/dL	2,44	1,57
Bilirrubina direta mg/dL	0,44	0,46
Sorologia Toxoplasmose	IgM não reagente/IgG 296,8	
Sorologia CMV	IgM não reagente/IgG 191,9	
Líquido cefalorraquidiano (LCR)		11 células/mm³ (65% linfócitos e 30% monócitos) proteína 117 mg/dL glicose 37 mg/dÇ PCR para CMV exame suspenso
PCR CMV na urina	> 156.000 cópias	
Cariótipo	46, XY	

Fonte: Acervo do Laboratório Clínico do HC-FMUSP.

- **Ecocardiograma *doppler*:** forâmen oval pérvio, canal arterial pérvio de 4 mm. Hipertensão pulmonar de grau importante (PSAP 55 mmHg). Ventrículo direito hipertrófico e dilatado, com disfunção sistólica moderada.

- **Ecocardiograma *doppler* de controle:** forâmen oval pérvio, canal arterial fechado, sem sinais de hipertensão pulmonar (HP). Ventrículo diteito discretamente hipertrófico e dilatado, sem disfunção aparente.

- **TAC de crânio:** moderada ectasia do sistema ventricular supra e infratentorial, fossa posterior ampla. Calcificações parenquimatosas periventriculares bilaterais, mais acentuadas à direita (Figura 39.1).

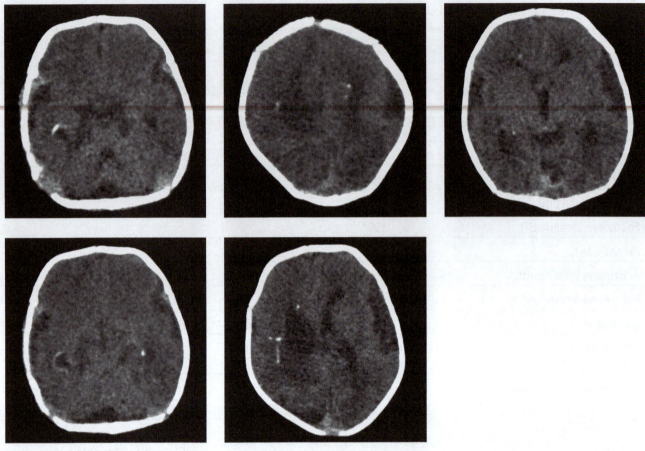

Figura 39.1. Resultados das Imagens da TAC de crânio em corte transversal.
Fonte: Acervo do Serviço de Radiologia do HC-FMUSP.

Eletroencefalograma: atividade de base difusamente desorganizada, sem paroxismos epileptiformes.

- **Emissões otoacústicas:** normais bilateralmente. O paciente foi encaminhado para a audiometria de tronco encefálico (BERA) após a alta hospitalar.
- **Fundo de olho:** normal.

---

1. **Assinale a alternativa que apresenta os achados mais frenquentes na infecção congênita sintomática pelo CMV.**

    a) Hepatoesplenomegalia, calcificação intracraniana difusa, petéquias e restrição de crescimento intrauterino.

    b) Calcificação intracraniana periventricular, hidrocefalia, petéquias e hepatoesplenomegalia.

    c) Calcificação hepática e de tálamo, hidrocefalia e esplenomegalia.

    d) Nenhuma das anteriores.

Evoluiu com boa aceitação alimentar, atingindo dieta plena na primeira semana de vida. Durante a internação hospitalar a RN apresentou períodos de bradicardia, com eletrólitos dentro da normalidade. O letrocardiograma (ECG) demonstrou bradicardia sinusal.

Hipóteses diagnósticas

- Recém-nascido a termo, adequado para a idade gestacional;
- Mãe com anemia em investigação, diabetes *mellitus* gestacional e tabagista;
- Coartação de aorta descartada;
- Microcefalia;
- Forâmen oval pérvio, hipertrofia e dilatação discreta de ventrículo direito;
- CMV congênito (plaquetopenia, hepatoesplenomegalia, ascite, calcificações intracerebrais e reação em cadeia da polimerase para CMV positivo na urina);
- Bradicardia sinusal.

O diagnosticado de CMV congênito foi confirmado por PCR positivo na urina, plaquetopenia, hepatoesplenomegalia e calcificações intracerebrais.

2. **Sobre a infecção congênita por CMV, assinale a alternativa correta.**
    a) Durante o 1º trimestre, há menor risco de contaminação fetal; porém, quando ocorre, determina maior comprometimento fetal.
    b) Durante o 3º trimestre, há maior risco de contaminação fetal; porém, quando ocorre, determina menor comprometimento fetal.
    c) Tanto a infecção aguda materna como a reativação da infecção podem determinar comprometimento fetal.
    d) Todas as anteriores.

A contaminação fetal provavelmente ocorreu por reativação da infecção materna durante a gestação, pois a gestante apresentava previamente IgG reagente para CMV. Foi considerada infecção sintomática e realizado o tratamento com ganciclovir por seis semanas.

Na alta, o RN foi encaminhado ao Ambulatório de Seguimento do RN prematuro do Instituto da Criança, para acompanhamento clínico, multiprofissional (neurologista, infectologista, fisioterapeuta, fonoaudióloga, entre outros) e seguimento de puericultura.

DISCUSSÃO

O CMV é um vírus da família Herpesviridae (DNA-vírus). A infecção por esse vírus "burla" o sistema imunológico do hospedeiro, tornando-a persistente ou latente ao longo da vida após a primoinfecção, podendo ocorrer reativações. O vírus pode ser detectado no sangue, na urina, nas secreções genitais e no leite materno.

A infecção congênita pelo CMV tem prevalência de 0,6% a 0,7% em países desenvolvidos. A taxa de infecção congênita por CMV é proporcional à soroprevalência do vírus em mulheres em idade fértil, sendo esta maior nos países em desenvolvimento.

> O CMV é a principal causa de perda auditiva neurossensorial não hereditária em recém-nascidos tanto de mães com primoinfecção como daquelas com reativação da infecção.

A infecção por CMV também pode causar atraso do desenvolvimento neuropsicomotor (DNPM) em médio e longo prazos, manifestando-se com paralisia cerebral, *déficits* intelectuais, comprometimento visual, alterações odontológicas, convulsões, perda da funcionalidade. Por isso também é importante o acompanhamento do recém-nascido a longo prazo por equipe multiprofissional.

Transmissão do CMV

A transmissão vertical do CMV pode ocorrer durante o período intrauterino (em qualquer momento da gestação), no intraparto e no período pós-natal precoce. Tanto a infecção materna primária como a reativação ou reinfecção por cepas diferentes podem resultar na transmissão do vírus para o feto. No caso descrito, houve reativação da doença materna, com consequente comprometimento fetal.

> O risco de transmissão vertical é maior quando a infecção materna é primária, e as sequelas são mais severas se a infecção for adquirida precocemente na gestação (1º trimestre).

A transmissão do vírus também pode ocorrer pelo leite materno não pasteurizado. Normalmente essa transmissão, no recém-nascido a termo, é assintomática. Nos RNs prematuros com IG < 32 semanas ou peso < 1.500 g, pode ser sintomática.

Quadro clínico e diagnóstico

Durante a gestação, o comprometimento fetal pode ser identificado mediante achados ultrassonográficos característicos, que incluem:

- Calcificações periventriculares;
- Ventriculomegalia;
- Anormalidades migratórias do cérebro (polimicrogiria/lisencefalia);
- Microcefalia;
- Restrição de crescimento intrauterino;
- Ascite, derrame pleural, hidropsia fetal;
- Hepatoesplenomegalia;
- Hiperecogenicidade do intestino fetal.

O paciente em questão apresentava cardiomegalia, calcificações intracranianas e hidropsia fetal.

Aproximadamente 90% dos RNs são assintomáticos ao nascimento. O baixo peso ao nascer e o atraso de crescimento intrauterino, podem sugerir infecção congênita pelo CMV. Quando sintomáticos (10%), apresentam um ou mais problemas (perda auditiva neurossensorial (10% a 15%), lesões na retina e estrabismo (1% a 2%), calcificações puntiformes ou achados anormais nos exames de imagem (5% a 20%)). As manifestações clínicas são variáveis e inespecíficas, semelhante a outras infecções congênitas. Independentemente da sintomatologia, evolutivamente, esses RNs podem apresentar um ou mais das alterações supracitadas.

Aproximadamente 8% a 10% dos casos sintomáticos têm evolução extremamente grave, com óbito ainda no período neonatal por doença fulminante, sendo mais frequente em recém-nascidos prematuros de menor idade gestacional.

Achados mais frequentes relacionados a infecção pelo CMV em recém-nascidos

- Trombocitopenia (50% a 75%)
- Icterícia colestática (35% a 70%)
- LCR com celularidade elevada com predomínio linfomonocitário e hiperproteinorraquia. Testes virológicos positivos no LCR (PCR)
- Hepatoesplenomegalia (40% a 60%)
- Restrição de crescimento intraútero (40% a 50%)
- Microcefalia (35% a 55%)
- Perda auditiva neurossensorial (34% dos casos presentes ao nascimento, progressiva e bilateral em 70% dos RNs sintomáticos)
- Letargia e/ou hipotonia (25%)
- Má sucção (20%)
- Corioretinite (10% a 15%)
- Crises convulsivas (5% a 10%)
- Anemia hemolítica (10%)
- Pneumonia intersticial; miocardite (8%, comum quando evolução fulminante)

O diagnóstico etiológico pode ser realizado durante o pré-natal ou após o nascimento

- No pré-natal, o diagnóstico pode ser realizado pela detecção de DNA viral no líquido amniótico e dosagem de IgM para CMV no sangue fetal, quando feto sintomático.
- No pós-natal, o diagnóstico se dá por:
  - Isolamento do vírus ou detecção molecular do CMV (PCR) em amostras de urina ou saliva, idealmente colhidas nas primeiras três semanas de vida. É considerado marcador definitivo de infecção congênita pelo CMV.
  - O PCR para CMV no LCR fecha o diagnóstico de meningite viral.

A coleta da sorologia para CMV (IgM/IgG) dos RNs não é útil como exame diagnóstico isolado por ser pouco específica e pouco sensível. A antigenemia para CMV no sangue também não é útil pois, na maioria, em RNs não é virêmica.

As amostras de urina colhidas após a terceira semana de vida podem diagnosticar tanto infecção congênita como infecção adquirida. Habitualmente, as infecções pós-natais são mais benignas.

Os exames de imagem que auxiliam no diagnóstico de comprometimento neurológico são: USG transfontanela; TAC de crânio; e ressonância neuromagnética (RNM) de crânio. Apresentam alterações em 70% dos casos.

Os achados de microcefalia e calcificações intracerebrais correlacionam-se com comprometimento do DNPM a longo prazo.

Tratamento e prevenção

A decisão quanto ao tratamento de um RN infectado baseia-se na presença ou ausência de sintomatologia e no seu estado imunológico. Quando há imunodeficiência primária, o tratamento está indicado independentemente dos sintomas. Os pacientes sintomáticos com teste virológico confirmado e com acometimento de pelo menos um órgão-alvo têm indicação de tratamento antiviral. Esses pacientes podem se beneficiar, sobretudo quando o tratamento é iniciado no 1º mês de vida, uma vez que o uso do antiviral parece melhorar o prognóstico auditivo e neurológico a longo prazo.

Há pouca evidência de benefícios com a terapia antiviral nos casos assintomáticos e durante a gestação com o intuito de evitar a infecção fetal.

Nos pacientes com sintomatologia fulminante, pode haver miocardite, pneumonite, envolvimento neurológico grave e sepse. Nesses casos, são necessários tratamento com antiviral, suporte hemodinâmico, correção de distúrbios hidroeletrolíticos, transfusão de hemoderivados, controle das crises convulsivas, suporte nutricional e antibioticoterapia quando houver infecção bacteriana secundária.

As medicações de escolha são o ganciclovir (uso intravenoso) e o valganciclovir (análogo de uso oral).

Fármacos como foscarnet e cidofovir devem ser reservados para os casos refratários ou que apresentam toxicidade aumentada ao ganciclovir, bem como nas infecções associadas ao adenovírus.

Previamente ao tratamento, deve-se colher hemograma completo (série branca e plaquetas), transaminases, bilirrubina total e frações e função renal. Caso haja disfunção renal, a dose deve ser ajustada.

- **Ganciclovir:** 6 mg/kg/dose intravenoso a cada 12 horas.
- **Valganciclovir:** 16 mg/kg/dose via oral a cada 12 horas.

O antiviral deve ser mantido por pelo menos seis semanas, de preferência por acesso venoso central quando administrado ganciclovir.

Quando houver disponibilidade e o paciente encontrar-se clinicamente estável, o ganciclovir pode ser substituído por valganciclovir oral, permitindo a alta hospitalar e o acompanhamento ambulatorial.

Efeitos adversos possíveis das medicações

- Neutropenia (25% a 60%): pode ser necessário redução (neutrófilos entre 500 e 1.000/mm^3) ou suspensão temporária da medicação (neutrófilos < 500), até normalização da contagem de neutrófilos. A administração de granuloquine pode ser indicada nos casos com neutropenia severa;
- Plaquetopenia (6%);
- Anemia;
- Hepatotoxicidade: elevação de transaminases;
- Nefrotoxicidade;
- Problemas com o cateter venoso central (CVC): extravasamento da solução com reações locais e úlcera, necessidade de troca do sítio do CVC e infecções relacionadas ao cateter decorrentes de longa permanência.

Em decorrência da alta toxicidade das medicações, são necessários durante o tratamento:

- Hemograma completo semanal. Coletas em intervalos mais curtos devem ser feitas caso haja neutropenia (a cada três dias);

- Função hepática (TGO/TGP/BTF) semanal e, posteriormente, mensal;
- Função renal semanal e, posteriormente, mensal.

O paciente em questão recebeu o tratamento com ganciclovir por seis semanas, não apresentou efeitos adversos aos tratamentos propostos.

> Recém-nascidos com CMV congênito, sintomáticos ao nascer ou não, requerem acompanhamento multiprofissional a curto, médio e longo prazos. Deve-se realizar avaliação auditiva a cada 3 a 6 meses nos primeiros 3 anos de vida, bem como avaliação oftalmológica no 1º ano de vida e avaliação neurológica para tratamento e controle das crises convulsivas. Assim como avaliação e acompanhamento com fisioterapeuta devido as questões relacionadas ao DNPM e funcionalidade da criança.

A prevenção da doença se dá por medidas de proteção individual, com mudanças de comportamento, lavagem frequente das mãos, evitar que gestantes susceptíveis ao CMV sejam expostas a contato íntimo com crianças jovens, o que representa o principal vetor para transmissão do CMV.

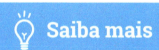

Alguns estudos em animais e em humanos, sobre o uso de imunoprofilaxia passiva em gestantes, mostraram menor taxa e gravidade da infecção, quando utilizada na infecção primária por CMV; contudo, os resultados ainda não são estatisticamente significantes.

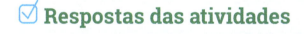

✓ Respostas das atividades

Atividade 1

Resposta: B. A infecção congênita por CMV pode ser assintomática ou sintomática. Achados mais frequentes nos casos sintomáticos: trombocitopenia (50% a 75%); icterícia colestática (35% a 70%); LCR com celularidade elevada e predomínio linfomonocitário e hiperproteinorraquia; hepatoesplenomegalia (40% a 60%); restrição de crescimento intraútero (40% a 50%); microcefalia (35% a 55%); perda auditiva neurossensorial (34% dos casos presente ao nascimento, progressiva e bilateral em 70% dos RNs sintomáticos); letargia e/ou hipotonia (25%); coriorretinite (10% a 15%); crises convulsivas (5% a 10%); anemia hemolítica (10%); pneumonia intersticial, e miocardite (8%, comum quando evolução fulminante). Nos exames de imagem, os achados são hidrocefalia e calcificação intracraniana periventricular.

Atividade 2

Resposta: D. A transmissão maternofetal do CMV pode ocorrer na presença de viremia materna, quer por infecção primária, com risco maior de transmissão, quer por reativação de uma infecção latente. O risco de transmissão no início da gestação é menor, porém o comprometimento fetal é mais significativo; enquanto, no fim da gestação, o risco de transmissão é maior, porém com menor comprometimento fetal.

Referências

1. Dietrich ML, Schieffelin JS. Congenital cytomegalovirus infection. Ochsner Journal Jun 2019, 19:123-130.

2. Kimberlin DW, Brady MT, Jackson MA, et al. Cytomegalovirus infection. AAP Red Book. 31 ed. Itasca, IL: American Academy of Pediatrics; 2018: 310-317.

3. Marsico C, Kimberlin DW. Congenital cytomegalovirus infection: advances and challenges in diagnosis, prevention and treentáriaatment. Italian Journal of Pediatrics; 2017, 43:38.

4. Pass RF, Arav-Boger R. Maternal and fetal cytomegalovirus infection: diagnosis, management, and prevention. F1000Res. 2018; 7: 255.

5. Pinhata MM, Yamamoto AYulie. Revisitando os conceitos da citomegalovirose no RN. PRORN ciclo 11 volume 4: 113-139.